SPORTHYGIENE

VON

Dr. FRIEDRICH H. LORENTZ
WISSENSCHAFTLICHER RAT UND ABTEILUNGSVORSTAND
AM HYGIENISCHEN STAATSINSTITUT HAMBURG
PRIVATDOZENT FÜR HYGIENE AN DER UNIVERSITÄT HAMBURG

ZWEITE AUFLAGE

MIT 11 ABBILDUNGEN

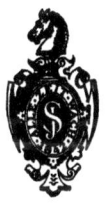

BERLIN
VERLAG VON JULIUS SPRINGER
1931

ISBN-13: 978-3-642-98432-7   e-ISBN-13: 978-3-642-99246-9
DOI: 10.1007/978-3-642-99246-9

ALLE RECHTE, INSBESONDERE DAS DER ÜBERSETZUNG
IN FREMDE SPRACHEN, VORBEHALTEN.

COPYRIGHT 1931 BY JULIUS SPRINGER IN BERLIN.
SOFTCOVER REPRINT OF THE HARDCOVER 2ND EDITION 1931

Vorwort zur ersten Auflage.

Dem deutschen Gedanken diene dieses Buch. Es richtet sich darum an alle Deutschen als ein werbender Ruf. Der Sportgemeinde sei es ein Wegweiser; Staat, Stadt und Schule eine reformatorische Mahnung. Könnte doch auch Hochschule und Wissenschaft zur Mitarbeit angeregt werden. Vor allem aber soll unsere Jugend eine weitere Handhabe gewinnen, mit der sie sich und unser Volk wieder aufwärts führen wird. Aus Liebe zur Jugend ist deshalb jedes Wort geschrieben.

Hamburg, März 1923.

FRIEDR. H. LORENTZ.

Vorwort zur zweiten Auflage.

Es sind 8 Jahre verstrichen, seitdem aus der Nachkriegszeit und mitten in der Inflation die erste Auflage der „Sporthygiene" erschien. Längst ist diese Aufgabe vergriffen, und wieder stehen wir in wirtschaftlicher Not. Schon damals verwies ich auf die darum doppelt ernste Pflicht der Jugendfürsorge. In ihr bildet die Sporthygiene einen und nicht den unbedeutendsten Grundstein.

Wir Sportärzte müssen mit der Jugend jung bleiben. Unser Streben und unsere Arbeit gehört in erster Linie ihr. Was dort verankert, was dort erzogen und erzielt wird, dient dem Bestand, der Gesundheit, der Leistung des Volkes. Es sichert die Volkszukunft.

Die Sporthygiene ist Wissenschaft oder Theorie. Ihre Umsetzung in Leben und Wirklichkeit erfolgt erst durch Turnen und Sport. Mit der Organisation, staatlich, städtisch oder privat, liegt in der Hand der Führer die Leitung des Sportgedankens.

Sport kann zum Segen, doch auch zum Unsegen eines Volkes geraten. Wird Sport Selbstzweck, so entkleidet er sich seines sportlichen Zaubermantels und entgleitet zugleich von der Bahn hygienischer Volkserziehung. Sport ist Aufbau menschlicher Tüchtigkeit, ist Ausgleich von beruflicher Last und Einseitigkeit. Sport ist der frische Quell, aus dem uns das Gefühl des „Neugeborenseins" immer wieder entgegenspringt. Er streift alles Müde und Lastende von unserer Seele. Das jedoch nur so lange, als die sportliche Handlung keine metallenen Werte empfängt, sondern lediglich der Entwicklung von Geist und Körper dient.

Hier müssen Grundlagen helfen, von denen die Führer und Organisatoren der Leibesübung ausgehen. Die vorliegende „Sporthygiene" will eine dieser Grundlagen bilden.

Darum wünsche ich sie nicht nur in die Hand der Sportärzte, sondern ebensosehr in die der Turnlehrer, der Sportlehrer und aller Sportführer. Zweifellos wird auch jeder Einzelne seinen Sport befruchten, wenn er sich klar macht, zu welchem Zweck und wie er Sport treibt; oder wenn er den Gründen nachforscht, die seiner Leistungshebung entgegenstehen bzw. ihr umgekehrt aufhelfen. Jedenfalls sollte ihm einleuchten, daß in Veredelung und Vergeistigung des Menschen auch aller Wert sportlichen Geschehens liegen muß; zumal dann, wenn die Menschheitsideale unter Not und Irrungen ihrer Zeit zu ersticken drohen.

Hamburg, September 1931.

FRIEDR. H. LORENTZ.

Inhaltsverzeichnis.

	Seite
Einleitung	1
Die Herzanlage	2
Lage des Herzens	4
Funktionsursache des Herzens	5
Die drei Kreislaufsysteme	6
Herzgröße (Sportherz)	8
Herzgewicht (Sportherz)	9
Die Herzgrammkilozahl	9
Konsistenz des Herzmuskels	25
Die Herzleistungsprüfung	25
Blutdruck und Herzkraft	32
Apparatur zur Blutdruckmessung	36
Herzanstrengungen	40
Wachstum	40
Herzanstrengung durch Stoffwechsel	41
Aufregung als Herzanstrengung	43
Gifte als Herzreizmittel	44
Kaffeegenuß S. 44. — Der Rauchgenuß S. 46.	
Krankheiten als Herzanstrengung	48
Herzerholung	49
Herzbildungsmöglichkeit	50
Umgebungsluft	51
Sauerstoff und Kohlensäure	51
Luftfeuchtigkeit	53
Staub- und Geruchbildung der Luft	54
Die Luftverhältnisse der Sportgelegenheiten	54
Sportliche Atmung	56
Die Lage der Lungen	57
Die Luftwege	58
Nasenatmungsprüfungen	59
Der Lungenbau	60
Die Atmungsmechanik	62
Gasaustausch	67
Partiardruck der Atmungsgase	69
Die Erythrozytenzahl	70
Der Hämoglobingehalt	70

Inhaltsverzeichnis.

	Seite
Atmungs- und Herzarbeit	71
Atmungs-Funktionsprüfungen	72
Gehirn-Nerven-Leibesübungen	84
Einwertung	84
Einteilung der Nervenzellen	85
Das selbständige Nervensystem	86
Die fühlende (sensible) Nervenzelle	87
Die Umschaltungszelle	87
Die bewegende (motorische) Nervenzelle	87
Die beiden Gehirnsubstanzen	87
Die Gehirnzellen der Grausubstanz	88
Die Grau- oder Geistessubstanz	88
Die chromatische Arbeitssubstanz der Nervenzelle	89
Blutversorgung und Gehirntätigkeit	89
Wachsein und Bereitschaft	91
Die Empfangsapparate	92
Schaltungen	99
Die Reflexbewegung	100
Die halbbewußte Bewegung	102
Die Entwicklung des Bewegungsbewußtseins	103
Die koordinierte Bewegung	105
Die Reaktionszeit	105
Die Leitungszeit	105
Hemmungen	107
Übung und Training	108
Anlage des Bewegungsbildes	108
Nerventraining	108
Vorbereitung des Bewegungsbildes	109
Geistiges Turnen	110
Übertraining	110
Ermüdung und Erholung	110
Wochenende und Ferien	112
Prüfungen	112
Prüfungen auf Linksseitigkeit	113
Prüfungen auf Schnelligkeit	114
Tüpfelungsmethode S. 114. — Prüfung mit Arm- und Beinstart S. 114. — Prüfung mit dem Fallstab S. 115.	
Prüfungen auf Kraft	115
Das Handdynamometer S. 115. — Expansionsdynamometer S. 116.	
Prüfung des Muskelsinns	116
Prüfung des Tetanus auf Ausdauer	116
Intelligenzprüfungen	116
Zeitmessungen des Reaktionsbogens S. 116. — Das Buchstabenausstreichen S. 116.	

Inhaltsverzeichnis.

	Seite
Geistesbildung durch Leibesübung	117
Muskelkraft und Körperbau	118
Formungsaufbau des Körpers	118
Die Muskelbewegung als menschliche Kraftbildung	125
Muskelermüdung	134
Körpermessungen und Konstitutionsindex	135
Körpermessungen	135

Die Körpergröße S. 136. — Die Stammlänge S. 138. — Die Spannweite S. 139. — Die Beinlänge S. 139. — Die Oberschenkellänge S. 140. — Bauchumfang S. 140. — Brustumfang (siehe Atmung) S. 140. — Oberarmumfang S. 140. — Beinumfang S. 141. — Fußmaße S. 141. — Die Breitenmaße S. 141. — Tiefendurchmesser S. 142.

  Konstitutionsindex 142
Sportliche Ernährung 161
  Einführung 161
  Äußere Ernährung 165
  Wasser 166
  Salze 166
  Zubereitung der Speisen 169

Rohkost S. 169. — Schmackhaftigkeit S. 169. — Verdauung S. 171.

  Resorption 175
  Die innere Ernährung 176
  Hungern 177
  Überernährung 177
  Bewertung der Nährmittel 179
  Vegetarismus 183
  Eiweißminimum 184
  Fraktionierter Eiweißgenuß 184
  Fettnotwendigkeit 185
  Die Kohlehydrate 185
  Ballastnahrung 186
  Nahrung und Körpergewicht 187
  Der sportliche Nahrungsbedarf 188
  Ernährung-Sport-Nationen 191
  Zusammenfassung der sportlichen Ernährung 193
  Beispiel für sportliche Tageseinteilung 194
Haut- und Körperpflege 194
  Grund der Körperpflege 194
  Bau und Tätigkeit der Haut 195

Haare und Nägel S. 195. — Die Oberhaut S. 196. — Die Lederhaut S. 200. — Die Unterhaut S. 204.

  Richtlinien für die Körperpflege 204
  Haarpflege 205
  Hand- und Nagelpflege 208

Inhaltsverzeichnis.

	Seite
Die Teilabwaschung	209
Die Vollabwaschung und Frottierung	210
Die Wasserdusche	211
Das Vollbad	212
Das Luftbad	214
Kleidung	217
Die Massage	221
Schema für die sportliche Selbstmassage	224
Das Lichtbad	225

Einleitung.

Die Sporthygiene findet als jüngstes Kind der Allgemeinhygiene zunehmende Beachtung. Beschäftigung mit den Funktionen des gesunden Körpers, die Arbeitsaufgabe der Physiologie, kann aus den Forschungen der Sporthygiene wertvolle Ergänzungen und Anregungen ziehen. Das liegt im Wesen des Sports, der aus der breiten Masse die Spitzen- und Rekordleistungen aufzubauen sucht.

In dem Rekordmann müssen sich die physiologischen Gesetze der Funktion am eindeutigsten ausdrücken. Daher dürften die Beobachtungen an Sport- und Rekordleuten eher den Weg weisen, auf dem nicht nur der einzelne Mensch, sondern das Volk zu führen ist, solange Gesundheit und aufstrebende Volksentwicklung unser Ziel bleibt.

Hieraus hat ROUX seine Funktionsgesetze geschrieben:

1. Nur die Funktion entwickelt und erhält das Organ oder den Organismus.

2. Die abgeänderte Funktion baut das Organ anpassend um und spezifiziert es.

3. Zu starke Funktion schädigt den Organismus durch Überanstrengung.

4. Zu lange ruhende Funktion läßt das Organ absterben.

ROUX wollte nur die ersten 3 Gesetze, weil das vierte bereits im ersten mit ausgesprochen wird. Der Begriff ist für das „Erhalten" jedoch nicht eindeutig genug. Zwischen ihm und dem „Absterben" klafft noch eine Lücke. Ein zu lange eingegipstes Bein läßt die Nervenstämme absterben und hebt seine Eigenbeweglichkeit auf. Die Zähne fallen bei dauerndem Nichtkauen aus usw.

Die Berechtigung des 4. Funktionsgesetzes soll gerade die Notwendigkeit von Turnen und Sport betonen. Allen Nurgeistesarbeitern, allen einseitig körperlich Beschäftigten tut Leibesübung dringend not, wenn ihre Gesundheit, ihre Leistungsfähigkeit und ihre Lebensdauer die zulässige Höchstgrenze erreichen soll.

Die Herzanlage.

Der sportliche Standpunkt stellt das Herz vor die anderen Körperorgane. Von der Herzbewegung hängt Beginn, Spielraum und Ende des Lebens ab. Der Bau und die Tätigkeit des Herzens entspricht der körperlichen Leistung.

Wie der Gesamtkörper so brauchen seine einzelnen Aufbauzellen außer den Funktionsreizen Nahrung und Sauerstoff. Beides bringt ihnen das durch die Herzkraft in Umlauf gehaltene Blut. Versagt das Herz, so kann den Muskeln die durch und für die Leibesübung erhöhte Menge an Kraft- und Sauerstoff nicht mehr zugeführt werden. Eine sportliche Leistung ist unmöglich. Auch würden sich die Abfallstoffe ohne die Blutbewegung in den Zellen und Organen ansammeln. Die Blutgefäße sind demnach nicht nur die Zufuhr sondern auch die Abfuhrkanäle der Körperorgane.

Ein gesundes kräftiges Herz überwindet den Krankheitszustand des Körpers leichter. Doch hiervon wie von der Verlängerung der Lebensdauer sei zunächst abgesehen. Die Bedeutung vorliegender Zusammenhänge ruht vielmehr darin, daß die Sportanforderungen an das Herz groß sind, und daß umgekehrt die Leibesübung ein leistungsfähiges Herz ausbildet.

Vom gesundheitlichen Standpunkte aus müssen Turnen und Sport solche Leibesübungen pflegen, die Herzbildungswert in erhöhtem Maße aufweisen. Das im Verhältnis zum Körper muskelschwere, regelmäßig und langsam schlagende Herz soll sowohl ein Ausbildungsziel der Schulturnstunde bilden sowie die Grundlage sein, auf der jeder Sportsmann sein Spezialtraining aufbaut.

Für Gymnastik, Turnen und Sport sind weniger die anatomischen Verhältnisse über Lage, Größe und Bau des Herzens als die der Physiologie, also der Funktion von Bedeutung.

Wir unterscheiden:

1. *Venen oder Blutadern* mit dünnen und dehnbaren Ringmuskeln.

2. *Kapillaren oder Haargefäße* von 5—20/1000 mm Durchmesser.

3. *Arterien oder Schlagadern* mit starken Ringmuskeln.

Zweckmäßig geht man den Entwicklungsgang des Herzens zurück. In der *embryonalen Anlage* durchläuft das Menschenherz eine ähnliche Entwicklung, wie wir sie von den unteren bis zu

Die Herzanlage.

den hoch stehenden Tierstufen beobachten. Das beweist die Stichhaltigkeit eines Vergleichs zwischen Tier- und Menschenherzen. Bildungszwang ist die Vererbung. Bildungsausdruck sind aber die innere und äußere Umwelt des Organs. Vermittler und Reiz bleibt die Lebenserhaltung über den Weg der körperlichen Bewegung, also bei deren kultureller Entwöhnung der Sport und dergleichen. Das Ergebnis spiegelt sich in dem Entwicklungsgang des Herzens.

Das Herz wird urspünglich durch Ausstülpungen aus dem Gefäßsystem gebildet. Je umfangreicher und anstrengender die Körperbewegungen in den Tierentwicklungsstufen einsetzen, um so höher organisiert sich das Herz unter Anlehnung an die Sauerstoffverarbeitung aus der Luft. Darum bleibt eine Gegenüberstellung in der Herzentwicklung der Tiere sportlich lehrreich.

Tabelle 1. Herzorganisation der Tiere.

Gattung	Familie	Organisation
A. *Wirbellose Tiere*	*Protozoen* und *Coelenteraten* .	Kein Blutgefäßsystem Kein Blutgefäßsystem.
	Würmer.......	Teilweise kein Gefäßsystem.
	Arthropoden ... (Über 400 000 Arten Gliederfüßler)	Zusammenziehbarer Längsschlauch am Rücken.
	Mollusken.....	Arterien, Kapillaren, Venen, rückenwärts vom Darm gelegenes Herz.
	Tunikaten	Ebenso aber nach der Bauchseite gelegenes Herz.
B. *Wirbeltiere*..	I. *Amphioxus*	Je ein Gefäßstamm am Rücken und am Bauch mit Querverbindungen.
	II. *Fische* und *Kiemenatmer*	Einfaches venöses Herz aus *einer Vorkammer* und *einer Kammer*. Aus letzterer fließt das Blut zu den Kiemen von dort durch Aorta in den Körper, aus den Kapillaren zu den Venen und sich sammelnd zurück zur Vorkammer.
	III. *Amphibien* z. B. Frosch	*Zwei Vorkammern* und *eine Kammer*. Durch Aortenstamm fließt das Blut sowohl nach den Lungen und nach den Körperkapillaren, von dort aus Lunge zur linken und aus Körper zur rechten Vorkammer.

Tabelle 1 (Fortsetzung).

Gattung	Familie	Organisation
	IV. *Reptilien*. z. B. Schildkröte	*Zwei Vorkammern* und *zwei Kammern*. Von rechter Kammer zu Lungenkapillaren, zurück zur linken Vorkammer. Die Wand zwischen den zwei Kammern ist bei Schlangen, Schildkröten und Eidechsen noch offen, bei Krokodilen schon geschlossen (Entwicklungsgang).
	V. *Vögel* und Säugetiere	Wie Reptilien, nur linkes u. rechtes Herz völlig getrennt.

Man betrachte den vorstehenden Entwicklungsgang unter dem *Gesichtspunkte* der *Leibesübung* und der Bewegungsmöglichkeit. Fische sind nur auf die erleichterten Bewegungsformen im Wasser angewiesen. Ihr Körper ist praktisch genommen gewichtslos. Bei Amphibien ist dies teilweise der Fall. Reptilien bleiben am Lande und in der Luft schwerfällig. Erst Vögel und Säugetiere, entfalten freier die Schwingen und sind zum Tragen ihres Körpergewichts und zu größeren Muskelleistungen genötigt. Das erzwingt die Lungenatmung, die eine durch Leibesübung erhöhte Herztätigkeit bedingt. Gleichzeitig mußte unter diesem vermehrten und zeitlich getrennten Kräftestoffwechsel der Pfortaderkreislauf durch die Leber aufgeschlossen werden.

Lage des Herzens.

Turnen und Sport können an der Lage des Herzens nicht achtlos vorübergehen. Jede turnerische und sportliche Handlung hat auf die Entfaltungsmöglichkeit des Herzens und damit seine Lage Bezug zu nehmen.

Wir finden die Herzspitze zwischen der 5. und 6. Rippe unterhalb der linken Brustwarze und fühlen auch dort den Spitzenstoß des Herzens. Geht man hier in die Tiefe, so liegt das Herz mit seiner rechten Seite dem Zwerchfell auf, und eine Linie, die als Längsdurchmesser des Herzens von der Spitze aus nach oben zu seiner Basis gezogen wird, ist nach rechts hinten oben der Wirbelsäule zu gerichtet. Ein in der Größe der eigenen Faust um sie gelagerter Raum gibt die Vorstellung für die Herzraumbeanspruchung in der linken Brusthöhle, wobei die Mittellinie des Brustbeines vom normal gelagerten Herzen nach rechts etwas überschritten wird.

Festgelegt wird diese Lage durch die Verbindung, welche das Herz durch den Zu- und Abgang seiner großen Gefäßstämme mit dem übrigen Körper erfährt. Die Herzlage wechselt mit den Bewegungen des Zwerchfells. Dabei ist das Herz zu Schutz- und Funktionszwecken von einer derben Haut, dem Herzbeutel, umgeben.

Funktionsursache des Herzens.

Warum schlägt das Herz? Dreierlei Beeinflussung herrscht. Das Herz besitzt ein selbständiges Reizleitungssystem sowie zwei Verbindungen mit den Nervenstationen außerhalb.

Von diesen *hemmt* die durch den *Nervus vagus* gestellte Leitung die Herztätigkeit, während die des *Nervus sympathicus* den Herzgang *beschleunigt*. Lähmt man die Ganglien dieser Nervenstämme, so tritt die umgekehrte Wirkung ein. In dem Spiel der 4 Möglichkeiten ruht die feine und vielgestaltete Herzregulierung.

Man beachte, wie das Herz unter einer Vorstellung (Angst, Schreck, Freude, Anspannung usw.) reagiert. Oder man denke an die Leibesübungen, bei denen der Säurespiegel des Blutes den Reizeinfluß auf die Herznerven ausübt.

Dieses System betrifft nicht nur den schnelleren oder langsameren Herzgang, es *regelt* auch den *Tonus des Herzmuskels*, indem die Herzhöhlen bald verengert, bald erweitert werden. Entsprechend muß sich der Herzinhalt als Schlagvolumen der Kammern verkleinern oder vergrößern. Das stellt das Herz neben die glatten Ringmuskeln der Gefäße, erinnert an die Herzentwicklung aus diesen und weist auf den Zwischencharakter der Herzmuskulatur mit den Eigenschaften der glatten und jenen der quergestreiften Muskeln hin.

Mit dem *eigenen Reizleistungssystem* beherrschen einzelne im Herzen selbst liegende Ganglienknoten den Herzschlag. Vom Sinusknoten (KEITH-FLACKscher Knoten) läuft die Leitung zu den Vorkammern und zum Hauptknoten (ASCHOFF-TAWARAscher Knoten) über die beiden HISschen Schenkeln zu den Kammern des Herzens. Der Anschlag des Blutes übt den auslösenden Reiz auf die Zusammenziehung der betreffenden Kammer aus. Dadurch besitzt das Herz seine lebenslängliche Selbststeuerung, die vielleicht am deutlichsten in Schlaf und Bewußtlosigkeit hervortritt.

Die drei Kreislaufsysteme.

Die Kenntnis des Blutkreislaufs ist nicht sehr alt. Im Jahre 1546 hat SERVETTE in Genf merkwürdigerweise zuerst den *kleinen Kreislauf* entdeckt. 1569 folgte durch CAESALPINUS der *große Kreislauf*, und 1628 wurde von HARVEY das *gesamte Kreislaufsystem* des Blutes durch Ergänzung mit dem *Pfortaderkreislauf* bestimmt.

Wir beginnen entwicklungsgeschichtlich angepaßt mit der Einmündung des Venenblutes in die rechte Vorkammer und lassen durch deren Zusammenziehung das Blut aus ihr in die rechte Kammer pressen. Damit dieser Weg nicht wieder rückwärts durchlaufen wird, sind drei derbe Segelklappen zwischen beiden eingebaut, welche von dem einströmenden Blut unterquirlt werden und von unten mit starken Verstrebungen (aus Muskeln und Sehnenfäden) aufgespannt sind. Sie legen sich jetzt bei der Zusammenziehung dicht schließend aneinander und sperren dem Blut den Rückweg von der Kammer nach der Vorkammer ab. Es kann nur den zweiten Weg in die Hauptschlagader nach der Lunge ausweichen.

Um einen Rückfluß von dort zu verhindern, sind über der Ausmündungsstelle aus der Kammer 3 Taschenklappen angebracht. Sie werden bei der Ausströmung aus der Kammer an die Wand gepreßt, so, wie wenn man an einer Rocktasche mit der Hand von unten nach oben fährt. Will das Blut bei der Herzerweiterung wieder in die Kammer zurückfallen, dann stürzt es in die auf Grund von Muskelwülsten etwas von der Wand abgehaltenen Taschenklappen hinein und stülpt diese vor, als ob man Sand von oben in eine Rocktasche laufen läßt. Durch diese Vorwölbung treffen sich die 3 Taschenklappen in der Mitte der Schlagader, schließen sie so ab, und es kann kein Blut mehr von der Lunge nach der rechten Herzkammer zurückfließen.

In der Lunge ästeln sich die Schlagadern mit ihrem dunkelroten, weil kohlensäurereichen Blut immer weiter auf. Die Blutströmung wird langsamer, bis sie in den *Kapillaren* der Atmungskammern die nötige Zeit gewinnt, um ihre *Kohlensäure abzugeben* und dafür den *Sauerstoff* aus der Atmungsluft *einzutauschen*.

In wieder rascher werdendem Rückfluß sammelt sich aus dem Kapillarsystem das jetzt hellrote, weil sauerstoffreiche Blut in den

Die drei Kreislaufsysteme.

Lungenvenen, bis diese mit einer großen Stammvene in die linke Vorkammer des Herzens einmünden.

Im linken Herzen vollzieht sich derselbe Vorgang. Nur ist hier alles etwa dreifach so stark gebaut wie rechts, weil im *großen Kreislauf durch den Körper* als Gegensatz zu dem *kleinen Kreislauf durch die Lungen* die etwa dreifach so großen Widerstände und Wege zu überwinden sind.

Die Absperrung des Blutrückweges von der linken Kammer zur Vorkammer besteht aus einer nur zweifach geteilten Segelklappe. Anscheinend hebt diese Verschlußart die Verschlußstärke.

Von der linken Herzkammer geht der Blutweg zur Aorta, der Hauptschlagader des ganzen Körpers. Sie läuft mit einem nach oben gerichteten Bogen nach hinten an die linke Seite der Wirbelsäule und gibt dabei schon ihre Zweige zu dem Kopf und den Armen ab. Mit der Abwärtsrichtung vor der Wirbelsäule beginnt die Rumpfversorgung nach beiden Seiten den Rippen entlang. Nach ihrem Durchgange hinter dem Zwerchfell sendet die Aorta starke Zweige zu den Baucheingeweiden und teilt sich darauf vor den Lendenwirbeln in die beiden Hauptäste der Beine.

Jeder Körperteil, jeder Muskel, jedes Organ besitzt so seine blutzuführenden Arterien. Zwischen denselben laufen Querverbindungen, damit bei Verletzungen der abgeschnittene Teil auf einem Umweg versorgt werden kann. In den Organen teilen sich die Arterien bis zu den Kapillaren auf. Ihr Netz umzieht die einzelnen Zellen in ähnlicher Weise, wie auf einer wohldrainierten Wiese das Bachwasser aus größeren in immer kleinere Kanälchen strömt, bis es schließlich jeden einzelnen Grasbüschel umfließt.

Auch hier ist die Kapillarströmung langsam, damit das Blut Gelegenheit hat:

I. An die Zellen abzugeben:
 1. Nahrungsstoffe;
 2. Sauerstoff;
 3. spezifische Sonderstoffe (Ablagerungs-, Vorbereitungs-, Reizstoffe und dergleichen).
 4. Wasser.

II. Um von den Zellen zu empfangen:
 1. Ihre spezifischen Arbeitsprodukte, besonders Drüsenausscheidung, innere Sekretion;
 2. Kohlensäure;

3. Ausscheidungsprodukte und gelöste Schlacken;
4. Wasser.

In den großen Kreislauf ist noch als dritter der *Pfortaderkreislauf* eingeschaltet. Während sich aus Gehirn, Muskeln, Haut usw. auch aus Herz und Lungen selbst das Blut aus den Kapillaren in immer größeren Venen eint, bis eine große Hohlvene aus dem oberen und eine aus dem unteren Körper gebildet ist, deren Vereinigung vor der Einmündung in die rechte Vorkammer des Herzens (den Ausgangspunkt unserer Kreislaufbetrachtung) einströmt, bleibt dem Rückstrom aus dem mächtigen Blutgebiet des Darmes ein anderer Weg vorbehalten.

Man darf ihn den *Ernährungskreislauf* nennen. So gestaltet, weil der sich aus den Därmen sammelnde Rückstrom des venösen Blutes als Pfortader (vena portarum) in die Leber einströmt und sich dort zum *zweiten Male in ein Kapillarnetz aufästelt*. Der Zweck ist, die im Darm aufgenommenen überschüssigen Nahrungsstoffe in der Leber auf Vorrat zu lagern (Leber als Kraftstofftank), oder auch, wenn der Darm beim Hungern ruht, diese Vorratsstoffe wieder aus der Leber abzuholen.

Hierdurch bleibt das Blut unbelastet und frei von dem Zuviel der Nährwerte. Der Körper wird in seinen Leistungen *unabhängig von der Nahrungsaufnahme*. Soweit dies innerhalb der gegebenen Zeitgrenzen der Fall sein kann.

Aus dem Kapillarnetz der Leber sammelt sich das Blut nochmals zu einer Vene, die dann in die untere Hohlvene des Körpers einmündet. So empfängt das Blut aus der Leber den *Kraft*stoff. Die Leber stellt sich damit an die Seite der Lunge.

Ohne diese Einrichtung des Blutkreislaufes wäre Turnen und Sport nicht möglich.

Herzgröße (Sportherz).

Das Herz kann groß und dabei in seiner Leistung sowohl gut wie schlecht sein. Die Gründe sind verschieden.

Zunächst kommt es auf das Verhältnis zwischen Herz und Körper an. Die Größe der Faust ist als Vergleich für das Herz nur hinweisend. (Zu große Arbeiterfaust und zu kleine Damenhand bei gleicher Körpergröße, wenn beide Dauersportler sind.)

Zweitens kann das Herz zu groß erscheinen, weil seine Muskulatur überdehnt wurde, und dadurch die Herzkammern erweitert sind. Ein solches Herz hat gerade durch diese Art der Vergrößerung in der Funktion nachgelassen.

Auch bei bestimmten chronischen Krankheiten, welche Hindernisse in den Blutkreislauf legen, sowie bei gewohnheits- und übermäßigem *Trinken* sind große Herzen ohne objektiven Funktionsgewinn anzutreffen.

Herzgewicht (Sportherz).

Das Herzgewicht eines Durchschnittsmenschen beträgt für den Mann abgerundet 300 und für die Frau 250 g. Körpergröße, Vererbung und Sport verschieben diese Werte sofort. Das Herz einer Sportfrau wiegt mehr als das des gleichgroßen männlichen Stubenhockers.

Daher erblickt der Sportphysiologe in dem Verhältnis von Herzgewicht zum Körpergewicht den besten Maßstab. Berechnet auf 1 kg Körpersubstanz hat man für den jeweiligen Körper von Mensch und Tier mit einer einzigen Zahl einen festen Wert, der zur Körperleistung des Betreffenden in Bezug steht.

Diese Zahl ist so scharf auf die Leistungsfähigkeit des Körpers eingestellt, daß ihr eine besondere Bezeichnung zukommen muß. Auch andere Forscher, namentlich Zoologen, haben sich mit derselben beschäftigt. Es seien nur die Namen von BERGMANN, BOLLINGER, GOCKE, GROBER, HASEBROEK, HASENFELD und ROMBERG, HESSE, JOSEPH, KÜLBS, MÜLLER, PARROT, dal PIAZ, PÜTTER, ROAF, TIMANN, VIERORDT genannt.

Dabei fällt auf, daß gerade die Zoologen, welche die Frage nicht vom Standpunkte der Leibesübungen behandelten, den zwingenden Schluß aussprachen: *„Je größer das Herzgewicht zu dem Körpergewicht steht, um so bewegungstüchtiger ist das Tier."* HESSE hat dies besonders bei den Fischen betont und PÜTTER prägte unmittelbar unter dem Druck seiner Untersuchungen den Satz: *„Bei der Voraussetzung gleicher Widerstände im Kreislaufsystem bedeutet die größere Herzleistung auch eine größere Leistung des ganzen Körpers."*

Die Herzgrammkilozahl.

Dem möchte man hinzufügen, daß sich die größere Herzleistung unbedingt in dem Verhältnis zwischen Herz- und Körpergewicht ausdrücken muß, und daß umgekehrt aus dieser Zahl ein Rückschluß auf die körperlichen Leistungen gezogen werden darf. Das gewährt den Vorteil, Aufschlüsse über die Bewegungsart jener Tiere zu erhalten, die unbekannt ist.

Man hat dies seither mit „relativem Herzgewicht" bezeichnet. Der Wichtigkeit entsprechend möchte ich hierfür den Ausdruck „*Herzgrammkilozahl*" vorschlagen. Damit wird deutlicher gesagt, daß man die Anzahl von Gramm in Herzmuskelsubstanz errechnen will, die auf 1 kg Körpersubstanz trifft.

Je größer diese Zahl ist, um so körpertüchtiger erscheint Tier und Mensch. Nach LANDOIS bewegt sie sich beim Menschen je nach dessen Fettansatz zwischen 3—5 g. Fette Menschen besitzen eine kleinere Zahl. Bei Sportleuten ist sie größer, je nachdem welcher Sportart gehuldigt wird, und wie die vorbereitende Körpererziehung in der Kindheit und Jugend ausgefallen war.

In den nachfolgenden Tabellen wurden in der Hauptsache die sorgfältigen Untersuchungen von HESSE unter dem Gesichtspunkt der Leibesübung zusammengestellt. Sie sind in der zusammenfassenden Haupttabelle mit den Ergebnissen anderer Forscher und eigenen Untersuchungen vereinigt.

Tabelle 2. **Vergleichende Herzgewichte von Fischen.**
Nach steigender Hergrammkilozahl geordnet.
Herzgrammkilozahl = g Herzmuskelsubstanz auf 1 kg Körpergewicht.

Herz-grammkilozahl	Fischart	Nähere Bezeichnung	Unters.zahl	Bemerkungen
0,15	Ophichthys imberbis	aalart. Plattf.	1	im Sande
0,33	Ophichthys serpens	aalart. Plattf.	3	im Sande
0,33	Chimaera	Hai	5	
0,25	Eucitharus		1	
0,38	Muraena	Anguillulide	1	Grundfisch
0,41	Pagellus	Sparide	4	Friedfisch
0,43	Solea	—	4	
0,48	Conger	Anguillulide	1	Grundfisch
0,49	Uranoscopus	—	13	Grundfisch
0,54	Labrus	—	4	Friedfisch
0,57	Myrus	Anguillulide	5	—
0,58	Peristedion	—	3	Friedfisch
0,60	Gadus	—	2	—.
0,61	Rhombus	—	3	—
0,62	Crenilabrus	—	4	Friedfisch

Die Herzgrammkilozahl.

Tabelle 2 (Fortsetzung).

Herz-grammkilozahl	Fischart	Nähere Bezeichnung	Unters.-zahl	Bemerkungen
0,62	Etmophorus	Hai	2	träger Tiefenbewohner
0,65	Trachinus	—	6	Bodenfisch (aktiv)
0,65	Serranus	—	6	—
0,68	Scorpaena	—	4	Bodenfisch
0,72	Pristiurus	Hai, Selachier	4	—
0,73	Mugil	—	3	—
0,73	Zeus	—	3	Schwimmer
0,73	Trigla	—	9	Friedfisch
0,73	Dactylopterus	—	3	Friedfisch
0,74	Dentex	Sparide	2	—
0,76	Morone	Labrax	2	—
0,80	Squalus	Hai, Selachier	1	ruhig auf Krebse
0,80	Torpedo	Rochen (elektr.)	5	elektrisch
0,81	Balistes	—	2	Schwimmer
0,84	Myliobatis	Rochen	1	—
0,85	Rhina	Hai, Selachier	2	—
0,86	Mustelus	Hai, Selachier	3	ruhig aber guter Schwimmer
0,90	Belone	—	2	Schwimmer
0,98	Coreganus	Salmonide	2	Schwimmer
1,01	Lichia	Makrele	1	gut. Schwimmer
1,02	Raja	Rochen	9	—
1,04	Scyllium	Hai, Selachier	5	Räuber
1,04	Heptanchus	Hai, Selachier	1	—
1,13	Centrophorus	Hai, Selachier	2	—
1,13	Pteroplatea	Rochen	1	—
1,14	Lophius	—	5	gut. Schwimmer
1,16	Cyprinus	Makrele (Cyprinide)	3	gut. Schwimmer
1,17	Scomber	Makrele	5	gut. Schwimmer
1,18	Box	Sparide	3	gut. Schwimmer
1,31	Trygon	Rochen	3	gut. Schwimmer schlimmer
1,46	Galeorhinus	Hai, Selachier	1	Räuber
1,52	Trachurus	Makrele	6	gut. Schwimmer
1,52	Naucrates	Makrele	1	gut. Schwimmer
1,98	Sarda	Makrele Scomberide	2	gut. Schwimmer

Tabelle 3. Herzgrammkilozahl der Amphibien. Ansteigend geordnet.

Tierart	Männlich Gew.	Zahl	Weiblich Gew.	Zahl	Fundort
Kammolch	1,83	10	1,65	7	Tübingen
Feuersalamander	1,87	24	1,63	9	,,

Tabelle 3 (Fortsetzung).

Tierart	Männlich		Weiblich		Fundort
	Gew.	Zahl	Gew.	Zahl	
Wasserfrosch......	2,04	9	1,92	4	Tübingen und Thungersheim
Grasfrosch.......	2,78	25	2,00	6	Tübingen und Berlin
Unke............	—	—	2,77	2	Tübingen
Erdkröte.........	3,20	20	2,77	5	,,
Laubfrosch.......	6,52	19	3,84	4	,,

Herzgrammkilozahl der Reptilien.

Blindschleiche.....	1,61	6	1,23	13	Tübingen
Smaragdeidechse....	2,10	5	—	—	Neapel
Bergeidechse......	—	—	2,18	2	Berlin
Zauneidechse......	2,24	4	2,20	3	Tübingen
Kreuzotter.......	2,63	2	—	—	—
Ringelnatter.....	2,91	4	3,20	2	Berlin

Tabelle 4. Herzgrammkilozahl der Säugetiere.
Ansteigend geordnet.

Tierart	Männchen		Weibchen		Männchen und Weibchen		Fundort
	Gew.	Zahl	Gew.	Zahl	Gew.	Zahl	
Hauskaninchen.	2,70	3	2,81	4	2,78	11	Tübingen
Wildkaninchen..	2,85	3	3,00	4	2,94	11	Darmstadt
Igel............	—	—	—	—	3,79	5	—
Wildschwein....	3,93	7	4,34	2	4,02	9	Wildschweinpark
Wanderratte....	3,03	16	4,51	4	4,13	20	Tübingen
Hamster........	4,22	10	4,55	8	4,36	18	Aschersleben
Hauskatze......	4,61	4	4,16	1	4,52	5	—
Hausratte.......	4,25	1	5,36	1	4,80	2	Stralsund
Wildkatze......	4,94	1	5,10	1	5,02	2	—
Waldwühlmaus..	5,37	2	—	—	5,37	2	Tübingen
Maulwurf.......	5,82	8	5,64	17	5,70	25	,,
Feldmaus.......	6,00	4	—	—	6,00	4	,,
Eichhörnchen...	—	—	—	—	6,04	7	,,
Waldmaus......	7,04	28	7,17	27	7,10	55	—
Steinmarder....	7,39	2	—	—	7,39	2	—
Iltis...........	7,85	2	6,86	2	7,32	4	—
Hausmaus......	7,79	11	6,48	5	7,38	16	Tübingen
Dachs..........	7,45	1	—	—	7,45	1	—
Fischotter......	8,02	1	—	—	8,02	1	—
Baummarder...	8,12	1	—	—	8,12	1	—
Feldhase.......	8,90	5	8,96	2	8,92	5	Berlin, Guben
Reh...........	9,02	1	9,01	14	9,01	15	—
Hermelin.......	9,39	5	9,18	5	9,28	10	—
Fuchs.........	9,48	8	9,10	5	9,33	13	—
Hausspitzmaus.	9,48	9	9,72	6	9,58	15	Tübingen
Mauswiesel......	9,78	4	—	—	9,78	4	—

Die Herzgrammkilozahl.

Tabelle 4 (Fortsetzung).

Tierart	Männchen		Weibchen		Männchen und Weibchen		Fundort
	Gew.	Zahl	Gew.	Zahl	Gew.	Zahl	
GemeineFlederm.	10,14	3	9,15	3	9,64	6	—
Wolf............	—	—	10,17	1	10,17	1	Berlin?
Dammhirsch....	—	—	10,37	1	10,37	1	—
Zwergmaus.....	12,88	1	—	—	12,88	1	—
Zwergfledermaus	14,36	11	—	—	14,36	11	—

Tabelle 5. **Herzgrammkilozahlen der Vögel.** Zunehmend geordnet.

Vogelart	Männchen		Weibchen		Beide Geschl.	
	Herzgramm-kilozahlen	Unters. Zahl	Herzgramm-kilozahlen	Unters. Zahl	Herzgramm-kilozahlen	Unters. Zahl
Jagdfasan	4,19	4	3,54	1	4,06	5
Uhu	—	—	4,70	1	4,70	1
Waldkauz	4,89	3	5,12	10	5,07	13
Teichhühnchen..	5,92	5	—	—	5,92	5
Rebhuhn.....	6,08	1	7,58	1	6,83	2
Bussard	7,73	19	7,09	24	7,38	43
Seeadler	—	—	7,70	1	7,70	1
Schleiereule ...	8,33	5	7,62	6	7,96	11
Waldohreule ...	8,15	8	7,73	6	7,97	14
Kranich	8,01	1	—	—	8,01	1
Storch	—	—	8,14	1	8,14	1
Zwergrohrdommel	8,31	1	—	—	8,31	1
Steinadler	8,36	2	—	—	8,36	2
Rauhfußbussard .	8,74	1	8,35	9	8,39	10
Käuzchen	8,01	4	8,78	3	8,45	7
Eissturmvogel ..	8,50	1	—	—	8,50	1
Stockente	—	—	8,50	1	8,50	1
Wespenbussard..	8,76	1	8,54	2	8,61	3
Rohrdommel...	8,62	1	—	—	8,62	1
Höckerschwan ..	8,70	1	—	—	8,70	1
Kornweiher ...	8,70	1	—	—	8,70	1
Wildschwan ...	8,77	1	—	—	8,77	1
Nebelkrähe ...	—	—	—	—	8,80	7
Auerhuhn	9,09	3	—	—	9,09	3
Saatgans.....	—	—	9,10	1	9,10	1
Schneeule	—	—	9,10	1	9,10	1
Eiderente	—	—	9,27	1	9,27	1
Lachmöve	9,27	6	9,29	5	9,28	11
Bläßhuhn	—	—	—	—	9,29	6
Sturmmöve ...	9,75	6	8,75	3	9,42	9
Baumpieper ...	—	—	9,50	1	9,50	1
Eichelhäher ...	9,58	11	9,52	10	9,55	21
Habicht	10,14	8	9,19	12	9,57	20
Rabenkrähe ...	9,57	9	—	—	9,57	9

Die Herzgrammkilozahl.

Tabelle 5 (Fortsetzung).

Vogelart	Männchen Herzgramm-kilozahlen	Unters. Zahl	Weibchen Herzgramm-kilozahlen	Unters. Zahl	Beide Geschl. Herzgramm-kilozahlen	Unters. Zahl
Sperber	9,58	17	9,26	11	9,70	28
Haubentaucher . .	9,95	5	9,61	5	9,78	10
Sumpfohreule . .	9,84	8	—	—	9,84	8
Turmfalk	10,98	4	9,58	12	9,93	16
Singdrossel	10,50	1	9,64	1	10,07	2
Saatkrähe	9,95	6	10,31	3	10,07	9
Trappe	10,63	2	9,59	1	10,26	3
Ziegenmelker . . .	—	—	10,47	1	10,47	1
Amsel	—	—	—	—	10,54	7
Polartaube	—	—	10,54	1	10,54	1
Wellensittich . . .	—	—	10,62	1	10,62	1
Rotkehlchen . . .	10,65	1	—	—	10,65	1
Elster	10,61	5	10,78	10	10,72	15
Neuntöter	10,84	2	—	7	10,84	2
Fischreiher	11,34	9	10,29	7	10,89	16
Krickente	10,85	1	11,—	1	10,93	2
Birkhuhn	10,96	8	—	—	10,96	8
Pfeifente	9,29	1	11,22	3	10,99	4
Lerchenfalk . . .	11,65	1	10,40	1	11,02	2
Rotkopfwürger . .	11,10	1	—	—	11,10	1
Moorschnepfe . .	11,14	1	—	—	11,14	1
Brachvogel	—	—	11,20	1	11,20	1
Mittelsäger	11,46	1	10,88	1	11,17	2
Schellente	10,97	1	11,70	1	11,25	2
Weindrossel . . .	—	—	11,36	1	11,36	1
Ringdrossel . . .	11,37	1	—	—	11,37	1
Waldschnepfe . .	—	—	11,46	1	11,40	1
Haubenmeise . . .	—	—	11,43	1	11,43	1
Reiherente	11,00	1	12,11	1	11,57	2
Bekassine	—	—	11,57	1	11,57	2
Kuckuck	—	—	—	—	11,60	4
Wacholderdrossel .	—	—	11,60	1	11,60	1
Mittl. Buntspecht	11,81	1	—	—	11,81	1
Gänsesäger	12,61	2	11,72	10	11,92	12
Sumpfmeise . . .	12,—	2	—	—	12,—	2
Kiebitzregenpfeifer	12,27	1	—	—	12,27	1
Nußhäher	—	—	—	—	12,36	9
Wiedehopf	—	—	12,39	1	12,39	1
Großer Buntspecht	12,63	10	12,29	4	12,46	14
Spechtmeise . . .	—	—	12,50	1	12,50	1
Zwergtaucher . . .	—	—	—	—	12,52	4
Grauspecht	12,59	1	—	—	12,59	1
Holztaube	12,70	1	—	—	12,70	1
Feldlerche	12,80	1	—	—	12,80	1
Segler	12,65	4	13,23	7	12,85	11
Mehlschwalbe . .	12,96	2	—	—	12,96	1

Die Herzgrammkilozahl.

Tabelle 5 (Fortsetzung).

Vogelart	Männchen		Weibchen		Beide Geschl.	
	Herzgrammkilozahlen	Unters. Zahl	Herzgrammkilozahlen	Unters. Zahl	Herzgrammkilozahlen	Unters. Zahl
Schwarzspecht . .	13,09	1	12,94	2	13,—	3
Haussperling . . .	—	—	—	—	13,20	25
Kohlmeise	13,26	6	—	—	13,26	6
Bergfink	—	—	—	—	13,34	6
Zwergsäger . . .	13,40	—	—	—	13,40	1
Kernbeißer. . . .	—	—	—	—	13,45	3
Kiebitz	13,98	1	12,96	1	13,47	2
Tannenmeise . . .	—	—	—	—	13,48	4
Blaumeise	—	1	—	—	13,69	5
Ringeltaube . . .	—	—	13,85	1	13,85	1
Star	—	—	—	—	13,85	8
Buchfink.	14,32	11	12,81	6	13,90	17
Goldammer . . .	—	—	—	—	14,16	8
Schwarzmeise . .	—	—	—	—	14,30	3
Braunkehlchen . .	14,60	1	—	—	14,60	1
Grünspecht . . .	14,75	5	14,54	6	14,65	10
Rauchschwalbe. .	—	—	—	—	14,74	15
Seidenschwanz . .	15,30	1	14,92	1	15,11	2
Distelfink	15,27	1	—	—	15,27	1
Rohrammer . . .	—	—	15,48	1	15,48	1
Wanderfalk . . .	14,33	3	16,54	2	15,66	5
Feldsperling . . .	—	—	—	—	15,70	17
Zwergbrachvogel .	14,72	3	16,70	1	15,78	4
Alpenstrandläufer	—	—	16,14	1	16,14	1
Grünling	16,18	2	—	—	16,18	2
Großer Würger. .	—	—	—	—	16,36	6
Hänfling	16,40	1	—	—	16,40	1
Hausrotschwanz .	16,57	1	—	—	16,57	1
Baumläufer . . .	—	—	17,22	1	17,22	1
Pirol	17,28	2	—	—	17,28	2
Grauammer . . .	17,30	1	—	—	17,30	1
Goldregenpfeifer .	17,23	2	17,80	1	17,44	3
Fitis	17,78	1	—	—	17,78	1
Eisvogel	—	—	—	—	17,94	6
Kreuzschnabel . .	18,17	2	—	—	18,17	2
Waldlaubsänger .	18,29	2	—	—	18,29	2

Namentlich bei kleinen Tieren können durch Ungenauigkeiten in den Wägungen und der Herzpräparierung Unterschiede entstehen. Selbst unter deren Inkaufnahme bleibt die große eindeutige Linie gewahrt. Auch kontrollieren sich die Wägungen untereinander besonders unter den niederen Tierarten, z. B. den Fischen, weil hier sehr geringe Schwankungen innerhalb derselben Tierart vorkommen.

Die Herzgrammkilozahl.

Tabelle 6 (Haupttabelle). Zusammenfassende Tabell[e]

	0,1—1 g	1—2 g	2—3 g	3—4 g	4—5 g	5—6 g	6—7 g
Fische	Grundfische Schlechte Schwimmfische	Fische: gute Schwimmer					
Amphibien		Kammolch Feuersalamander Wasserfrosch	Unke Grasfrosch	Erdkröte	Laubfrosch		
Reptilien		Blindschleiche	Smaragdeidechse Bergeidechse Zauneidechse Kreuzotter				
Säugetiere			Kaninchen	Igel Hausschwein (fett)	Hamster Ratten Hausschwein Hauskatze Schaf Rinder schweres Zugpferd	Maulwurf Feldmaus Waldwühlmaus Wildschwein Wildkatze leichtes Zugpferd	Feldmaus Eichhörnch[en] Militärpfer[d]
Vögel				Uhu Jagdfasan Masthuhn Mastgans	Waldkauz Teichhühner Haushuhn Hausgans Mastente	Rebhuhn Hausente	

der Herzgrammkilozahl der Wirbeltiere.

7—8 g	8—9 g	9—10 g	10—12 g	12—14 g	14—16 g	16—18 g	18—20 g
		Feldhase Reh	Hirsch				
Hausmaus Waldmaus Dachs		Hausspitzmaus Mauswiesel	Fledermaus (gemeine)	Zwergmaus	Zwergfledermaus		
Steinmarder	Baummarder Fischotter	Hermelin					
Dackelhund	Doggenhund	Dobermannhund Fuchs Wolf	Windhund				
Militärpferd	Rennpferd						
Schleiereule Waldohreule Bussard	Käuzchen Rauhfußbuss. Wespenbuss. Schwan Stockente	Sumpfohreule Schneeule Bläßhuhn Auerhuhn Saatgans Eiderente	Birkhuhn Trappe Krickente Pfeifente Schnellente Reiherente Bekassine	Waldschnepfe			
Seeadler	Steinadler Eissturmvogel Nebelkrähe Kranich Storch Kornweihe	Eichelhäher Baumpieper Rabenkrähe Turmfalk Lachmöve Sturmmöve Habicht Sperber Haubentaucher	Saatkrähe Lerchenfalk Fischreiher Singdrossel Weindrossel Ringdrossel Wacholderdrossel	Star Gänsesäger Zwergsäger Feldlerche Bergfink Buchfink Tannenmeise Blaumeise Schwarzmeise Spechtmeise Grauspecht Schwarzspecht Braunkehlch. Holztaube Ringeltaube Wiedehopf Kiebitz Kuckuck	Wanderfalk Rauchschwalbe Distelfink Grünspecht Rohrammer Goldammer Seidenschwanz Feldsperling	Nußhäher Großer Würger Eisvogel Pirol Alpenstrandläufer Baumläufer Goldregenpfeiffer Grauammer Hänfling Hausrotschwanz Fitis	Kreuzschnabel Waldlaubsänger
			Rotkehlchen Polartaube Amsel Elster Kuckuck	Haubenmeise Buntspecht			

Selbstverständlich sind Einzel- oder wenige Untersuchungen nicht so stark zu werten. Darum wurde den Tabellen die Zahl der untersuchten Tiere stets beigefügt. Es wäre zu wünschen, daß diese Feststellungen weitere Ergänzung fänden.

Die Frage ist *sportlich* und beruflich *gleich wichtig*. Aus diesem Grunde können die nachfolgenden *Tiertabellen nicht umfangreich genug* ausfallen, besonders solange uns hier die *Statistik am Menschen im Stich läßt*.

EDENS auch THÖRNER haben darum noch den Tierversuch herangezogen. EDENS hat Ratten 62 Tage im Tretrad trainiert und danach eine Zunahme ihres Herzgewichtes von 4,1 auf 5,1 g also etwa 20% festgestellt. Als Kontrollen dienten Ratten des gleichen Wurfs, die bis auf das Tretradtraining unter den gleichen Lebensbedingungen standen. In neuerer Zeit konnte THÖRNER gleichlautende Beobachtungen an im Tretrad trainierten Hunden erzielen.

Die Tabellen sprechen für sich. Fische mit ihren unpaaren Herzen besitzen den eindeutigsten Befund. Innerhalb der einzelnen Fischarten bestehen in den Herzgrammkilozahlen fast keine Unterschiede. Das liegt an der Umwelt, an der geringen Wärmeabgabe, bzw. an den gleichmäßigen Lebensbedingungen. Da die Fische stumm sind, so kann neben der Wärmeabgabe einzig der Unterschied im Schwimmen die Verschiedenheit der Herzgrammkilozahlen unter den einzelnen Arten bedingen.

Beim Schwimmen der Fische muß nur Auftrieb und Wasserwiderstand überwunden werden. Dem paßt sich die Fischform an. Daher genügt ein *kleines einfaches Herz für die Überwindung der geringen Umweltsanforderungen der Fische*.

Schlüsse:
1. In Übereinstimmung mit der geringen körperlichen Anstrengung ist der Herzbau der Fische einfach.
2. Die Herzgrammkilozahl der Fische steht auf der tiefsten Stufe (0,15—2,0 g).
3. Die Größe der Herzgrammkilozahl entspricht genau den Schwimmleistungen der Fische (siehe Tabelle 7):

In das Schema des Herzbaues passen sich die *Herzgrammkilozahlen der Amphibien und Reptilien* ein. Dabei ist das Beispiel der Frösche einleuchtend. Man vergleiche nur die männlichen Tiere, weil die Körpergewichtszahlen der weiblichen in der Laich-

Die Herzgrammkilozahl.

Tabelle 7. Herzgrammkilozahl und Fischschwimmleistung.

Herzgramm-kilozahl	Schwimmart
0,15—0,5 g	Grund- und Sandfische haben die kleinsten Zahlen
0,5 —0,75 g	Träge Bodenfische und Friedfische
0,75—1,0 g	Friedfische und ruhige Schwimmer
1,0 —1,5 g	Gute Schwimmer und Räuber
1,5 —2,0 g	Tag- und Nachtschwimmer ohne Schwimmblase, große Räuber.

zeit zu großem Wechsel unterworfen sind. Hier folgt auf den Wasserfrosch mit 2,04 g der Grasfrosch mit 2,78 g und der Laubfrosch mit der hohen Zahl von 6,52 g. HESSE macht als Grund die verschiedene Wärmeabgabe geltend. Das kann zwischen Wasser- und Grasfrosch die Sache ebenso wenig klären wie zwischen Gras- und Laubfrosch. Zweifellos spielt aber die Wärmeabgabe eine Rolle; denn je größer sie ist, um so schneller die Blutumwälzung, um so stärker die Herzleistung, und um so höher steht die Herzgrammkilozahl in den Tabellen.

Die *phonetische Leistung* der Tiere muß ebenfalls berücksichtigt werden. Dennoch gibt die Körperleistung in der Fortbewegung stets den Bewertungsausschlag. Aus den Herzgrammkilozahlen der Amphibien und Reptilien sind bindende Rückschlüsse auf die körperliche Gesamtleistung (Fortbewegung, Stimmbildung und Wärmeabgabe) zu ziehen.

Die *Herzgrammkilozahlen der Säugetiere* zeigen schon ein wesentlich verschiebbareres Bild. Hier stellen sich unter den Vertretern derselben Tierarten bereits größere Unterschiede ein. Vor allem bei den Haustieren, deren Lebensbedingungen dem größten Wechsel unterworfen sind. Es leuchtet ein, *daß mit zunehmendem Fettansatz, also Mast, die Herzgrammkilozahl sinken muß*. JOSEPH hat diese Zahlen unter entsprechender Berücksichtigung der Körpergröße für *Hunde* zusammengestellt:

Tabelle 8. Fallende Herzgrammkilozahl bei steigendem Körpergewicht (Fettansatz). Nach JOSEPH.

Körpergewicht g	Weibliche Hunde		Männliche Hunde	
	Untersuchungen	Herzgrammkilozahl	Untersuchungen	Herzgrammkilozahl
3000— 4000	6	8,07	1	9,69
8000— 9000	6	7,13	7	8,18
13000—14000	—	—	2	6,45

Die übrigen Untersuchungen JOSEPHs liegen zwischen diesen Zahlen. Das deutliche Übergewicht der männlichen Tiere ist hier Zufall. In den anderen Gewichtshöhen überwiegen die weiblichen Tiere. Aus den Tabellen ist ersichtlich, daß kein einseitiges Herzübergewicht des männlichen Geschlechts vorherrscht. Wenn aber wie bei manchen Vögeln, bei Amphibien und Reptilien, dann wäre es durch die Eitracht zu erklären, welche natürlich auch die Tiere in ihren Bewegungsmöglichkeiten hemmt. Im Tierleben besteht *zwischen den Geschlechtern kein dauernder Bewegungsunterschied, also kein absoluter Unterschied in den Herzgrammkilozahlen.*

Von anderer Seite wurde ausgesprochen, daß die kleinen Tiere eine größere Herzgrammkilozahl besäßen als die Großtiere; eine Maus größer als ein Elefant. Das mag bis zu einem kleinen Grade durch die relativ größere Wärmeabgabe des Kleintieres der Fall sein. Vielleicht hängt auch der schnellere Herzschlag der Kleintiere damit zusammen. Er bedeutet einen schnelleren und somit kürzeren Lebensrhythmus. Jedenfalls fallen unter den Mäusen auch bei manchen Vogelfamilien die *höheren Herzgrammkilozahlen der kleinen Arten* auf. Ist aber hieraus ein Rückschluß auf den Menschen gestattet?

Wir finden bei den Tieren derselben Art, beispielsweise den Pferden: *je größer die Herzgrammkilozahl, um so langsamer der Herzschlag.* Die Folgerung aus beidem lautet, daß die großen Tiere eine relativ größere Herzgrammkilozahl aufweisen müßten. Wie wenig jedoch die Größe bzw. das nicht fette Körpergewicht entscheidet, das geht aus der bunten Reihenfolge von großen, kleinen und mittleren Tieren in allen Tabellen eindeutig hervor. Es bleibt also auf dem Wege der Ausschlußdiagnose *fast ausschließlich die Leibesübung als Hauptursache für die Herzbildung* übrig.

Sehr deutlich tritt das zwischen den wilden und domestizierten Tieren derselben Gattung hervor. Auch das magere Haustier besitzt die kleinere Herzgrammkilozahl, solange nicht der gleiche Zwang zur Bewegung vorliegt wie beim Tier der freien Wildbahn. Das beste Beispiel bietet Kaninchen und Hase. Hauskaninchen mit 2,8 g und Wildkaninchen mit 2,9 g sind kaum unterschieden. Ebenfalls nicht in den Bewegungsformen, denn das Wildkaninchen sitzt stets in der Nähe seines Baues. Von dort abgedrängt,

Die Herzgrammkilozahl.

dürfte es ein kleiner Junge so müde hetzen, daß er es einholen und mit der Hand greifen kann.

Dabei sind die ersten Sprünge des Kaninchens fast ebenso schnell wie die des Hasen. Dessen Herzgrammkilozahl ist aber mehr als dreimal so groß wie die des Kaninchens. Der Hase ist nicht in der Lage, sich mit ein paar schnellen Sprüngen in einen Bau zu retten. Er muß auf die Dauerleistung in der Schnelligkeit seiner Läufe vertrauen. Das beweist: *Nicht die Schnelligkeit an sich, sondern die mit Ausdauer gepaarte Schnelligkeit entspricht der Größe der Herzgrammkilozahl.*

Doch dies nicht allein. Die Atmungsmuskeln, das Herz selbst arbeiten ohne Unterbrechung. Wir können stundenlang einen Finger schnell bewegen, ohne eine wesentliche Veränderung am Herzschlagbild wahrzunehmen. Der Lauf ist aber mit starker Inanspruchnahme großer Muskelgruppen verbunden und führt uns zur Herzschlag- und Atemnot. Damit setzt erst die Bildung des Organs auf dem Wege der Mehrfunktion ein, und wir erhalten die Wegweisung.

Eindeutig ist diese Frage bei den Pferden geklärt. Auch das Zugpferd hält eine stundenlange Dauerleistung im Schritt durch. Sobald es jedoch mit dem Vollblut, schon dieser Name sagt alles, um die Wette laufen soll, wird es die erste Zeit noch aufgeschlossen bleiben, je eher aber im Verhältnis zurückfallen, je länger die durchlaufene Strecke ist.

Schnelle Fahrzeuge (Rennboot, Rennauto, Kampfflugzeug) haben große Motoren bei sonst möglichst leichtem Bau, während ein Laustauto und dergleichen umgekehrt eingerichtet sind. Um hier die Maschinen nicht zu überspannen, muß an Zeit und Weg gespart werden, was an beförderter Last gewonnen werden soll. Darum wählt man kleine, langsam arbeitende Maschinen mit Umlauf verringernden Übersetzungen, aber großem Kraftantrieb.

Wir erblicken in gleicher Weise im Schrittpferd ein kleines Herz bei großer Anzugskraft aber geringer Schnelligkeitsentwicklung in der Ausdauer. Je mehr die letztere wie beim Militärpferd steigt, um so größer und muskelschwerer wird auch das Herz, bis es bei dem überragenden Herz des Vollbluts landet. Diese Steigerung beträgt objektiv mehr als 2 kg (33%). Man hat das Herzgewicht des bekannten Rennhengstes „Helenus" mit über 6 kg festgestellt.

Nun sind trotz sorgfältigen Trainings aus Kaltblütern keine

Vollblüter, wenigstens nicht in derselben oder rasch aufeinanderfolgenden Generationen zu züchten. Auch läßt der Züchter das Rennpferd erst durch die harte Schule weiterer Funktionsanpassung gehen. Ehe er es in die Zucht einstellt, muß es Training und Rennlaufbahn hinter sich haben. Sie bilden aber seinen besonderen Organcharakter, hier das Herz und die Lunge, die allein die großen Renneigenschaften verleihen. Dieser immer wieder neue Erwerb erhält und vermehrt die Eigenart der Rasse. Er wird zweifellos vererbt. Bei demselben Tier ist aber trotz eifrigsten Trainings nur ein langsames und auf gewisse Grenzen beschränktes Anwachsen der Herzgrammkilozahl zu erwarten.

Weitaus *die größten Herzgrammkilozahlen besitzen die Vögel.* Sie stellen im Tierreich ebenfalls eine erworbene Eigenschaft dar; genau wie die Fluganpassung des leichteren Knochenbaues. Hierdurch erscheint natürlich die Herzgrammkilozahl der Vögel begünstigt. Wir sehen aber schon an dem Beispiel der Mäuse, daß die Flugleistung über die Laufleistung zu stellen ist:

Tabelle 9. **Herzgrammkilozahl zu Lauf- und Flugleistung.**

Tierart	Laufen		Tierart	Fliegen	
	Unters.-Zahl	Herzgrammkilozahl		Unters.-Zahl	Herzgrammkilozahl
Waldwühlmaus	2	5,37	—	—	—
Feldmaus	4	6,00	—	—	—
Waldmaus	55	7,10	—	—	—
Hausmaus	16	7,38	Gemeine Flederm.	6	9,64
Hausspitzmaus	15	9,58	—	—	—
Zwergmaus	1	12,88	Zwergfledermaus	11	14,36

Natürlich müssen bei den Vögeln auch die Schwankungen der einzelnen Arten absolut größer ausfallen. Das läßt wesentliche Unterschiede zu, die durch die Umwelt eines verschiedenen Aufenthaltsortes erhöht werden können. So hat HESSE schon unter den Eichhörnchen, je nach deren Fundort, folgendes festgestellt:

Tabelle 10.
Herzbildung und Umwelt (Klima, Ernährung usw.).

Fundort von Eichhörnchen	Unters.-Zahl	Herzgrammkilozahl
Kochendorf	7	5,00
Dornstetten bei Freudenstadt	5	5,87
Szittkehmen in Ostpreußen	15	6,21
Hahnenklee bei Goslar	15	6,53
Berlin	12	6,57

Die Herzgrammkilozahl. 23

Trotz dieser Unterschiede innerhalb derselben Tierart schälen sich auch bei den Vögeln die Hauptlinien heraus. Es leuchtet ein, warum die Nachtvögel herzleicht sind, warum das Rebhuhn sobald wieder einfallen muß, warum Fasane keine Flieger sind usw. Wer die Flugleistung der Vögel kennt, kann danach die Richtigkeit ihrer Herzgrammkilozahlen prüfen.

Auch bei den Vögeln ist die Reihenfolge in der Körpergröße bunt. Die Wägungen der schwersten betreffen eine Trappe mit 12000 g, die in der Tabelle an sehr achtbarer Stelle steht. Andere Großvögel, wie Auerhahn ☂ 5250 g, Steinadler ♀ 3440 g weisen mehr mittlere Herzgewichtszahlen auf. Allerdings finden wir die größten Herzgrammkilozahlen bei kleinen Vögeln:

Eisvogel: 36,0 g Körpergewicht, 0,745 g Herzgew. = 20,79 g.

Kreuzschnabel: 39,05 g Körpergew., 0,745 g Herzgew. = 19,039 g.

Die kleinste Bestimmung Hesses war bei einem mittelgroßen Vogel, einem Jagdfasan: 1445,0 g Körpergew., 4,795 g Herzgewicht = 3,32 g.

Die hohe Tabellenstellung der Läufervögel hängt vielleicht damit zusammen, daß sich hier die Umweltüberwindung am meisterhaftesten ausdrückt. Vor allem ist die hohe Eingruppierung der Singvögel markant. Es drängt sich förmlich der Gedanke auf: „*Der Vogelsang ist eine große Körperleistung. Er bildet starke Herzen aus.*"

In der zusammenfassenden Tabelle wurde der Versuch unternommen, nicht nur einen vertikalen sondern auch einen horizontalen Vergleich aufzustellen. Es folgen sich dort die verwandten Arten. So läuft nicht nur Turm-, Lerchen- und Wanderfalk schon in der aufsteigenden Linie ihrer Artbezeichnung. Auch an den Enten, den Eulen, den Bussarden u. a. ist klar der Einfluß der Flugleistung auf die Herzbildung zu erkennen.

Die Herzgrammkilozahlen der verschiedenen Herzbauarten laufen in der zusammenfassenden Tabelle ineinander über. Sie gehorchen eben den gleichen Funktionsgesetzen, gleichgültig, ob es sich um ein zwei-, drei- oder vierkammeriges Herz handelt. Dennoch beweist die Stellung der Fische zu der der Vögel, woher die Herzorganisation kam, wohin sie führt, welchen Zwecken sie folgt.

Das vorstehende Material dürfte zur Schlußfolgerung genügen:

1. *In der Herzleistung wird die Körperleistung zusammengefaßt.*

2. *Je größer die beiden sind, um so größer ist die Herzgrammkilozahl als Verhältnis von Herz- zu Körpergewicht.*

3. *Die Körperleistung besteht überwiegend in der Tätigkeit der Skeletmuskeln (auch Stimmbildung). Wärmeabgabe und Ernährungsart spielen dabei eine Rolle.*

4. *Die Notwendigkeit der Herzorganisation folgt dem zwingenden Gesetz des Umgebungseinflusses (Erde, Wasser, Luft) und der inneren Umgebung (Ernährung).*

5. *Vererbte Anlage bildet den Vorsprung in der Herzgrammkilozahl, jedoch bietet der innere und äußere Umgebungseinfluß des Herzens die Möglichkeit der Entwicklung.*

6. *Nur Ausdauerübungen großer Muskelgruppen verleihen diese Herzentwicklung. Je schneller und länger dieselben betrieben werden, um so größer wird das Gewicht des Herzmuskels. Diese Entwicklung bedarf einer längeren Trainingszeit.*

Genau wie bei den Tieren weist auch das Menschenherz große Gewichts- und Kraftunterschiede unter den einzelnen Trägern auf. Wir müssen uns einstweilen auf die klinischen Untersuchungen der Herzgröße in Ergänzung mit den Röntgenbefunden beschränken. Hier liegen eine Anzahl Mitteilungen vor, aus denen namentlich die HERXHEIMERs herausragen. Er hat die Vertreter der einzelnen Sportarten untersucht und deren Herzgröße zur Leibesübung in Bezug gesetzt. So konnte er unter zunehmender Herzgröße die nachstehende Reihenfolge aufstellen:

Sportart:	zunehmende Herzgröße:
Boxer	
Schwerathlet	
Schwimmer	
Mehrkämpfer	
Mittelstreckenläufer	
Langstreckenläufer	
Marathonläufer	
Skiläufer	

Die Stellung der Boxer dürfte sonst herzgewichtiger sein.

Es fehlen die Gewichtsbeziehungen, und einstweilen ist die Zahl der Untersuchungen noch zu klein. Erst wenn alle Sportleute regelmäßig einer laufenden sportärztlichen Untersuchung unterworfen, wenn in jedem Sektionsprotokoll außer dem Herz- und Körpergewicht Angaben über die Körpertätigkeit der letzten

Lebensepoche enthalten sind, und wenn diese Resultate gesammelt und statistisch verwertet werden, erst dann wäre die Frage zwischen Sportart und Herzbildung restlos zu klären.

Konsistenz des Herzmuskels.

Wir können am Lebenden nicht die Konsistenz des Herzmuskels prüfen, auf welche neben der Größe und Gewicht der sezierende Arzt so großen Wert legt. Er zieht aus der Konsistenzbeschaffenheit je nach Härte oder Weiche des Herzmuskels Schlüsse auf die Leistung der letzten Lebenszeit.

Prüfen doch schon unsere Jungens die Größe und Härte, damit den Tonus des Bizeps.

Wird die Herzmuskulatur zu reichlich mit Fett durchsetzt oder infolge von Krankheit, Überanstrengungen, Erschöpfungszuständen und Alterserscheinungen welk, schlaff und überdehnt, so entspricht dies mit dem Ausdruck einer weichen, teigigen Konsistenz der schlechten und krankhaften Beschaffenheit des Herzmuskels.

Die Herzleistungsprüfung.

Aus den angeführten Gründen wird die Bestimmung von Größe, Gewicht und Konsistenz des Herzens mehr eine wissenschaftliche, als eine sporthygienisch praktische Frage bleiben. Die Leistungsprüfung des Herzens dagegen bildet die leichtere Möglichkeit, mit welcher der Sportsmann rechnen kann, ja unter die er unbedingt sein Training stellen sollte. Will er mit ihr arbeiten, so ist Erfahrung und Beurteilung der *Pulsbeschaffenheit* Voraussetzung.

Der Puls wird *an der Daumenseite des inneren Handgelenks* zwischen den Sehnen der Fingerbeuger und dem Unterarmknochen geprüft. Dort liegt die *Arteria radialis* (allgemein als Pulsarterie bezeichnet) sehr oberflächlich. Sie ist genügend groß und jederzeit zugänglich. Man könnte am Hals oder an anderen Körperstellen ebenfalls Pulsbeobachtungen ausführen, nicht aber unter den gleich angenehmen Bedingungen. Selbst am Handgelenk ergeben sich schon Einzelunterschiede, welche durch Alter, Geschlecht, anatomische Lage und Gefäßbeschaffenheit sowie Kreislauffunktion bedingt sind.

Pulsfühlen ist mitunter recht schwierig. Bei Kindern sind die Verhältnisse klein, die Gefäßwände nachgiebig und die Herzkraft gering. Daher müssen sich gerade die Turnlehrer immer wieder im Pulsprüfen üben.

Man legt von außen (bei der Selbstfühlung von innen) die drei Mittelfinger leicht auf die bekannte Pulsstelle. Dort soll festgestellt werden, ob die Blutwelle *schnell* unter den 3 Fingern weggleitet, ob sie *hoch* gegen sie anschnellt, ob sie *regelmäßig*, und *wie oft* sie kommt. Es handelt sich um *Fortpflanzung, Rhythmus und Spannung des Pulses*. Er ist schnell bei kurzer Herzaktion, nachgiebiger Arterienwand und in Herznähe. Hoch oder groß wird er bei leichtem Blutabfluß und klein, ja verschwindend, wenn sich dem Abfluß Schwierigkeiten entgegenstemmen.

Den wichtigsten Teil bildet die *Pulsfrequenz* als Anzahl der Herzschläge in der Zeiteinheit, für die man seither die Minute gewählt hatte. Für vergleichende Beurteilung muß man die normale durch keinerlei Sonderreiz des Herzens beeinflußte Schlagzahl kennen.

Tabelle 11. Herzschlagzahlen in 1 Minute.
Normaler Durchschnitt.

A. Tiere	Tierart	Herzschlagzahl in 1 Minute	Ergänzungen
	Elefant	28	
	Pferd	30	Vollblut: 25
			Zugpferd: 35
	Rind	50	
	Schwein	75	
	Schaf	75	
	Hund	100	größere: 70
			kleinere: 120—150
	Katze	130	
	Kaninchen	130—150	
	Maus	500—700	
B. Mensch	Alter	Herzschlagzahlen in 1 Minute	
	Neugeboren	130 bis 150	
	1 Jahr	120 bis 130	
	10 Jahre	90 bis 100	
	15 Jahre	80 bis 90	
	20 Jahre	60 bis 80	

Je größer der Körper ist, um so langsamer erscheint der Herzschlag. Bei unseren Hamburger Sportuntersuchungen treffen

Die Herzleistungsprüfung. 27

wir stets auf das *langsam schlagende große Herz der Dauersportler*. Gleich HERXHEIMER konnten wir an denselben Sportleuten feststellen, *daß der Pulsschlag mit vorrückendem Training langsamer wird*. HERING machte *am Wachsenden* auf die *Pulsverlangsamung bei steigendem Blutdruck* aufmerksam, ebenfalls eine Übereinstimmung zwischen *Pulsverlangsamung und zunehmender Herzleistung*.

Aus der Tabelle geht der Einfluß von Körpergröße und Alter hervor. Darum räumen wir dem weiblichen Geschlecht wie dem kleinen Japaner einen schnelleren Herzschlag bei gleicher Leistungsfähigkeit ein, wenn der Vergleich zum Hochwuchs eines Nordländers gezogen werden soll.

Außer der Muskeltätigkeit erhöht Fieber, Giftwirkung (auch Genußgifte) und Aufregung die Pulszahl. Sie ist im Stehen vermehrter als im Sitzen und im Sitzen um etwa 3 Schläge mehr als im Liegen.

Der Herzreiz erfolgt in der *Leistungsprüfung durch die Ausführung von 10 Kniebeugen in 20 Sekunden*.

Diese Prüfung hat *Nachteile*. Die Anstrengung ist für die *verschiedenen Menschentypen* nicht genügend gleichmäßig. Es bleibt nicht gleichgültig, ob der leichte Oberkörper eines kleinen Menschen von starken Beinen über kurze Strecken bewegt wird, oder ob die gegensätzlichen Verhältnisse vorliegen. Außer dem *verschiedenen Körperbau* kann auch noch die *Einübung auf die Kniebeugen* unterschiedlich eingestellt sein. Der eine übt sie täglich, der andere kann sie kaum richtig ausführen. Auch in der Ausführung selbst machen sich Unterschiede geltend. Die *schwungvollen Übergänge verkleinern und verkrampfte Anstrengungen vergrößern die Herzwirkung*. Dazu kommt die Beeinflussung durch den Atmungstyp (siehe Kap. Atmung).

Wir schlagen trotzdem die Kniebeugen vor, weil sie noch immer die meisten *Vorteile* besitzen. Die Versuche objektiver erscheinende Leistungen wie das Radtreten von Kraftmessern heranzuziehen, haben die gleichen Nachteile, ja vermehren sie noch, weil weitere und dazu kostspielige Schwierigkeiten auftreten. Solange *kein besserer Ersatz* vorliegt, tröstet uns die *leichte Durchführbarkeit der Kniebeugen*. Sie ist jedem überall und ohne Gerät möglich. Die vorhandenen Nachteile kann der erfahrene Untersucher ausgleichen, indem er die richtige Durchführung überwachend leitet.

Von anderer Seite ist an Stelle der Kniebeugen Hüpfen an Ort vorgeschlagen worden. Unsere Versuche damit lassen dies nicht empfehlen.

Für die Auswertung dieser Herzleistungsprüfung wurde von uns an Stelle der Minutenzählung *die 5-Sekundenzählung des Pulses* eingeführt. Sie lehnt sich an die *Uhreneinteilung* an. Man benutzt zweckmäßig die *Stoppuhr*. Dabei entstehen *fortlaufende Zahlen*, in denen sich die Herzfunktion als *Herzschlagbild spiegelt*. Die 5-Sekundenspanne ist weder zu kurz noch zu lang. Eine 10-Sekundenzählung würde die Phasen, auf die es ankommt, schon zu sehr verwischen.

In mehr als *10jähriger* Anwendung hat sich unsere Methode *bewährt*. Sie wurde von anderer Seite nachgeprüft und eingeführt. HARTLEBEN hat 1930 über seine Ergebnisse mit ihr auf Grund von militärärztlichen Untersuchungen günstig berichtet. Da sie stets auf mindestens 1 Minute ausgedehnt werden soll, gibt sie gleichzeitig die genaue Minutenzahl an.

Für das Festhalten der Herzschlagbilder empfiehlt sich eine *besondere Schreibweise*:

Trennung der 5-Sekundenzahl durch Punkte, der Viertelminute durch kleinen Querstrich und der Minute durch doppelten Querstrich. Es ist fortlaufend zu zählen. Selbst bei dem regelmäßigen Herschlag werden verschiedene Sekundenzahlen auftauchen. Das betrifft besonders die erste 5-Sekundenzahl. Sie ist mitunter sinngemäß anzupassen, weil ihr der gleitende Übergang zur vorhergehenden Zahl fehlt.

Entsprechend der Zählung und Schreibweise bürgert sich auch der Ausdruck ein. Man spricht von einem Fünfer- oder Siebenerschlag des Herzens. Der praktischen *Beurteilung des Herzschlagbildes* dient das Beispiel:

Vor 10 Kniebeugen: 4·4·5/4·4·5/4·4·5/4·4·5//4·4·5/... regelmäßig langsamer Rhythmus.
Nach 10 Kniebeugen: 6·5/4/4·4·<u>3/4·3</u>·4/4·5·4//4·5·4/...

a) Beruhigungs- oder Abfallzeit ist 10 Sekunden (dicker Querstrich).

b) Schlagdifferenz sind 3 Herzschläge.

c) Erholungszeit aus 2 Herzschlägen (*unterstrichen*).

d) Erhöhtes Minutenvolumen besteht aus 1mal das Schlagvolumen, also sehr klein.

Wir entnehmen: Selbstverständlich muß zur Beurteilung vor-

Die Herzleistungsprüfung.

her der Puls in Ruhe, zweckmäßig im Stehen, bestimmt werden. Die augenblickliche Herzkondition ist zu überprüfen. Auch der Gang der sportärztlichen Untersuchung muß sich darauf einstellen, weil jede andere vorausgehende *Herzanstrengung* das *Beurteilungsbild trüben* kann.

Bei dem obigen Beispiel handelt es sich um das trainierte Herz eines erfolgreichen 400-m-Läufers. Hierfür ist charakteristisch: der gleichmäßig langsame überwiegende Viererschlag vor den Kniebeugen, die geringe Erhebung auf den Sechserschlag nach denselben, die kurze Abfallzeit innerhalb von 10 Sekunden und deren deutlicher Erholungsausgleich durch die zweimalige Senkung auf den Dreierschlag.

Für den Nachweis, daß diese Verhältnisse bei Sportleuten auch anders lauten können, seien einige Untersuchungen in einer Tabelle zusammengestellt.

Die *Beurteilung* des Herzschlagbildes *vor den Knie*beugen enthält schon für den Sportler wertvolle Hinweise.

Regelmäßige Herzschlagbilder:
Ein Sechserschlag: 6·6·6/6·6·6/6·6·6/6·6·6//...
Ein Sechssechsfünferschlag: 5·6·6/5·6·6/5·6·6/5·6·6//...
Ein Sechsfünferschlag: 6·5·6/5·6·5/6·5·6/5·6·5//... usw.

Unregelmäßige Herzschlagbilder:
5·5·5/6·7·6/5·6·5/4·5 6// oder 5·5·8/5·4·5/7·6·7/6·7 7//
Das Urteil über die *nervöse Veranlagung* und über die Neigung zu Startfieber und dergleichen läßt sich oft ebenfalls aus dem Vorbild gewinnen. Wir finden dann:
7·7·8/7·8·8/8·8·9/8·9·9//9·9·9/9·10·9/9·9·9/9·10·9//

Bereits unter dem Einfluß der Beobachtung steigt mitunter der Puls an. Das kann namentlich bei Frauen so stark der Fall sein, daß während der 10 Kniebeugen kein Anstieg, sondern ein Abfall des Pulses infolge der Ablenkung eintritt. Doch sind derartige Störungen selten, haben meist noch weitere Ursachen und treten gerne bei Untersuchungen vor breiter Öffentlichkeit hervor.

Die *ausschlaggebenden Kriterien ermittelt erst die Pulszählung nach den 10 Kniebeugen.* Sie muß natürlich unmittelbar anschließend einsetzen, weil sonst ein Teil der Hauptbeurteilung verloren geht. Er betrifft zunächst die *Schlagdifferenz,* die *zwischen den ersten 5-Sekundenschlägen* von *vor- und nachher* besteht. Diese beträgt in der Tabelle bis auf den Fall 9 nur *2—3* Schläge. Es

Tabelle 12. Tabelle von Herzschlagbildern im Fünfsekundentyp gezählt.

Nr.	Name	Alter	Untersuchungstag	Hauptsport	Herzschlag vor und nach 10 Kniebeugen	Bemerkungen
1	Rich. W.	18	21.VI.28.	Schwimmer	vor: 6·5·6/6·6·7/7·6·7/ nach: 9·9·9/9·8·8/8·8·7/7·7·7/7·6/7·6/	
2	Wilh. D.	44	17.VII.28.	Schwimmer	vor: 7·7·8/7·7·8/7·7·8/7·7·8/ nach: 9·9·9/9·8·9·8/8·8·8/8/7·7/7·7·7/7·7·6/	
3	Alfr.Sch.	17	14.V.28.	Turner (Geräte)	vor: 5·5·5/5·5·5/5·5·5/5·5·5/ nach: 8·8·7/7·7·7/7·6/5/5·6·6/6·6·6/6·6·6·6/ 6·5·6/5·5·5	Untersuchung in sehr erhitztem Zustand. Schnell gegangen
4	Erich St.	21	12.IV.28.	Turner (Geräte)	vor: 7·7·8/7·7·7/7·8·7/7·7·7/ nach: 10·10·9/8·8·8/8·8·8/7·7·8/7·7·7/6·7·8/7·7·7/	
5	Ernst L.	17	17.VIII.28.	Ruderer	vor: 7·8·7/7·7·6/6·7·6/7·6·7 nach: 9·9·8/7·7·6/6·6·6/6·6·6/6·5·6/6·6·6	Anfängliche Aufregung. Beruhigung und Ablenkung
6	Hans T.	20	28.VI.28.	Ruderer	vor: 5·6·5/6·6·6/6·5·6/5·6·5/ nach: 8·8·8/8·7·8/7·7·7/7·6·6/6·6/6·5·5/6·5·5/	
7	Helmut P.	23	5.IV.28.	Fußballer (Mittelläufer)	vor: 8·8·8/8·8·8/8·8·8/8·8·8/ nach: 10·11·10/10·10·9/9·9·9/9·9·9/9·9·9/9·9·9/ 9·9·9/8·8·8/7·8·8·8	Klagt über Überanstrengung. Vor der Untersuchung Kaffeegenuß
8	Fritz B.	20	12.IV.28.	Fußballer (Torhüter)	vor: 7·7·6/6·7·6/6·7·7/6·6·7/ nach: 10·10·9/9·9·9/9·9·8/8·8·8/8·8·8/8/7/ 6·6·6/7·6·7/	Fühlt sich nicht wohl
9	Paul Sch.	18	13.VII.28.	Radfahrer	vor: 5·5·5/5·5·5/5·5·5/5·5·5/ nach: 9·8·6/5·5·5/4·5·5/5·5·5/5·5·5/	

Die Herzleistungsprüfung.

					Überanstrengtes Training
10	Frank W.	19	25. VI. 28.	Leichtathlet (Kurzstreckenläufer)	vor: 5·5/5·5/5·5/5·5/5·5/5·5/ nach: 8·8/7·7/7·6·6/5·5/4·5/5·5/5·5
11	Carl D.	21	14. IV. 27.	Leichtathlet (Mittelstreckenläufer)	vor: 4·5/5·5/6·5/6·5/6·5/6·5/6·5/6·5/6·5/ nach: 8·7/7·7·6·6/5·4·5/5·5·5/
12	Emil H.	29	1. II. 28.	Leichtathlet (Langstreckenläufer)	vor: 6·6/6·7/6·7/7·7/7·7/6·7·7/ nach: 9·8·9/8·7·7/8/5·5·7/6·6·6/6·6·6

gibt aber namentlich unter dem weiblichen Geschlecht Fälle, in welchen diese Differenz 6 und mehr Punkte ausmacht. Bei den Herzen der Dauersportler kann sie andererseits bis zu Null abfallen. Hieraus beurteile man die Schlagzahldifferenz.

Die *Abfallszeit der Herzerregung* (durch dicken Querstrich gekennzeichnet) läßt sich schon aus den wenigen Beispielen erkennen. Sie ist bedeutungsvoller als die Schlagdifferenz. Bei gesunden und kräftigen Durchschnittsherzen, wie wir sie im sportlichen Lager außer den Dauersportlern antreffen, tritt sie etwa nach *30—45 Sekunden* ein. Ist dies *früher* der Fall, so spricht es bei Erwachsenen (für Kinder bedeuten die *Kniebeugen* eine *geringere* Anstrengung, für *ältere* Menschen eine *größere*) für ein entsprechend *trainiertes* Herz bzw. eine sehr *gute Erbanlage*. Klingt die Erregung des Herzens aber erst *nach 1 Minute und mehr* ab, so deutet dies auf eine schwache oder gestörte Funktionsleistung hin. Zahlreiche von uns durchgeführte Beobachtungen, die nach Sportleistungen erhoben wurden, bewiesen, daß je länger und umfangreicher die Muskelleistung war, um so länger wurde auch die Abfallzeit. Sie kann sich nach Langstreckenläufen und dergleichen über Stunden ausdehnen. Bei gleichbleibender Leistung bedeutet der Rückgang der Abfallzeit den Fortschritt im Herztraining. Darum bietet die laufende Beobachtung der Abfallzeit die Richtschnur für die Trainingseigenarten.

Die Schlagzahlen der *Erholungszeit*

des Herzens sind in der Tabelle unterstrichen. Hier schlägt das Herz *langsamer* als während und *unmittelbar vor den Kniebeugen*. Diese Erholungsphase ist nicht immer durch die 5-Sekundenzahl auszudrücken, weil sie mitunter zu kurz und in der Differenz zu gering ist. Dem Finger des geübten Arztes wird sie jedoch selten entgehen. Ihr mehr oder minder deutlicher Ausdruck sowie ihr zeitlicher Phaseneintritt bildet ebenfalls ein Urteil über die Leistungsfähigkeit des Herzens.

Mit Hilfe dieser Funktionsprüfung kann unter Berücksichtigung anpassend ausgeführter Kniebeugen sowie des augenblicklichen Zustandes der zu untersuchenden Person in geistiger und körperlicher Hinsicht (unmittelbar vorher geleistete Körperarbeit, geistige Erregung bzw. Beeinflussung, Genußgifte und dergleichen) namentlich bei wiederholten Untersuchungen eine *sportliche Grundlage für die Herzbeurteilung* gewonnen werden.

Sie bildet den Ausgangspunkt zur *Beratung des Sportsmannes* sowie zur *Leitung seines Trainings*. Vor allem schützt sie ihn vor der Überanstrengung des Herzens.

Doch auch *als klinische Methode hat die 5-Sekundenzählung des Herzens Berechtigung*. Ihr Herzschlagbild sagt stets mehr als eine einfache Minutenzahl. Der nachlesende Arzt kann aus dem Krankenprotokoll einen objektiveren und tieferen Eindruck gewinnen. Namentlich für die klinische Untersuchung von Jugendlichen und Säuglingen dürfte sich das fortlaufende 5-Sekundenzählen des Pulses empfehlen.

Blutdruck und Herzkraft.

Der 2. Gradmesser für die Herzkraft bildet die Feststellung des Blutdrucks. Für dessen Bewertung wird die Kenntnis der *normalen Durchschnittszahlen* notwendig. Sie hängen von dem *Alter*, der *Größe*, dem *Gewicht* und einstweilen auch von dem *Geschlecht* des Betreffenden ab. Daher sei hier eine Vergleichstabelle auf Seite 33 für diese Zahlen (Literatur entnommen) gebracht.

Aus der Tabelle ist zu ersehen, daß je näher am Herzen um so größer der *arterielle Blutdruck* auftritt. Kinder besitzen einen niedrigen und Greise ihren hohen Blutdruck, beides nur relativ, weil der Blutdruck von folgendem *abhängt*:

1. *Der arteriellen Entfernung vom Herzen.*
2. *Der Größe der Herzkraft.*

3. *Der Stärke der Ringmuskeln.*
4. *Der elastischen Nachgiebigkeit der Arterienwand.*
5. *Der Blutfülle der Gefäße.*
6. *Den Widerständen im Kreislaufsystem.*

Je größer der Blutweg, um so mehr Anforderung an die Herzkraft. Daher hat das größere Tier einen höheren Blutdruck. *Steigen des Blutdrucks* tritt im *Sitzen* gegenüber dem *Liegen* und im *Stehen* gegenüber dem Sitzen auf.

Man kann am Blutdruck die Anstrengungen einer Tageskurve unterscheiden. Besonders unter der Wirkung der *Körperarbeit steigt* der Blutdruck zunächst, um erst mit den Ermüdungserscheinungen zum Fallen zu neigen. Ja nach großen körperlichen Anstrengungen sinkt der Blutdruck in der nachfolgenden Erholungsphase sogar unter den Ruhewert. Bei der *Verdauung* und bei äußerlicher *Hitzeeinwirkung* geht der Blutdruck in die Höhe.

Im Gegensatz hierzu setzt sein *Fallen bei Kälte* und namentlich während *Schlaf und Erholung* ein. Sehr stark kann der Abfall bei sportlicher Überanstrengung werden. Nach eigenen Untersuchungen kam nach einem 5000-m-Lauf der Sieger in frischem Zustand mit einem Blutdruck von 380 mm Quecksilbersäule am Ziele an, während der Zweite in erschöpftem Zustand mit einem Druck unter 100 mm zusammenbrach.

Tabelle 13. Die normalen Durchschnittszahlen der Blutdruckhöhe.

Mensch

A. Körpergegend:	Arteria	brachialis (Arm)	110—120 mm
	,,	tibialis (Bein)	100—160 mm
	,,	temporalis (Schläfe)	80—110 mm
B. Alter: Neugeboren:	,,	umbilicalis (Nabel)	64— 73 mm
5—10 Jahre	,,	brachialis	80—110 mm
10—15 ,,	,,	,,	90—120 mm
15—20 ,,	,,	,,	100—130 mm
20 u. mehr Jahre	,,	,,	100—150 mm

Tiere

Pferd:	Carotis:	122—214 mm
Hund:	,,	104—172 mm
Ziege:	,,	118—135 mm
Kaninchen:	,,	90 mm
Huhn:	,,	80—171 mm
Frosch:	,,	41— 52 mm
Hecht:	,,	35— 84 mm

In der *Bewertung* des Blutdruckes spielt das *Alter* eine entscheidende Rolle. Jugendliche Gefäße fangen wie elastische Gummischläuche den Druck ab. Bei großer Herzkraft besteht so ein relativ kleiner Blutdruck. Umgekehrt kann im Alter ein hoher Blutdruck vorgetäuscht werden, lediglich weil durch *Kalkeinlagerungen* die Arterienwand unelastisch und *starr*, auch *enger* geworden ist. Es liegen Verhältnisse vor, als ob man mit einer Druckpumpe in ein starres Rohr hineinpumpt. Hier wird selbst bei schwacher Herzkraft der Druck hoch sein. Man darf nur auf der gleichen Altersstufe vergleichen und sollte daher bei sportlichen Blutdruckhöhen stets das Alter angeben.

Seitdem sich Turner und Sportler auch noch im vorgerückten Lebensalter betätigen, sind unter ihnen auffallend *hohe Blutdruckbefunde* festzustellen, weil sich zwei treibende Gründe gesellen: Das *Alter und der Sport*. Dennoch treten hier keine Schlaganfälle auf, solange nicht vermehrte Blutfülle und Abnutzung durch übermäßiges Essen und Trinken dazu kommt.

Zweifellos aber bleibt, daß trotz anders lautender Angaben im Schrifttum mit der zunehmenden Erstarkung des Herzens durch die Leibesübungen auch der Blutdruck ansteigt, daß also umgekehrt *unter Einhaltung der Altersgrenze* aus einem *hohen Blutdruck* des gesunden Menschen auf eine *größere Herzkraft* geschlossen werden darf.

Über die Normalzahlen liegen namentlich für erste Jugend und hohes Alter nicht genügend Untersuchungen vor. Sie sind, wie gesagt, bei der Frau einstweilen noch tiefer. Durch die sportärztlichen Untersuchungen erhält man eine Verbesserung der seither mitgeteilten Befunde.

Tabelle 14. Sportärztlich korrigierte Normalzahlen der Blutdruckhöhe.

Alter	Blutdruckhöhe
Vor dem 18. Lebensjahr	steigend bis 100 mm
20 bis 30 Jahre	100 bis 110 mm
30 bis 40 Jahre	110 bis 120 mm
40 bis 50 Jahre	120 bis 130 mm
50 bis 60 Jahre	140 bis 150 mm

Mit Blutdruck und Herzkraft hängt die *Strömungsgeschwindigkeit des Blutes* zusammen. Der Widerstand gegen die treibende Herzkraft wird durch die *Aufästelung und Verengerung* der Gefäße

Blutdruck und Herzkraft.

so groß, daß in den *Kapillaren* das Blut seiner Bestimmung gemäß sehr *langsam* fließt. Dieser Fluß wird noch durch mancherlei *Stauungswirkungen* mit oder ohne Absicht gehemmt.

Über die Kapillaren hinaus kann als bewegender Blutdruck die Herzkraft nur mittelbar wirken. In den Venen setzt daher wie schon in den *Kapillaren* selbst die *peristaltische Bewegung der Ringmuskeln* ein. Unter bestimmtem Rhythmus ziehen sich die Ringmuskeln der Venenwände zusammen, um ähnlich wie in den Därmen ihren Inhalt, hier das Blut, vor sich her nach dem Herzen zu schieben.

Unterstützt wird der Rückfluß nach dem Herzen durch die *Tätigkeit* der *Körpermuskeln* und die *Lage* der *Organe*. Der herabhängende Arm schwillt an, der in die Höhe gestreckte ab. Die sich bewegenden Muskeln pressen die zwischen ihnen laufenden Venenstämme aus. Die von anderer Seite erwähnte Beeinflussung der ansaugenden Wirkung durch die wechselnden Druckhöhen der Atmung muß unbedeutend sein, weil die Herzfunktion, auch wenn etwas langsamer, aber gleich stark bei Anhalten der Atmung weitergeht. Nach VALSALVAS Versuch wird das Herz unter Pressung nach Einatmung größer und nach Ausatmung kleiner. Ohne Pressung ist dies nicht der Fall.

Jedenfalls soll der *Rückfluß* in den Venen vermieden bleiben.

Dieser Aufgabe widmen sich die in den Venen befindlichen *Taschenklappen*. Man denke wie beim Herzen an Rocktaschen, innen in die Venen eingenäht, welche sich bei Stauung des Blutes vom Herzen her füllen und weit vorwölben, somit die Vene rückwärts absperren. Das kann nur geschehen, wenn die Venen nicht zu weit sind, also ihre Ringmuskeln sie genügend eng halten. Werden diese Ringmuskeln durch Überanstrengung überdehnt und schlaff, daher die Venen zu weit, so können die Venentaschen ihre Aufgabe nicht mehr erfüllen. Das Blut sackt an ihnen vorbei in den Venen zurück. Es kommt zur *Krampfaderbildung* in erster Linie der Beine. An ihr leiden aus erklärlichen Gründen auch bestimmte Sportarten. *Mittel dagegen* bilden Massage, Hochlagerung der Beine, Gummistrumpf oder Wickelung mit elastischer Schlauchbinde und schließlich die operative Behandlung.

Diese Stauungserscheinungen werden durch die *Pressung* begünstigt. Unter Pressung versteht man starke Anspannung großer Muskelgruppen, welche die Absperrung der Stimmritze mit Hilfe der Bauchpresse bedingt. Bei kurzen und starken Schnelligkeitsübungen und bei allen Kraftübungen muß die Pressung einsetzen. Sie ist *sport*hygienisch so *wichtig*, daß ihr von seiten der Turnlehrer Aufmerksamkeit und richtige Anwendung gewidmet werden muß.

Prüft man unter stärkster Pressung mit zugehaltener Nase den *Puls* und *Blutdruck*, so *steigen* beide sehr *rasch* und *hoch*. Der Puls wird dabei undeutlich und ist kaum mehr fühlbar. Das linke *Herz* kann leer gepreßt werden und *aussetzen*. Der sofort nachfolgende zu starke Rückstrom des Blutes verursacht Blaßwerden und Zusammenbrechen durch Herzüberdehnung.

Durch die Abstellung der Stimmritze unter Pressung wird im Blutstrom eine große Druckhöhe erzeugt. Das Herz kann sich unter ihm in der einzelnen Erschlaffungsperiode nicht mehr frei ausdehnen. Auch seine Zusammenziehungen sind gestört, weil gleichzeitig der Druck im Arteriensystem stark ansteigt. Zwischen diesen beiden doppelt belastenden Erscheinungen wird das Herz gewissermaßen festgehalten. Die Blutbewegung bleibt unterdrückt. Im großen Kreislauf ist viel, im kleinen dagegen weniger Blut versammelt.

Dauert dieser Zustand nur *kurze* Zeit, so bildet er eine Art Herzmassage, also einen pfleglichen Reiz. Bei *langer* Dauer oder zu schnell hintereinander und zu oft wiederholt, stellt er aber eine unleugbare *Herzschädigung* dar. Sie findet sich im Sport beim Rudern, beim Spurten der Radfahrer und Läufer und vor allem in der Schwerathletik und beim Geräteturnen. Hier treten denn auch die häufigsten Herzüberanstrengungen auf. Aus bekannten Gründen sind sie namentlich für die Jugendlichen zu fürchten.

Apparatur zur Blutdruckmessung.

Die *seitherigen Messungsmethoden* des Blutdrucks sind *verbesserungsbedürftig*. Ihre Apparatur ging von zwei verschiedenen Konstruktionswegen aus und ähnelt darin der Luftdruckmessung. Die Schwere bzw. die Höhe des Drucks wird durch die Millimeterzahl der *gehobenen Quecksilbersäule* nach RIVA-ROCCI bestimmt. Solche Apparate sind sehr genau, leicht einzustellen und zu prüfen. Sie bleiben jedoch unhandlich, schlecht transportierbar, und das Arbeiten mit Quecksilber hat gewisse Nachteile.

Apparatur zur Blutdruckmessung. 37

Den anderen Typ bilden die nach dem Aneroidsystem gebauten sogenannten ,,Dosometer". Eine gewellte Hohlblechkapsel registriert die einwirkenden Druckhöhen durch ihre Schreib- oder Anzeigenadel. Sie sind handlich, gut transportierbar. Die teueren Apparate geben einen feinen Ausschlag. Die billigen arbeiten schlecht. Doch ein großer Nachteil ist vorhanden. Man bleibt mit dem Ergebnis im Dunkeln, weil keine Gewißheit herrscht, ob der Apparat auch richtig funktioniert. Es fehlt die sichtbare Kontrolle, selbst wenn wie bei den feinen Apparaten eine besondere Nullpunkteinstellung bedient werden kann.

Das schaltet die sonst so guten Apparate aus. Wegen der Feinheit des Ausschlages lag der Gedanke nahe, ein Dosometer mit einem Quecksilberapparat zusammenzukoppeln. Hierdurch kann die zu subjektive Pulsfühlung ersetzt werden.

Gebrauchanweisung: Eine feste Stoffmanschette wird um den Oberarm doppelt angeschnallt. An ihrer Innenfläche ist der breite Gummischlauch flach aufgeklebt, der mit dem Druckgebläse und dem Druckapparat als geschlossenes Luftdrucksystem in Verbindung steht. Eine neuere Befestigungsart der nur aus Gummi bestehenden Manschette erfolgt durch eine breite Klemme. Sie soll gleichmäßigere Befunde liefern, weil hierbei die Manschette nur einmal um den dicken oder dünnen Oberarm gelegt werden kann. Man schließt das Ventil und bläst mit dem Gummiball solange auf, bis an dem Druckarm kein Puls mehr zu fühlen ist. Unter langsamen Ausströmen (durch geringe Ventilöffnung) der Luft sinkt nun die Quecksilbersäule allmählich zu dem Punkte ab, an dem der Puls wieder zu fühlen ist. Die jetzt abgelesene Höhe der Quecksilbersäule in Millimeter gibt die Höhe des Blutdruckes an. Man kann die Blutbewegung im Unterarm auch mit dem Hörrohr (Stetoskop) beobachten.

Diese *Methode* setzt eine gewisse Übung im Pulsfühlen voraus. Sie bleibt selbst dann noch zu subjektiv. Es kommt nämlich vor, daß der Überwindungsdruck der Oberarmarterien nicht plötzlich sondern allmählich eintritt. Das zeigen schon die Ausschläge der Feindosometer, und es beweist gleichzeitig die *Unmöglichkeit der genauen Blutdruckbestimmung mit Hilfe der Pulsfühlung.*

Um den teueren Dosometer durch einen billigen kleinen Apparat zu ersetzen, wurde von uns der neue *Pulsanzeiger* angegeben. Er stellt eine nach bestimmten Überlegungen gestaltete graduierte

Glasröhre mit einem Gummiansatz dar. Sie ist mit gefärbter Flüssigkeit gefüllt. Durch ihren Anschluß an das System wird es möglich, in ihr die Blutbewegung unter der Oberarmmanschette zu verfolgen. Auch gibt der Bewegungsausschlag ihrer Flüssigkeit ein genaues Bild über die Höhe der Pulswelle. Damit erhalten wir den Beurteilungsgrad über die Herzkraft und gleichzeitig die richtige Stellungnahme zu den gefundenen Werten des Blutdruckes.

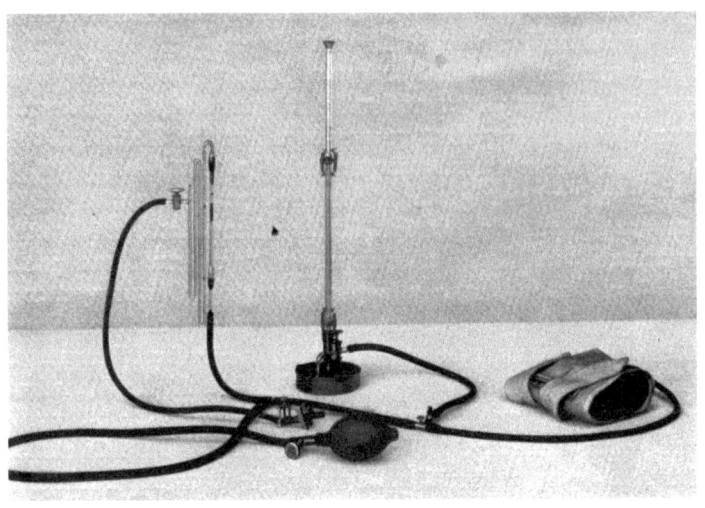

Abb. 1. Transportabler Blutdruckmesser nach LORENTZ mit Quecksilberschlange und doppelt abnehmbarer Steigröhre. Links davon der Pulsanzeiger.

Diese Werte bewegen sich in drei Zonen mit teilweise scharfen, oft aber auch fließenden Übergängen. Zu ihrer Bestimmung reichen die seither üblichen Quecksilberapparate nicht aus. Daher wurde von uns einer weiteren Verbesserung dieser Apparatur nachgestrebt. Sie betrifft den *transportablen Sportblutdruckmesser*.

Eine ebenso einfache wie praktische Federverbindung teilt den Quecksilberapparat in 3 Teile:

1. *Das Gehäuse*: Es ist *nicht größer als ein Feindosometer*. In ihm liegt nicht wie seither ein Gefäß mit Quecksilber, sondern die *Quecksilberschlange*. Durch die größere *Adhäsion* des Quecksilbers an der Glaswandung *sinkt* bei einem solchen Schlangen-

Apparatur zur Blutdruckmessung. 39

apparat das *Quecksilber* langsamer aus den großen Druckhöhen ab. Zwei arretierte Hähne schließen die Schlange so, daß beim *Transport kein Quecksilber ausfließen* kann. Das Gehäuse ruht in einem kleinen Transportkasten. Die früher fest mit dem Gefäß verbundene Steigröhre wird zweimal unterbrochen. Durch die erste Unterbrechung soll der Apparat auf die Größe eines Dosometers zurückgeschraubt werden. Die 2. Unterbrechung dient der beliebigen Verlängerung. Die Federverbindung *schützt* die Steigröhre *vor Bruch*. Der ganze Apparat kann geteilt *in den Rocktaschen* mitgeführt werden.

2. *Das 1. Aufsatzstück*: Es wird auf das Gehäuse mit Federn befestigt. Seine Graduierung läuft bis 250 mm.

Das 2. Aufsatzstück: Kommt in der gleichen Weise auf das erste und endigt oben in einen kleinen Trichter für die Quecksilbereinfüllung. Dessen Graduierung läuft bis zu 400 mm und mehr. Namentlich *bei Sportuntersuchungen*, nach Langstreckenläufen und dergleichen ist die Messung so *großer Blutdruckhöhen notwendig*.

Doch auch für die Untersuchungen im Zimmer muß man sehr oft über 250 mm hinausgehen können. Der Pulsanzeiger stellt nämlich *drei verschiedene Blutbewegungen* unter der Oberarmmanschette fest. Das Herz eines gesunden Durchschnittsmannes im Alter von 25 Jahren läßt zwischen *140—160 mm* einen kleinen Ausschlag im Pulsanzeiger eintreten. Das Blut *schlägt unter die Manschette* als *Vorblutdruck*. Über diese Höhe muß man also hier das Quecksilber hinaufdrücken. In der Höhe von *100 bis 110 mm erweitert sich der Ausschlag* des Pulsanzeigers *um das Doppelte* und mehr. Durch zwei kleine Schieber kann man die Höhe des Ausschlages einstellen und in Millimeter ablesen. Jetzt schießt das Blut unter der Manschette durch. Der Vollblutdruck (systolisch) ist erreicht. Bei weiterem Sinkenlassen des Druckes tritt in der Höhe von 50—70 mm wieder eine Verkleinerung des Ausschlages im Pulsanzeiger auf, durch den einsetzenden *venösen Rückfluß des Oberarmes* als *Nachblutdruck* (diastolisch) hervorgerufen. Diese Zahlen gelten nur für eine Untersuchung ohne vorausgehende oder natürliche Herzerregung. Aus dem *verschiedenen Verhältnis der 3 Zahlen* sind *neue sportliche Beurteilungswerte* zu gewinnen.

Herzanstrengungen.

Sobald eine Herzanstrengung eintritt, werden die Ergebnisse von Leistungsprüfung und Blutdruckmessung entsprechend verändert. In das Sportliche übertragen: *Jede Herzanstrengung setzt einen entsprechenden Reiz voraus,* der die Herzkraft in irgend einer Form belastet. Sofort entsteht die Frage, ob diese Belastung verschiedener Herkunft sein kann, ob dann eine vermehrte Herzanstrengung vorliegt, und wann unter ihr die Belastungsgrenze des Herzens um so eher überschritten wird.

Die Antwort lautet: Es gibt eine ganze Anzahl verschiedener Herzanstrengungen. *Natürliche* und *notwendige, unnatürliche* und *überflüssige.* Doppelt überflüssig, weil die einzelnen Herzanstrengungen sich summieren, wenn sie zeitlich zu nahe zusammenfallen. Dieses Zusammentreffen entweder durch *verschiedenartige Reize,* durch eine *zu schnelle Folge derselben Reizart* oder durch beides führt zu dem Begriff von der *Summation der Reize.* Hierdurch kann bei nicht fühlbaren feinen Reizen schließlich jene Reizschwelle überschritten werden, bei der sich der Reiz bemerkbar machen muß; und andererseits wird besonders am Herzen durch die Summierung starker Reize die *Grenze der Überanstrengung* erreicht.

Gerade für das Herz ist die individuelle Anpassung in den Schaltungen von Reiz- und Erholungsphasen einzuhalten. Wenn verschiedenartig starke Reize *zusammen fallen,* müssen sie sich in der *Herzwirkung potenzieren.* Man gönne jeder Herzanstrengung die ihr zukommende Erholungsphase.

Wachstum.

Die vermehrten Herzansprüche durch das Wachstum treten in 4facher Geltung hervor. Das Herz hat seinen *Aufbau* zu vollenden. Es muß den *Wachstumsanforderungen der übrigen Organe* nachkommen. Gleichzeitig sind deren *Lebensfunktionen* in dieser Zeit *vermehrt.* Sie setzen also mehr Blut um. Schließlich treten nicht geringe Ansprüche durch die *Geschlechtsreife* hinzu. Auch die erhöhte Nervenerregung macht sich dabei bemerkbar.

Wachstum entsteht durch Teilung und Vermehrung der Zellen oder Fibrillen. Die Wachstumsbefähigung strömt aus speziellen Drüsen (Hypophyse und Thymus) und wird erfüllt durch die Nährstoffe des Blutes. Umgekehrt sendet die sich teilende Zelle ihre Mehrforderung nach Nahrung und Blut. Das macht Hunger und regt den *Muskeltrieb* der Jugend an.

Nach F. A. SCHMIDT nimmt das Herz nach dem 13. Lebensjahr um das 1,92-, die Lunge das 1,63-, das Körpergewicht das 1,42- und die Körpergröße nur das 1,18 fache zu.

Herzanstrengung durch Stoffwechsel.

Es handelt sich um Essen und Trinken, um deren Verdauungsumsätze, ferner um die Ausscheidungen von Haut, Lungen und um die Wärmeregelung des Körpers. Das bedingt den *Wechsel in der Blutverschiebung.*

Man muß zwischen der *Grundblutmenge,* deren jede Zelle mindestens zur Lebensfristung bedarf, und der *Funktionsblutmenge* unterscheiden.

Weil die Funktionen der Organe zeitlich stark wechseln, steht dem Körper eine gewisse Menge *Überschußblut* zur Verfügung, die er an der Stelle des jeweilig höchsten Bedarfs wirft. Diese Anforderungen sollen sich nach Möglichkeit nicht gegenseitig stören. *Zur Zeit der Leibesübung gehört das Blut den Muskeln und der Haut.* Je schärfer und lokaler dort die Anforderung ist, um so weitgehender wird sie befriedigt. Daher schwillt der Unterarm beim Fechten so stark an, daß er danach im Ellenbogengelenk nur unvollkommen gebeugt werden kann.

Im schwitzenden Zustand ist das Überschußblut hauptsächlich in der Haut versammelt. Dieser Richtungsweg harmoniert mit der Muskeltätigkeit. Durch die Verlagerung in die Außenbezirke werden die Innenorgane besonders das Herz entlastet. Das Schlagvolumen des Herzens muß sich verkleinern.

Die Blutmenge, welche das Herz mit einer Kontraktion in die Blutbahn wirft, bildet das Schlagvolumen.

Dieser Begriff wird sporthygienisch wichtig vom Standpunkt der Herzanstrengung. Er entspricht beim Erwachsenen mit 50—100 ccm Blut fast der linken Kammergröße bei ausgiebiger Zusammenziehung. Je schwächer oder gestörter letztere wird, um so größer bleibt das in ihr verweilende Restblut, und um so kleiner ist das ausgestoßene Schlagvolumen.

Das Minutenvolumen besteht aus dem Schlagvolumen in ccm mal der Anzahl der Herzschläge in 1 Minute. Bei einem Puls von 70—80 Minutenschlägen und dem Schlagvolumen von 70 ccm errechnet man die Herzleistung mit rund 10000 kgm pro Tag und den Verbrauch von 45 Kalorien, die etwa 135 Kalorien in der Nahrung entsprechen. Die Erhöhung des Schlagvolumens muß also das Herz belasten, jede Verminderung stark entlasten.

Es sind über das Verhalten des Schlagvolumens beim Sport zahlreiche Röntgenbeobachtungen durchgeführt worden. Die Mehrzahl derselben konnte entsprechend der Verwendung des Überschußblutes eine Verkleinerung des Herzens feststellen. Seine Vergrößerung bei Körperarbeit weist auf Ermüdung und Herzschwäche. Doch auch hier bleibt das Schlagvolumen an sich kleiner, weil das im Herzen bei der Kontraktion verbleibende Restvolumen groß wird und allein die Vergrößerung des Herzens bewirkt.

Die Erscheinung, daß durch das Training mit der Zeit Herz und Schlagvolumen größer werden, hat mit dem Wechsel der Herzgröße bei Körperarbeit nichts gemein. Das an sich größere Schlagvolumen eines muskelstarken Herzens harmoniert mit dessen Wachstumsförderung und bedeutet einen sportlichen Vorteil.

Damit ist der anscheinende Widerspruch geklärt, daß ein großes Schlagvolumen an sich durch die entsprechende Erhöhung des Minutenvolumens sportlich fördert, daß sich aber andererseits das Schlagvolumen beim Sport verkleinert, so die Herzarbeit erleichtert, die sich zum Ausgleich lediglich auf die Vermehrung der Pulsschläge verlegt. *Körperarbeit ohne Herzermüdung verkleinert das Schlagvolumen und erhöht das Minutenvolumen.*

Wie eine Erhöhung des Schlagvolumens das Herz belastet, das beweisen alle Erscheinungen, bei welchen das *Überschußblut nach innen* gedrängt oder die Blutmenge an sich vermehrt wird.

Zu den ersteren gehört die *plötzliche Abkühlung des Körpers*. Der Sprung des Erhitzten in kaltes Wasser, das Einbrechen auf dem Eise bergen die bekannten Herzgefahren mit oft tödlichem Ausgang. Nur starke Sportherzen können dann diesen Blutandrang nach dem Herzen überwinden.

Mit Rücksicht hierauf stört auch im Sport das Frieren. Erfahrene Langstreckenläufer empfehlen Papiereinlagen auf die Brust.

PÜTTER prägte im Anschluß an seine Tieruntersuchungen den Satz: „Nur wenn die Widerstände gleich sind, bedeutet die größere Leistung des Herzens auch eine größere Körperleistung." Das betrifft die *Blutvermehrung durch Essen und Trinken*, sowie jeden krankhaften Herzzustand. Wir sehen an Münchener Bier- und russischen Teetrinkern, die gewohnheitsmäßig große Flüssigkeitsmengen täglich aufnehmen, daß sich ihr Herz in Muskel- und Höhlenbildung vergrößert, nicht nur vorübergehend als Reaktion auf eine einmalige Aufnahme, sondern als bestehender Dauerbefund. Ähnlich kompensiert das Herz die Mehrleistung bei Herzklappenfehlern, wenn die Klappen nicht mehr schließen oder für den Blutdurchgang zu eng werden.

Solche große Herzen bedeuten aber nach PÜTTER keinen Funktionsgewinn. Man könnte sonst durch Trinken trainieren. Für das freie Spiel stehen keine Überschußkräfte zur Verfügung.

In vielen *Speisen sind große Wasserprozentsätze* vorhanden. Sie vermehren ebenfalls die Blutmenge. E. MEYER fand als stützenden Gegenbeweis, daß sich das Herz bei Aderlässen verkleinert.

Auch die Verdauung belastet die Herztätigkeit. Man berichtet über Herzschädigungen und Todesfälle, weil beim Schwimmen starke Magendarmfüllung und Wasserabkühlung zusammentraf.

Aufregung als Herzanstrengung.

Immer wieder wird den Leibesübungen die Schuld an Herzüberanstrengungen zugemessen. Zweifellos bilden sie selbst eines der stärksten Herztreibungsmittel. An sich gut und notwendig tritt erst dann Gefahr auf, wenn sich andere Herzreize wie Wachstum, Blutvermehrung, Abkühlung, Magendarmfüllung, Giftwirkung, Aufregung, hinzugesellen. Eine sonst harmlos verlaufende Sportanstrengung endet so tödlich.

Die Ursachen störender Herzaufregung können vielfach und verschieden sein.

Mit dem Wachstum sind die *Erregungen der Pubertätsjahre* verbunden. Die *Neigung zu Übertreibungen, hochgradige Empfindsamkeit und krankhafter Ehrgeiz* arbeiten Hand in Hand, um zu Herzüberanstrengungen zu führen.

Dazu kommen neue Aufregungsursachen aus dem Sporte selbst. Sie treten beim Einzelwettkampf vor breiter Öffentlichkeit am deutlichsten auf. Schon tagelang vor dem Wettkampf wird das *Startfieber* bemerkbar. Schlechter Schlaf, Appetitlosigkeit, nervöse Reizbarkeit untergraben die Konstitution. Ein zu häufiges Starten macht sich dann auch an dem Herzen geltend.

Gerade bei Jugendlichen, die als erfolgsgeeignet zu oft von ihrem Verein an den Start geholt werden, konnten wir durch unsere Sportarztuntersuchungen Herzüberanstrengung feststellen.

Nicht jeder neigt zum Startfieber. Auch mindert oder verliert es sich mit den Jahren durch die Gewöhnung. Wen es zu sehr befällt, besonders aber den Jugendlichen muß selteneres Starten und allmähliche Einfühlung empfohlen werden. Im Mannschaftsspiel meistert man das Startfieber leichter.

Zu den Aufregungen gehören auch die *Anpeitschmittel*. Gleichgültig ob sie der Steigerung des *Ehrgeiz* oder aus dem Gefühlskomplex der *Angst* entspringen, oder nur aus anfeuernden oft aber auch *anhetzenden Zuruf* bestehen. Gewiß wird manchem zu Lässigen eine Anfeuerung mitunter auch nützen. Sicher wollen wir die Jugend, deren Muskeltrieb auf Grund von Vererbung und einseitiger Erziehung verkümmert ist, durch Ehrgeiz wieder aufrütteln. *Nie soll aber hierbei die persönliche Leistungsgrenze überschritten werden.* Soweit dies durch die Einmischung von den Außenstehenden erfolgt, wird es zum *Herzdoping des Sportlers*.

Beim *Wasserscheuen* ist dies doppelt gefährlich, weil sich zur Aufregung und Anpeitschung noch die Angst vor dem fremden, nicht beherrschten Element gesellt. Gewaltkuren erhöhen schon beim Tier die Wasserscheu. Sie schädigen auch das Herz des Menschen.

Jeder unnatürliche Eingriff in das Kräftespiel unseres Körpers ist als Doping zu betrachten.

Gifte als Herzreizmittel.

Wir unterscheiden *Gifte*, die als *Doping* zur Leistungssteigerung eingenommen oder unter die Haut gespritzt werden, *Genußgifte besonders Nikotin, Koffein* und schließlich *Krankheitsgifte*, die Herzschädigung bedeuten.

Dopinggifte (Kampfer, Koffein, Kokain) können das erlahmende Herz neu aufpeitschen, so auch im Sport zu einem vorübergehenden Scheinerfolg verhelfen. Für solche Herzüberanstrengung muß nachfolgend doppelt gebüßt werden. Der durch Doping errungene Sieg hat keinen sportlichen Wert.

Kaffeegenuß. Alkohol ist weniger Herz- als Nervengift. Wie schon erwähnt wird er dem Herzen durch den niedrigprozentigen

Gifte als Herzreizmittel.

Massenkonsum nachteilig. Dagegen wirkt *Kaffee als ausgesprochenes Herznervengift*.
In 1 Tasse Kaffee ist etwa 0,1—0,2 mg Koffein enthalten. Der *Tee* wird meist wesentlich dünner genossen. Er enthält aber ein dem Koffein in Art und Wirkung so nahestehendes Gift, daß für den konzentrierten Teegenuß (nicht den Massenkonsum des russischen Teetrinkers) das gleiche gelten darf.

Neben dem Koffein treten beim Kaffee auch die Wirkungen der *Röstprodukte und aromatischen Substanzen auf*. BAUER hat am *entkoffeinisierten Kaffee Nervenwirkungen* auf Magen und Darm gefunden. Wir selbst konnten feststellen, daß stark zubereiteter entkoffeinisierter Kaffee Händezittern zur Folge hat. Diese Erscheinungen treten bei der medikamentösen Verabreichung von Koffein zurück, während dort die Herzwirkung im Vordergrund steht. Das wird die Befunde von BAUER und uns ergänzen.

Wir haben bei einer Anzahl Kaffeetrinker und Nichtkaffeetrinker die Einwirkungen auf das Herz geprüft. Die Ergebnisse bleiben so subjektiv und vielgestaltig, daß man das einzelne Versuchsprotokoll anführen müßte. Der Grund liegt an der Verschiedenheit der Giftgewöhnung in Zeit und Menge, an der Qualität und Quantität des Bohnenkaffees und an der Disposition des einzelnen. Nicht 2 Menschen sind hierin gleich.

Eindeutig blieben die Blutdruckbefunde. Bei den *Nichtkaffeetrinkern* war der *Blutdruck* nach Kaffee regelmäßig *erhöht*. Dagegen zeigten die an *Kaffeegenuß Gewöhnten* nach derselben Kaffeemenge *herabgesetzten Blutdruck*, am deutlichsten bei den *starken Kaffeetrinkern*.

Die Herzleistungsprüfung ergab mitunter in beiden Lagern eine Herabsetzung oder eine Heraufsetzung der Herzschlagzahl, beides meist nur gering.

Anders verhielt es sich aber mit den *Beruhigungszeiten* des Herzens nach 10 Kniebeugen. Sie wurden durch den Kaffeegenuß bei den *Nichtkaffeetrinkern verlängert* und der *Puls* nahm teilweise *unregelmäßige* Zeitfolge an, während bei den *Gewohnheitstrinkern* keine Veränderung, ja mitunter eine *Abkürzung der Beruhigungszeit* eintrat. Die *Kaffeeleute* zeigten teils *Rötung des Gesichts* und *Wohlbehagen*, das *Gegenlager Gesichtsblässe* und *Händezittern*.

In die Sportpraxis übertragen: Kaffee ist ein Nerven- und

Herzreizgift mit unverkennbar anregendem Einfluß. Der daran Gewöhnte bedarf seiner als *notwendigesGewohnheitsgift*. In ähnlicher Weise wie der von Morphium, Opium oder Kokain durchseuchte Mensch sucht er immer wieder den *Neugenuß*, den er nur zu oft steigern muß, und gerät erst durch ihn in die gleiche Leistungslage wie der Nichtkaffeetrinker. Das deckt die der Erregungszeit folgende *Erschlaffungsperiode* des Herzens auf, in welcher die Hauptschädigung zu erblicken ist.

Das Herz wird in der Erregungszeit mit der vollen Blutmenge belastet, weil die Erregung, durch keine Blutanforderung bedingt, unnatürlich ist. Da das Überschußblut überhaupt nicht angefordert wird, ist das Schlagvolumen nicht wie bei den Leibesübungen kleiner. Es findet keine Stoffwechselförderung für die Körperorgane statt.

Nach dem Erwachen nehmen die Gehirnzentren des einzelnen mit verschiedener Zögerung die Tagestätigkeit auf. Das liegt an der Schlafkurve. Eine Tasse *Kaffee kürzt die Erwachungszeit* ab und beseitigt das Schlafgefühl der Spätschläfer. Wir sind auf eine ebenso bequeme wie ungesunde Art schneller arbeitsbereit. 5—10 Minuten *Morgengymnastik* würden das gleiche erreichen. Mit abschließender Wasserbehandlung wirkt sie *wohliger als der beste Mokka*. Nicht nur Herz und Gehirn, sondern alle Körperorgane genießen die Vorteile der natürlichen Funktion, sind auf dem besten Wege arbeitsbereit und bleiben jugendlich frisch. Eine nach Wiederaufpeitschung verlangende Scheinerfrischung stellt sich nicht ein. Daher muß auch der Kaffeetrinker diesen Scheingenuß am *Nachmittag* wiederholen, wenn er beruflich, gesellschaftlich oder auch sportlich bereit sein soll. Beides ist für den Körperarbeiter doppelt gefährlich, weil sofort zwei Herzanstrengungen zusammentreffen.

Der Rauchgenuß. Auch das *Nikotin* besitzt schädliche Wirkungen auf die Nerven und das Gefäßsystem.

Man hat sehr kleine Mengen Nikotin in den *Vagusnerv* von Tieren eingespritzt und konnte hierdurch völlige *Lähmung* des Nerven erzielen. Da der Vagus die Herztätigkeit hemmt, muß die entsprechende Pulsbeschleunigung einsetzen.

Ein Hund, dem 1 Tropfen reines Nikotin auf die Mundschleimhaut geträufelt wird, stirbt durch Lähmung des Atemzentrums, obwohl nur ein Teil des Nikotins auf diesem Wege in die Blutbahn

Gifte als Herzreizmittel.

gelangt. HAHN und LANGNER lösten noch mit *Nikotinverdünnungen von 1:300000 Reize auf die Muskeln* isolierter Katzendärme aus. Zweifellos sind die von den Rauchern durch die Muskelschleimhaut resorbierten Nikotinmengen viel kleiner als jene, welche sie im verschluckten Speichel über den Magendarmkanal aufnehmen. Bleiben auch noch diese gering, so summieren sie sich aber mit der Rauchdauer und führen dann zu den Erscheinungen der *akuten* und *kurzen* oder bei Dauergenuß zu der wesentlich schlimmeren chronischen *Nikotinvergiftung.*

Wenn bei diesen Vergiftungen die Nerven in erster Linie betroffen sind, so ist die innige Mitbeteiligung des Herzens für den Sportsmann so ungleich wichtig, daß die Rauchfrage hierher gehört.

Die ersten Züge einer Zigarre bleiben für den Nichtraucher ungefährlich. Mit der sich sammelnden Aufnahme des Nikotins durch die folgenden Rauchzüge wird aus der Anregung die Aufregung, schließlich Vergiftungserscheinungen: Übelsein, Schweißausbruch, Blässe, Blutleere im Gehirn, Erbrechen und Herzbeschwerden. Also auch hier die Erscheinung, daß kleine Giftmengen reizen, während große lähmen.

Die *chronische Nikotinvergiftung* setzt schon einen langen und starken Nikotingenuß voraus. Auch Art und Wege der Aufnahme spielen eine Rolle. Man trifft sie besonders häufig unter den *Tabakkauern.* Sie bewirkt *ernste* Verdauungs-, Herz- und Nervenstörungen.

WINTERSTEIN und ARONSON fanden die *Nikotinaufnahme beim Inhalieren* durch die Lunge *dreimal so groß wie* bei gewöhnlichem Mundrauchen.

Tabelle 15.
Nikotinresorption nach WINTERSTEIN und ARONSON.

Helle Zigaretten ohne Inhalation   2,5 bis 4,7% Nikotin
dunkle   ,,   ,,   ,,   5   ,, 7%   ,,
Zigarren   ,,   ,,   13   ,, 20%   ,,

Es handelt sich immer um den aufgenommenen Prozentgehalt des in der Zigarette oder der Zigarre befindlichen Gesamtnikotins Diese Menge hängt von der Tabaksorte ab. Auch von einer Zigarette, die aus Zigarrentabak hergestellt ist, wurde etwa 3 mal soviel Nikotin resorbiert. Solche Feststellungen brechen die Voreingenommenheit gegen die Zigarette. Es ist also wahrscheinlich eine praktische Erfahrung, wenn im sportlichen Lager der Zigarette der Vorzug gegeben wird.

Nicht nur der Nikotingehalt, auch der *Feuchtigkeitsgrad des Rauchmittels* ist von Bedeutung. Nach FREUND wird in der *Glimmzone* der Zigarre ein Teil des *Nikotins verbrannt*. Bekanntlich bildet sich bei langsamer Verbrennung mehr Kohlenoxyd, ein giftiges Gas, welches große Affinität zum Hämoglobin besitzt und so ebenfalls in die Rauchfrage eingreift. Man beobachtet bei Nichtrauchern, daß das gleiche Rauchmittel in ausgetrocknetem Zustande besser vertragen wird.

Nach dem Gesagten formen sich die *Rauchgesetze* von selbst: *Nicht rauchen! Wenn dies nicht durchgeführt werden kann, so wenigstens nicht vor, während und nach der Leibesübung rauchen! Keine zu frischen bzw. feuchten Rauchmittel! Guten Brand halten! Nach innen schwelende Zigarren vermeiden! Eher eine Zigarette als Zigarre oder Pfeife und nur nikotinarme Sorten!*

Krankheiten als Herzanstrengung.

Jede ernstere Erkrankung zieht das Herz in Mitleidenschaft. Wir wollen aus dem Heer der Erkrankungen nur zwei herausgreifen: einmal wenn Krankheitsgifte (Nerven- und Funktionsstörungen) das Herz treffen und dann die Organerkrankung des Herzens.

Die *Giftwirkungen* schließen sich an die der Genußgifte an. Von derartig außergewöhnlichen Befunden wie *Phosphorvergiftungen* u. ä. sei als seltenen Unglücksfällen hier abgesehen. Die *Bleivergiftungen* mit ihren Einwirkungen auf das Blutsystem kommen auf *gewerblicher Grundlage* schon weniger selten vor. Auch finden wir im sportlichen Lager Fälle störender Herzwirkung, die von *Schilddrüsenerkrankungen* (Jodstoffwechsel) ausgehen.

Dagegen muß jeder Turn- und Sportleiter etwas von den *Krankheitsgiften* wissen, die *durch Bakterien* in unserem Körper gebildet werden. Hier sind infolge Giftstärke und Häufigkeit *Diphtherie* und *Grippe* zu nennen. Diphtherie besonders deshalb, weil der übrige Körper eine scheinbar völlige Genesung und vorgetäuschtes Kraftgefühl wiedererlangen kann, während das Herz noch unter der nachhaltigen Störung des Giftes steht, welches die Diphtheriebazillen erzeugt haben.

Ähnlich, nur etwas gemildert durch die meist mit ihr verbundene allgemeine Konstitutionsschwäche wirkt die *Grippe*. Also auch hier sportliche Herzvorsicht! Die Vereine sollten nach jeder ernsteren Krankheit nur dann ihre Leute wieder aufstellen, wenn sie *vorher sportärztlich untersucht* sind und ihren *Zulassungsschein* vorzeigen.

Die *Organerkrankung des Herzens* ist ein maschineller Defekt. Hier wurde auf dem Krankheitswege oder durch Vererbung der *Herzklappenfehler* gebildet; das ändert auch die Funktion, kann aber durch Aus- und Angleich zu derselben Leistungshöhe wie beim gesunden Herzen führen. Man erinnert sich an den Skiläufer, der 1927 die Meisterschaft im deutschen Skilangstreckenlauf trotz seines organischen Herzfehlers gewann. Dieser Lauf ist mit das Herzanstrengendste, das wir im Sport kennen. Dennoch wurde er hier unter ärztlicher Kontrolle ohne Schaden und Überanstrengung durchgeführt. Ein Beweis, wie durch planmäßiges Training selbst ein defektes Herz zur Höchstleistung entwickelt werden kann.

Die daraus gezogene Lehre sagt: Herzerkrankungen *schließen nicht dauernd von der Leibesübung aus*. Gerade im Gegenteil wird das erkrankte Herz nur auf dem Wege angepaßter und sich allmählich steigernder Leibesübungen wieder leistungsfähig. Dem haben die Herzärzte mit ihren Verordnungen für Treppen-, Bergsteigen, Gehen, Laufen und dergleichen Rechnung getragen. Ärztliche Überwachung ist dabei nötig.

Herzerholung.

Kein Organ, keine Zelle unseres Körpers ruht völlig zu irgend einer Zeit. Genau wie der Gesamtkörper im tiefsten Schlafe oder der Narkose noch atmen und Blut umsetzen muß, so tut dies auch jedes einzelne Organ und dessen Aufbauzellen. Sie *drosseln* höchstens ihre *Tätigkeit ab* oder *stellen* sie um, indem sie die Einnahme an die Stelle der Produktion und Ausgabe setzen. Diese Tätigkeit richtet sich nach der jeweiligen Aufgabe der Organe. Das trennt genau wie bei dem Gesamtkörper die Zeit in eine Arbeits- und eine *Erholungsphase*.

Die Eigenart der Arbeit diktiert auch die Weise der Erholung. Bei den Muskeln sind diese Zeiten willkürlich bestimmbar. Das

Herz läßt sich ebenfalls durch den Willen beeinflussen. Nur bleibt der Ausdruck ein anderer. Die Wirkung durch die Nerven geht von dem Säurespiegel des Blutes aus. Steigende Blutsäure reizt das Herz zur Vermehrung der Schlagzahl und Steigerung des Minutenvolumens.

Wir konnten bereits bei der Leistungsprüfung die *Erholungsphase* des Herzens beobachten. Die Dauer der Herzzusammenziehung ist kurz, die der Erschlaffung dagegen lange. Die Summe der Erschlaffungen bildet aber die Erholungszeit. Wenn während der Minute mehr Schläge ausgeführt werden, verkürzt sich entsprechend die Erholungszeit. Dieser Ausfall muß wieder seinen Ausgleich finden. Das kann zum Teil *unmittelbar* in Anschluß an die Herzerregung durch *langsameren Herzrhythmus* erfolgen, (siehe die Herzschlagbilder), wird aber hauptsächlich auf später verschoben, auf die Zeit in welcher der Gesamtkörper ruht und schläft. In dieser Zeit ist der Herzschlag am langsamsten. Je länger die *allgemeine Erholungsphase* sich zeitlich verteilt, um so weniger wird sie sich im Herzschlagbild ausdrücken im Gegensatz zu der Anstrengungszeit, deren Ausklang das Herzschlagbild ebenso deutlich wie zeitlich darbietet. Daher braucht der *Dauersport lange Schlafzeiten*.

Sportlich besteht nun die Kunst darin, daß man die Zeit und den Grad der vorausgehenden Herzanstrengungen den nachfolgenden Zeiten der Herzerholung anpaßt. Bei den Leibesübungen ist dies verhältnismäßig leicht. Dagegen fehlt uns die richtige Beurteilung der nervösen Einwirkungen, der Giftbeeinflussungen und der Blutverschiebungen. Das Herz meldet sich nicht dem Gehirn, wenn es übermüdet ist. Die Giftmenge in den Herznerven ist ohne Geschmacksanzeiger. Wir merken nicht, ob große oder kleine Blutmengen unser Herz durchfluten.

Herzbildungsmöglichkeit.

Das Herz anwortet also auf *dauernde Reize der Mehrbeanspruchung* durch eine Verdickung seiner Muskulatur und in wesentlich *geringerem* Grade durch eine *Erweiterung* seiner Höhlen. Die *Verdickung* des Muskels kann nur durch einen *Neuansatz von Muskelfibrillen* zustande kommen.

Jedoch ist es für die Wahl der Sportart mehr entscheidend, daß unser *Herz selbst im vorgeschrittenen Alter noch ausbaufähig ist.*

Umgebungsluft.

Ja wir beobachten gerade unter den anstrengendsten Herzsportarten wie Dauermarsch, Marathonlauf, Dauerradfahren usw. eine ganze Anzahl von Meistern, welche im vorgerückten Mannesalter stehen. Daraus der Schluß: Die Herzausbildung bedarf langer Zeit. Um diese zu gewährleisten sollte *nicht vor dem 25. bis 30. Lebensjahr für* die ausgesprochenen *Dauersportarten gestartet werden*. Nur die in der Vererbung sehr stark veranlagten Herzen dürften schon früher genügend vorbereitet sein.

Tabelle 16.
Läufereinteilung nach der Alterseignung.

Alter in Jahren	Strecken in m
18—25	100—200
20—30	400—800
25—35	1000—5000
über 30	über 5000

Die *beste Art des Herztrainings ist der Lauf* im Freien. Seine Vorbedingungen sind: *Leichteste Sportbekleidung*, zweckmäßige nur kurze Laufhose. *Leerer Magen*. Vorher *Selbstmassage der Beine*. Lauf *bildet große* und lebenspraktische *Muskelpartien* aus. Er ist eine *natürliche Körperbewegung*, die in Zeit und Schnelligkeit die *besten* objektiven *Steigerungsmöglichkeiten* zuläßt. Er stellt *hohe Anforderungen an Herz und Lunge*, weil die Beinmuskeln an Gewicht und Größe überragen. *Licht, Luft* und *Sonne* treten *in volle Wirkung*. Der Lauf ist die Grundlage, auf der sich unsere meisten Sportarten aufbauen.

Umgebungsluft.

Sauerstoff und Kohlensäure.

Aus Lage, Bau und Tätigkeit der Atmungsorgane geht die innige Beziehung mit der Umgebungsluft hervor. Diese ist von der Höhenlage, von Klima, Bodenbeschaffenheit, Wohnungswesen, Städtebildung, Industrieanlagen, Bepflanzung usw. abhängig. Wir müssen sie in die sportliche Beurteilung einstellen.

Der 1%ige Stickstoffunterschied wird umstritten. S. Tabelle 17. Ob wir Stickstoff durch die Lungen ausscheiden, ist fraglich. Für unseren Stickstoffwechsel spielt es ebensowenig eine Rolle wie für die Atmung. Auch kann die analytische Differenz mit Wasserdampfspannung und dem respiratorischen Quotienten zusammenhängen. In gleicher Weise bleiben die Edelgase nebensächlich. Sie sind wie der Stickstoff nur ein gleichgültiger Träger, der atmungstechnisch durch Wasserstoff oder ein anderes indifferentes Gas ersetzt werden könnte.

Tabelle 17.
Mittelwerte der Luftzusammensetzung im Freien.

Gase	trockne Einatmungsluft im Freien	Ausatmungsluft
Sauerstoff	20,7%	16,4%
Kohlensäure	0,03%	4,4% (3,2—5,6)
Stickstoff	78,0%	79,0%
Edelgase (besonders Argon)	1,0%	1,0%

In der freien Luft besitzt der *Kohlensäuregehalt* auf uns keinen Einfluß. Abgesehen von ganz seltenen Zufällen ist die Kohlensäurebeimischung dort zu klein. Erst bei *1*% wird sie uns *unangenehm*, und die Atmung vertieft sich. Mit *10*% tritt *Lebensgefährdung* und bei 25% der Erstickungstod unter Krämpfen ein. Die Kohlensäure an sich ist nicht giftig. Sie erfrischt uns in Getränk und Bad. Wir können den Atem minutenlang anhalten. Dabei befinden wir uns atmungstechnisch in 6—10% Kohlensäure, ohne irgendwelchen Schaden zu erleiden.

Auch der *Sauerstoffgehalt* wechselt in weiten Grenzen. Bei nur 3% tritt rasche Erstickung ein. Tiere wurden bei 4,5% bewußtlos. Unter 7% *findet man Schweratmung* und bei 8% Unbehagen, während bei 10% Tiefatmung einsetzt. Prüft man von 9% ab *den respiratorischen Gaswechsel, so bleibt er unverändert*. Das gleiche ist bei der Atmung in reinem Sauerstoff der Fall. Wenn dieselbe insofern gesteigert wird, daß man den Sauerstoff unter erhöhtem Druck einatmen läßt, so steigt der Sauerstoffgehalt im Blut der Versuchstiere bis zu 45%, Atmung und Puls werden äußerst verlangsamt.

Ungewöhnt und namentlich bei raschen Übergängen entwickelt sich das Bild der *Bergkrankheit*:

 3—4000 m beim Bergsteigen
 5—6000 m im Flugzeug.

Ihre Erscheinungen sind: Mattigkeit, Schlafreiz, Schwindel, Atemnot, Herzklopfen, Ohrensausen, Sichtverdunklung, blasse Haut, Bewegungsunfähigkeit, Ohnmacht. Die Deutsche Himalayaexpedition konnte 1929 nachweisen, daß der Mensch unter

Umgebungsluft.

allmählichem Übergang und *Anpassungszeit* selbst Höhen bis 8000 m ohne künstliche O_2-Zufuhr aushält.

Der Grund für Höhenbeschwerden ruht außer im O_2 Mangel noch im *Luftdruck der Atmosphäre*. Er fällt von 760 mm bei Meereshöhe auf 380 mm in 5000 m Höhe. Unter schnellem Wechsel in dieser Richtung setzt starke Darmgasbildung ein. Daher soll man vor Hochtouren keine größeren Mahlzeiten einnehmen. Erleichterung gegen den Trommelfelldruck gibt Gähnen und Schlucken.

Praktisch genommen hängen wir jedenfalls nicht zu sehr vom Sauerstoffgehalt der Luft ab. Darum gehen auch die Meinungen irre, die im *Ozon* gehalt einen Vorteil wähnen. Ozon als O_3 3 fach in sich gebundener Sauerstoff ist ein Gift. Dieses Gas entsteht bei elektrischen Entladungen und Ultraviolettstrahlung. Reines Ozon tötet. Selbst im Mischungszustand reizt es die Schleimhäute der Luftwege. Ozonluft ist zu vermeiden; sie kommt im Freien kaum vor.

Luftfeuchtigkeit.

Wenn also weniger Sauerstoff und Kohlensäure, so treten Luftfeuchtigkeit, Temperatur, Staub- und Rußgehalt sowie die Riechstoffe für den sportlichen Standpunkt in den Vordergrund. Unsere Erde hat Luft- und Wasserheizung. Die Sonne ist der Ofen. Man denke an den Golfstrom und die Wirkung des Meeres auf das Klima und stelle ihr die der großen Kontinente gegenüber. In beiden Fällen ist die Luft der Temperaturträger. Das berührt die Lungen wenig, die Haut viel.

Für die Lungen wesentlicher bleibt die *Luftfeuchtigkeit*. Je wärmer die Luft, um so mehr Wasser nimmt sie auf. Wir sprechen darum nur von einem *relativen Feuchtigkeitsgehalt*. Heiße, trockene Luft kann darum lediglich durch die entsprechende Abkühlung in feuchte Luft verwandelt werden. Wir fühlen uns weder in *zu trockener*, noch in zu feuchter Luft wohl. Erstere trocknet die Schleimhäute der Luftwege aus. Letztere verhindert die Feuchtigkeitsabgabe durch Lunge und Haut.

Wichtiger wird die *Wasserabgabe* der Atmungsluft *in geschlossenen Räumen*, besonders wenn dort gruppenweise Leibesübungen betrieben werden sollen. Nach RUBNER gibt der Erwachsene bei mittlerer Temperatur durch Feuchtigkeit der Außenluft pro Stunde ab:

Wasserabgabe durch Lungen und Haut.

Atmungsart	Wasserabgabe
Ruhige Atmung	17 g
Tiefe Atmung	19 g
Lautes Lesen	28 g
Singen	34 g

Es läßt sich also leicht errechnen, wie schnell bei ungenügender Lüftung in Schulräumen, Turnhallen und dergleichen die Luftfeuchtigkeit unter Massentätigkeit anwachsen muß. Lautes Lesen und Singen sind keine anstrengenden Leibesübungen und dennoch ergeben sie schon die doppelte Steigerung in der Wasserausscheidung.

Staub- und Geruchbildung der Luft.

Noch mehr wird die Lunge des Sportlers durch den *Staubgehalt* der Luft betroffen. Es handelt sich dabei weniger um den Ruß, also feinen Kohlenstaub. Seine *organische* Substanz ist vom Gewebe leichter aufzunehmen. Man findet die Lungen hochbetagter Kohlenarbeiter stark mit Ruß angeschwärzt. Dagegen enthält der *anorganische Staub* der Schulhöfe, der Tennishartplätze, aller Grandplätze und der Straßen scharf kantige Partikelchen, welche das Lungengewebe reizen und entzündlich angreifen.

Die *Geruchsbildung* in der Luft stört uns im *Freien durch industrielle Anlagen*, Abwasser und dergleichen und in geschlossenen Räumen durch die Körperausdünstungen sowie Wohnungs- und Arbeitsvorgänge. Sie bildet also für die Turnhallen und Schulräume einen ebenso hinweisenden wie beachtlichen Wertmesser und wird neben der Feuchtigkeit als *Index des Wohlbefindens* von der heutigen Lüfungshygiene angewandt.

Die Luftverhältnisse der Sportgelegenheiten.

Dort wird der Platz unserer Atmungsgymanstik sein, wo wir keine zu feuchte (30—50% relative Feuchtigkeit) jedoch eine geruch- und staubfreie Luft antreffen. In letzter Zeit tritt durch den stark zunehmenden *Autoverkehr* ein neuer *Luftverschlechterer* auf den Plan. Teils selbst Sport wirkt er durch die *mächtige Staubwirbelung*, noch schlimmer durch die *Abgase* mit reichlich *Kohlenoxyd* (CO) und *Kohlenwasserstoffen*. In der Garage töten sie, in der Straßenluft schädigen sie. Gegen diese Luftverpestung

Umgebungsluft.

müßte scharf vorgegangen werden. Besonders bei Zugmaschinen und Lastwagen wäre eine *Beseitigung* bzw. *Unschädlichmachung der Abgase gesetzlich vorzuschreiben. In den Abgaszonen sollten weder Spielplätze geduldet noch Leibesübungen betrieben werden.*

Die beste *Staubbindung* bietet im Freien immer noch der *Rasen.* Unsere Schulen müßten alle in grünen Rasenflächen liegen. Wo *Sandplätze* unumgänglich sind, sollten sie staubfrei, also praktisch genügend feucht gehalten sein. Die Staubbindung durch Teerung und dergleichen hat wieder andere Nachteile. Der das Wasser durchlassende aber dennoch die Feuchtigkeit lange bindende und nicht zu harte Sand- oder Grandspielplatz ist trotz aller Anpreisungen (Entouscas-Tennisplätze) noch nicht gefunden. Fortschritte sind zu verzeichnen.

Auch in den *Hallen* für die Leibesübung bleibt die Staubfreiheit die wichtigste Vorbedingung. Sie hängt neben der Reinhaltung in der Hauptsache von der Konstruktion des Fußbodens ab. Öldurchtränktes Linoleum schmiert, bindet aber Staub. Holzböden sind zu hart, daher Füße und Knochen schädigend. Gummifußboden wäre das Beste. Er ist dauerhaft, elastisch, nachgiebig, warmhaltend, gut abwaschbar und daher staubfrei.

Im umbauten Raum spielt noch die *Lüftung* eine Hauptrolle. Es stören Feuchtigkeitsansammlung und Gerüche. Die Turnhallen sind darum schon sehr hoch gehalten. Das kostet teueren Turnraum und vielleicht viele Kohlen. Gute Lüftung kann beides entlasten. Bei Fensterlüftung sollte man alle *Fenster* kurze Zeit in den Turnpausen auf einmal öffnen. Das Öffnen von Einzelfenstern während des Turnens erzeugt Zug und Erkältung. Eine gute Turnhalle vereinigt Heizung und Lüftung durch das System der *Umlauflüftung.* Hier wird die verbrauchte Luft des Turnraums oben abgesaugt, gefiltert, gewaschen, desodorisiert, gewärmt und dem Turnsaal unten wieder zugeführt.

An heißen und regnerischen Sommertagen kann die Luft des Turnsaales in dieser Weise auch gekühlt werden. Was dies für die wärmeren Gegenden, namentlich die Tropen bedeutet, bedarf keiner Erwähnung. Im Winter werden so große Heizungskosten gespart. Das Entscheidende aber bleibt das größere Wohlbefinden und eine tiefer zu haltende Durchschnittstemperatur der Umlauflüftung.

Tabelle 18. Entwicklung der tierischen Atmungsanlage.

Tierart	Atmungsorgan
Protozoen und *Würmer*	Atmen nur mit der Körperoberfläche.
Insekten	Atmen durch im ganzen Körper verbreitete Luftkanäle.
Mollusken, Krebse u. dgl.	Besitzen teils Kiemen-, teils Lungenatmung.
Tunikaten, Schnecken sw.	Mit Kiemenatmung.
Fische	Ebenfalls mit Kiemenatmung. Ausnahmen sind die Dipnoei, die mit der Schwimmblase (sonst nur statisches Schwimmorgan der Fische) atmen und die Schlammpeizger, indem sie die Luft verschlucken und aus dem After abgeben.
Amphibien	Mit Kiemen *und* Lungen. Der Frosch hat z. B. zwei einfache Lungen in Form je *eines* riesigen Lungenbläschens = Lungensack.
Reptilien	Haben bereits Lungen mit großen und kleineren Lungenbläschen.
Mensch und Säugetiere	Mit Lungen, deren Atemfläche durch die starke Vermehrung in kleinste Lungenbläschen entsprechend vergrößert ist.
Vögel	Ihre Lungen sind mit der Brustwand verwachsen und besitzen auf der Oberfläche Öffnungen, die zu den Luftsäcken zwischen den Eingeweiden und von dort zu den Lufträumen in den Knochen führen.

Sportliche Atmung.

Die Lungenanlage, durch *Bewegung im Luftraum begründet*, stellt die Lüftung des Körpers dar. Sie bringt frische Zuluft, entfernt die Abluft und übernimmt einen bestimmten Teil der körperlichen Entwärmung und Entwässerung. Die Lösung dieser Aufgabe ist genial, sinnreich und physikalisch eindeutig.

Zerlegen wir den Körper in seine verschiedenen Organprovinzen, so müssen wohl alle mehr oder weniger mit Luft bzw. *Sauerstoff versorgt* werden. Diese Versorgung steigt mit der Stärke der Organarbeit. Je größer hier das Organ ist, um so mehr Blut wird in ihm umgewälzt. Auch der Gefäßreichtum baut sich in diesem Sinne aus.

Unter den Organen ragen an Größe und Arbeitswechsel Muskeln und Haut heraus. Daher *dient* die *Entwicklung der Atmungsanlage* in erster Linie *den Leibesübungen. Umgekehrt bilden* die

einzelnen *Sportarten die Lungen* sehr *verschieden*. Doch sehen wir *trotz der Arbeitsverwandtschaft zwischen Herz und Lunge* wesentliche *Unterschiede von seiten der einzelnen Sportarten* aus wirken.
Die *Lebensnotwendigkeit bleibt* Herz und Lunge gemeinsam. Das Herz bedarf des Sauerstoffs aus der Lunge, wie die Lunge des ständigen Blutstromes von und zu dem Herzen.
Die Entwicklung der *Atmungsanlage folgt* also der *Umweltanpassung* bzw. der *Lebenserhaltung durch Leibesübung*. Die einzelnen Stufen von der Oberflächen- bis zur Vogelatmung lassen die wachsenden Forderungen in der Zunahme der Atmungsfläche erkennen. *Schwimmblasenatmer* und *Darmatmer weisen auf weitgesteckte Grenzen der spezialisierenden Funktion hin*.
Wie beim Herzen ist wiederum die *Atmungsanlage der Würmer am tiefsten*, die der *Vögel am höchsten entwickelt*. Abgesehen von der Absicht der Gewichtserleichterung müssen die Vögel den Wechsel in der Luftmischung überwinden und durch den Flug höchste Körperarbeit leisten.
Das unterstreicht die gute *Lungenbildung der Flieger und Bergsteiger*. Trainingsleiter und Jugendführer sollten diesen Umstand für die Wahl des Erholungsurlaubs berücksichtigen. Die Stärkung der Atmungsanlage durch Leibesübung muß in verdünnter Luft in doppeltem Sinne wirken. Das Streben nach einer solchen Entwicklung liegt schon in der Zunahme des Flugwesens. Unsere Flieger sollten eine überragende Atmungsanlage aufweisen.

Die Lage der Lungen.

Gerade an den Lungen zeigt sich die Schöpfungsabsicht auf *Zweck und Sicherung*. Die Zusammenlegung mit dem Herzen im Brustkorb gewährt beiden Organen die nötige *Entfaltungsmöglichkeit*, sowohl in den einzelnen Phasen der wechselnden Tagestätigkeit sowie in der wachsenden Entwicklung des Organs selbst. Die hohe *Lage im Brustkorb* sichert zugleich den kürzesten Verbindungsweg mit der Außenluft.

Der Brustkorb wird nach oben und seitlich von den Rippenringen umschlossen, die als Halt hinten die Wirbelsäule und vorn das Brustbein besitzen. Nach oben verjüngen sich die Ringe, bis sie nur den notwendigen Durchlaß für die Halsorgane gewähren. Nach unten folgen die Lungengrenzen dem Verlauf der untersten

Rippenbogen und schließen dabei im linken Brustraum das Herz noch mit ein. Weil die Abgrenzung des Brustkorbes nach unten vom Zwerchfell aufgenommen wird, und weil das Zwerchfell der tiefsten Rippenringe als festen Ansatz für seine Muskeltätigkeit bedarf, hat sich diese Lage ausgebildet.

Die Luftwege.

Die Atmungsanlage umfaßt den Weg von dem Eintritt der Luft durch die Nase und den Mund bis zu ihrer Ankunft in den Lungenbläschen (Alveolen).

In der Nase finden wir zur *Luftreinigung* und *Luftanwärmung muschelartige Vorbauten*, die einen überstreichenden Umweg erzwingen. Die Luftreinigung bleibt dabei Hauptsache. Daher ist die *Schleimhaut* der Nase und oberen Luftwege *feucht* und mit filternden *Flimmerhärchen* besetzt. Man soll *in unreiner Luft nur durch die Nase atmen*. Bei Zwang zur Mundatmung kann ein *vorgebundenes Stoffilter* und im Notfalle das *vorgehaltene Taschentuch* zweckmäßige Dienste leisten.

Wegen der innigen Luftberührung sind auch in der Nase *Riechnerven* untergebracht, ebenfalls als sportliche *Sicherheit* gegen aus der Umgebungsluft drohende Schädigungen. Wie weit die Lage der Rachen- und Halsmandeln als Schutz gegen mit der Luft in unseren Körper gelangende Krankheitskeime in Frage kommt, sei hier unerörtert.

Im Kehlkopf vereinigt sich der Luftweg von Nase und Mund. Auch in der weiteren Aufästelung der Luftröhre und Bronchien behalten die *Flimmerhaare und die Ausschwitzungen* der *Bronchialwände* ihre *Reinigungsrolle*. Sie filtern nicht nur, sondern fördern auch durch Bewegung und *Reiz* den mit der Atmungsluft eingedrungenen Staub wieder nach außen. Dabei werden sie von *Husten, Räuspern* und *Niesen* unterstützt. Je flacher die Atmung, um so leichter und *gründlicher* kann *diese Reinigung* erfolgen.

Bei der Tiefatmung gelangt trotz der Schutzvorrichtungen ein Teil der *eingeatmeten Schädlichkeiten* durch die Wandung der *Lungenbläschen in das Lungengewebe*. Dort wird es teils abgelagert oder durch die Lymphbahnen nach den Lymphdrüsen verschleppt. Daraus die Lehre: *in unreiner Luft nur flach zu atmen, und wenn Luftnot eintritt, eher die Atemzüge vermehren als sie vertiefen.*

Nasenatmungsprüfungen.

Für sportliche Atmung müssen die *Nasenluftwege frei sein.* Ihre Verlagerung kann in der Nase und im Rachen erfolgen.

Zu der Kontrolle der Nasenatmung benutzen wir den *Nasenspiegel.* Es ist ein Metallspiegel, der in einer 2—3%igen Karbollösung von 20° C liegt, vor dem Gebrauch abgetrocknet und dann horizontal unter die Nase gehalten und darauf geatmet wird. Auf ihm schlägt sich das Atmungsbild der Nasenlöcher in Form von Wasserdampf nieder. Mit seiner Hilfe erkennt man, wie fein die Nasenschleimhäute auf die Temperatur und den Feuchtigkeitsgehalt der Einatmungsluft reagieren, vor allem, daß und in welchem Grade die Nasenatmung genügt. Die Nasenluftpassage wechselt fortwährend, indem sie sich dem Charakter der Außenluft anpaßt. Auch bestehen davon unabhängig wesentliche Unterschiede zwischen den einzelnen Personen. Sie lassen es sportlich wünschenswert erscheinen, sich durch Prüfung der Nasenatmung hierüber ein Bild zu verschaffen.

Zur Prüfung der Nasenatmung wurde von uns als besserer Ersatz der *Nasensandspiegel* eingeführt. Es ist ein kleiner *flacher Kasten* mit einem Ausschnitt für den Mund bzw. zur besseren Nasenüberlagerung. Der Boden des Kastens ist graduiert und mit feinem *Flugsand* überlagert. Bei der Ausatmung durch die Nase (die Einatmung findet durch den Mund statt) wird der Sand von dem graduierten Boden weggeblasen, an der Anzahl der freigeblasenen Quadrate erkennt man die Größe der Nasenatmung bzw. der Freiheit des einzelnen Nasenlochs[1].

Die Sandprüfung hat den Vorteil, daß das *Atmungsbild nicht* wieder wie beim Metallspiegel *sofort verschwindet.* An die Stelle der abgestimmten Temperatur und Desinfektion tritt nur eine Mundoblate, die nach der Prüfung weggeworfen wird. Die *Auszählung der Quadrate* ergibt die *Größe der Nasenöffnungen.* Dies läßt der Nasenmetallspiegel nicht zu.

Irgendwelche Hindernisse der Nasenatmung durch Nasenpolypen, Rachenmandelverdickung und dergleichen müssen operativ entfernt werden. Das fördert die körperliche wie geistige Entwicklung der Kinder.

---

[1] Zur feineren Prüfung wird der Sand sehr dünn aufgeschüttet, leise ausgeatmet; dann haftet der angefeuchtete Sand am Spiegel und bildet nach Abschütten des übrigen Sandes das bleibende Atmungsbild *beider* Nasenlöcher.

Vorstehendes weist darauf, daß *im Sport, so lange es geht, die Nasenatmung eingehalten werden soll.* Nicht aus Gründen der Anwärmung.

Nach BLOCH soll die Außenluft um fünf Neuntel ihrer Temperatur durch die Nase erwärmt werden. Dieser Theorie ist nicht zu folgen. Umgekehrt dürfte die Außenluft die Temperatur der Nasenschleimhäute eher beeinflussen.

Erkältungsschädigungen durch Mundatmung in kalter Luft (Skilauf, Eissport und dergleichen) treten nicht auf. Jede anstrengende Sportart erzwingt die Mundatmung.

Der Lungenbau.

Entsprechend der Teilung in zwei Hauptbronchien folgt auch der *äußere Bau, doppelt* angelegt, den *Sicherungszwecken*. Man kann sich vorstellen, daß mit den Bronchien die Lungen gewissermaßen in den Brustraum hineingestülpt wurden. Der äußere Luftdruck bzw. die Leere des Pleuraraumes hält sie an den Brustwänden fest, gestattet so einen leichteren Funktionswechsel, als wenn sie wie bei den Vögeln mit der Brustwand verwachsen wären. Allerdings wird uns dadurch wieder die Atmung in niederem Luftdruck erschwert.

Ist die eine Hälfte der Lunge durch Krankheit oder Verletzung außer Tätigkeit gesetzt, so kann die andere deren Aufgabe noch übernehmen, weil die beiden Brusträume durch eine mittlere Scheidewand völlig getrennt sind. Die Innenwand dieser Brusträume ist ebenso wie die ganze Oberfläche der Lunge mit einer zarten nervenempfindlichen Haut, dem *Brustfell, überzogen*. Hierdurch wird das *reibungslose Hin- und Hergleiten* der Lunge an ihren Umgebungswänden überwacht und erleichtert. Die Nervenempfindlichkeit dient als Anzeiger bei Erkrankungen und Verletzungen.

Die *linke* Lunge zerfällt nochmals *in 2 Teile* (Ober- und Unterlappen), die *rechte* dagegen *in 3* (Ober-, Mittel- und Unterlappen), weil ihr durch Wegfall des Herzraumes mehr Platzentfaltung geboten ist. Wir lassen dies mit der Rechtshändigkeit zusammenhängen. Die ausgiebigere Tätigkeit der rechten Schulter fördert die Entwicklung und Arbeit des rechten Brustkorbes, bedingt die Zweckmäßigkeit der linken Herzlagerung. Jedenfalls wird durch die Unterorganisation der Lunge in einzelne mehr oder weniger

Der Lungenbau.

getrennte Lappen wiederum die Funktion geschützt, weil an deren Grenze den Krankheiten ein Halt geboten wird, weil also leichter auch ein Teil einer Lungenhälfte unberührt und arbeitsfähig bleiben kann.

Dem äußeren folgt der *innere Bau* der Lungen. Es besteht die Aufgabe eine möglichst *große Atmungsfläche zu schaffen*, sie *auf kleinstem Raum* unterzubringen und sofort von der einen Seite mit Blut und von der anderen mit Luft bzw. Sauerstoff zu versorgen. Die Schöpfung löst dies, indem sie mit der Aufästelung des Bronchialbaumes Arterien und Venen schickt. Sie entsprechen der *Blutseite* der Atmungsfläche, also *innen*, während von *außen* die *Luft* kommt, welche durch die Luftröhre und immer sich kleiner teilende Bronchien strömt, bis sie in den vielen Lungenbläschen als Atmungskammern (Alveolen) anlangt. Das ist die andere, die Außenseite der Atmungsfläche.

Je größer hierbei *die Atmungsfläche*, also die Ausbreitung aller Atmungskammern ist, um so intensiver erfolgt die Berührung zwischen Luft und Blut, also *um so* schneller und *ausgiebiger* kann geatmet werden.

Ein großer Körper verlangt eine große Atmungsfläche. Sie wird schon durch die Masse seines Versorgungsgebietes mehr in Anspruch genommen. Sodann nur die Atmungsfläche, welche über die Normalversorgung hinausgeht, sichert uns die höhere Leistung in schneller Ausdauer.

Die Atmungskammern (im Durchmesser 0,2—0,3 mm groß) liegen eng zusammengeschaltet. Man berechnet für die Kammer 0,321 mm^2 Wandfläche. Die kleinsten Bronchien erweitern sich am Ende trichterförmig. Traubenartig sind sie mit den Alveolen als halbkugeligen Ausbuchtungen dicht besetzt. Deren aus elastischen, stark dehnbaren Fasern bestehende Wandungen besitzen ein sehr engmaschiges Blutgefäßnetz und sind nach innen eingebuchtet. Damit können sich die Kammern stark ausdehnen und trotzdem viel Blut aufnehmen. Das Blut kommt durch die Enge der Kapillaren, die nur einen Erythrozyten hinter dem anderen durchlassen, sofort, nahe und ausgiebig an die Außenluft in den Alveolen heran. Das entspricht dem sportlichen Atmungszweck, der schnell wechselnden und starken Anforderungen gerecht werden muß.

Durch die Elastizität wirkt die Lunge wie ein Blasebalg. Beim

Pneumothorax erkennt man die zusammenziehende Wirkung dieser **Blasebalgzüge**.

Nur weil die Kammerstämmchen überall auch zwischen mittleren und größeren Bronchien und Blutgefäßen rückführend zusammengepfercht liegen, ist diese Unterbringung auf kleinstem Raume möglich. Breitet man sie alle aus, so decken die etwa 350 Millionen (nach Berechnung anderer Autoren sind es 1700 Millionen) Atemkammern eines Durchschnittsmenschen die große Fläche von 150 qm. AEBY berechnete die Zahl der Alveolen auf 300—400 Millionen und die Atmungswand beim Mann auf 130, bei der Frau auf nur 104 qm.

Die Atmungsmechanik.

Die sportliche Großlunge beruht auf der Grundlage von Vererbung und Tätigkeit. Aus der Physiologie der Atmungsmechanik können sportliche Förderungswerte gezogen werden.

Wir unterscheiden Zwerchfell- und Rippenatmung. Die anderen Begriffe (Hals-, Schulter-, Rücken-, Flanken- und Bauchatmung) sind nur örtliche Bezeichnungen der beiden Atmungsarten.

Alle Muskeln, die an den Rippen ansetzen, sind als Atmungsmuskeln zu betrachten. Sofern sie zwischen den Rippen und anderen Knochen (auch indirekt) laufen, gehören zu ihnen folgende *Atmungshilfsmuskeln*:

1. Kopfwender und Platysma.
2. Rippenhalter und Rippenheber.
3. Schlüsselbeinmuskeln.
4. Sägemuskel.
5. Trapezmuskel.
6. Schulterblattheber.
7. Dreiwinkliger Muskel.
8. Viereckiger Lendenmuskel.
9. Brustmuskeln, große und kleine.
10. Alle Bauchmuskeln.

Die eigentlichen Atmungsmuskeln bilden das Zwerchfell und die Zwischenrippenmuskeln. Sportlich sind die letzteren wichtiger, weil sie einerseits mehr die Leistungsatmung beherrschen und andererseits wieder selbst einen großen Teil der eigenen Leistung auffressen können.

An der *Einatmung* sind das *Zwerchfell und die äußeren Zwischenrippenmuskeln* beteiligt. Erst bei angestrengter Atmung setzt die Tätigkeit der Hilfsmuskeln ein. *Starke Einatmung* hat ein *Senken* des *Kehlkopfes, Erweiterung* der *Stimmritze, Heben des weichen Gaumens* zur Folge, um dem Luftstrom einen weit offenen

Die Atmungsmechanik. 63

Weg zu schaffen. Dabei können sich die *Nasenlöcher aufblähen und unter Senken des Unterkiefers* (Luftschnappen) die Mundhöhle weit öffnen.

Der *Knochenbau des Brustkorbs* erklärt das Wesen der Einatmung. Die Rippen sind mit einem Gelenkkopf an der Wirbelsäule und vorne durch knorpelige Übergänge mit dem Brustbein verbunden. Sie laufen besonders *an den Seiten schräg* von oben hinten nach vorne unten und gehen bei der Annäherung an das Brustbein wieder nach oben. Diese seitliche Rippenführung darf weder zu tief noch zu horizontal laufen, weil sie sonst den Atmungsausschlag beeinträchtigt. Da im Alter die knorpeligen Teile verknöchern, wird der Spielraum der Rippenringe kleiner. Die *Drehachse der oberen Rippen* ist mehr frontal, die der unteren mehr sagittal (von vorne auf den Körper zu) gerichtet.

Die *äußeren Zwischenrippenmuskeln* heben hinten und seitlich, *atmen also ein*, während sie vorne unten senken. Sie gehen schräg von oben hinten nach vorne unten von einer zur nächsten Rippe. Außer der Hebung bewirken sie die *Kantung*, indem sie die Rippen um ihre eigene Achse auswärts drehen. Das Röntgenbild zeigt, daß hierdurch in der *Einatmung der Brustkorb zwischen den Rippen geöffnet ist.*

Die *Ausatmung* erfolgt in der *Ruhe ohne besondere Muskelanstrengung. Schwerkraft und elastische Rückfederung* bringen die Rippenringe in die Ausgangsstellung zurück. Es hilft die *Elastizität der gedehnten Lunge* bzw. der *negative Druck im Brustraum, die elastische Spannung der inneren Zwischenrippenmuskeln und der Bauchmuskeln.*

Die *angestrengte Ausatmung* erfolgt durch die *inneren Zwischenrippenmuskeln*. Sie arbeiten den äußeren entgegengesetzt. Demnach laufen sie von der untern und von hinten schräg nach oben und vorne zur nächst höheren Rippe. Sie ziehen die Rippenringe nach unten senkend zusammen, schließen also gewissermaßen den Brustkorb und bilden in dieser Stellung als Knochenpanzer einen größeren Schutz. Der Sport soll hierauf achten, weil gegen Angriff und Stoß (Boxen) der *geschlossene Brustkorb* größeren Widerstand verleiht.

Als weitere *Ausatmungsmuskeln* sind die *Bauchmuskeln* zu betrachten. Durch Einziehen des Bauches können Eingeweide und

Zwerchfell nach oben gedrückt werden. Einige Hilfsmuskeln verstärken noch die Abwärtsdrängung der Rippen.

Neben der Schrägstellung der Rippen hat die *Tiefe des Brustkorbes* ihren Sportwert. Dieser Teil der Atmungsmechanik ist weniger für die Atmungsgröße als *für die Erleichterung der Atmung* einzusetzen. Er hängt von Größe und Schrägstellung der Rippenringe ab.

Wir *messen* die Tiefe des Brustkorbes bei tiefster Ein- und Ausatmung mit dem MARTINschen *Schiebetaster* und nehmen das Mittel. Die Linie läuft in *Brustwarzenhöhe* von der Mitte des Brustbeines *horizontal* zu den Dornfortsätzen der Wirbelsäule. Beim *Erwachsenen* sollte dieser Wert namentlich für den Mann über 20 cm betragen. Sein Spielraum liegt normalerweise zwischen 2 und 6 cm und bei Frauen tiefer. Kinder mit ihren kleinen Maßen sind noch wesentlich subjektiver zu beurteilen.

Durch die Messung der Brustkorbbreite in gleicher Höhe entsteht das *Brustkorbkreuz*. Planmäßige Atmungsgymnastik oder entsprechende Sportarten können die Umwandlung eines flachen in einen tiefen Brustkorb anbahnen. Unterstützt wird diese Aufgabe durch die Anwendung von Geräteturnen, Kriechübungen, Handlaufen u. dgl.

Gerade im *Tierreich* ist die *Tiefenform* des Brustkorbes eindeutig vertreten. Er findet sich unter den Schnellfliegern der Vögel sowie bei den Leistungstieren: Windhunden und Rennpferden, auch Hirschen, Rehen, Hasen usw.

Wir sehen, wie sich der Bau des Brustkorbes seiner Funktion in der Leibesübung anpaßt. Auch an dem *erwachsenen Körper ist bis in das 4. Jahrzehnt* hinein noch *eine Vertiefung* des Brustkorbes *möglich*. Allerdings in kleineren Grenzen, beschwert durch den Zug der Scheidewand beider Brusträume und gehindert durch die *nachlassende Elastizität* der Rippenknorpel. Mit dem Alter über 40 Jahre bleibt es Aufgabe der Atmungsgymnastik, den Tiefendurchmesser möglichst lange zu erhalten. Er muß unter der zunehmenden *Verknöcherung der Rippenknorpel und Spannungserhöhung der Atemmuskeln* naturgemäß zurückgehen. Die sportliche Brustwölbung der Jugend wird bei Weiterüben auch noch im Greisenalter zu erkennen sein.

Gleich den Tieren bildet auch die *Form des Brustkorbes* eine vorstehende Eigenschaft des menschlichen *Sporttypes*. Das hängt

Die Atmungsmechanik. 65

von der *Beanspruchung* des Schultergürtels und der *Lungen* durch die *verschiedenen* Sportarten ab. Genau wie beim Herzen hat die Lunge die Möglichkeit, durch Vermehrung des Minutenvolumens erhöhten Ansprüchen gerecht zu werden. Die Vergrößerung des Herzschlagvolumens hält sich in kleinen Grenzen. Die Lunge dagegen hat unter ausgiebigster Tiefatmung die Steigerung desselben Atemzuges bis auf das 50fache zur Verfügung.

Der 2. Umstand, die Vermehrung der Atemzüge, stellt hohe Anforderungen an die *Atemmuskelkraft*. Die Atmung kann also in dem *Wechselspiel zwischen Tiefe und Häufigkeit des Atemzuges* je nach Bedarf wählen, muß es auch tun, und gerade der Sport wird Vorteile daraus ziehen, wenn er diese Wahl sorgfältig trifft. *Vertiefung der Atemzüge schont die Kräfte, ja erholt den Körper, Vermehrung strengt aber an.* Man beobachtet seither im *sportlichen Lager nur zarte Ansätze* in der ökonomischen Einstellung der Atmung. Dagegen liefert uns gerade der Sport die Unterlagen für die Gestaltung und Bewertung des *Atmungstypes*.

Wir unterscheiden neben der regionalen Atmung der Rippen die gesonderte *Zwerchfellatmung*. Bauch und Brusthöhle sind durch die Muskelplatte des Zwerchfells in Form einer nach unten offenen doppelten Kuppelwölbung völlig getrennt. *Sehnig* muß das Zwerchfell dort sein, wo es das Herz trägt oder die großen Gefäßstämme (auch Speiseröhre) von und zu dem Herzen durchläßt. Sie können keinen abschnürenden Druck, das Herz keinen zu großen Bewegungswechsel vertragen.

Um die Zusammenziehung des Zwerchfells wirksam zu machen, durfte der *Einbau nur kuppelmäßig* erfolgen. Unter der rechten höheren Kuppel liegt der Hauptteil der Leber, unter der linken tieferen, Magen und kleinerer Lebertteil, auch Milz. Jedenfalls übt Druck und Füllung der Baucheingeweide Einfluß auf die Atmung aus. *Zwischen Brust- und Bauchraum* bestehen bestimmte Wechselwirkungen.

Die Zwerchfellatmung gibt in der Ruhe den Ausschlag. Kaninchen sterben, wenn ihr Zwerchfell künstlich gelähmt wird. Auch ist das *Zwerchfell besser trainiert*. Seine Atmung strengt uns nicht an, wir hörten schon, um so mehr die Rippenatmung. Zum Beweis *atme man* einmal *forciert*, so schnell und so tief wie möglich. Schon nach wenigen Sekunden setzt ein *Hinaufschnellen des Pulses* ein. Wie, das zeigt die nachfolgende Tabelle. Nach

15—20 Sekunden tritt bei den meisten Menschen eine hochgradige Ermüdung und Erschöpfung auf, so stark, daß bei überenergischer Fortsetzung des *Schnelltiefatmens* sogar Ohnmachtsanfälle drohen.

Tabelle 19. Pulssteigerung durch rasches Tiefatmen.

Nr. Name	Alter	Gewicht	Größe	Konst. Index	Pulssteigerung in 5 zu 5 Sek.
1. Grü.	18	65	172	101,5	7·7·9/12·14·14/17·17 erschöpft
2. Ko.	21	69	170	96	7·7·9/10·11·12/13·14·14/12·13·
3. Bu.	22	60	165	101,25	9·8·7/7·6·5/5·7·8/9·12·12/13·
4. Stu.	21	59	166	103	12·14·17/20 erschöpft
5. Lö.	22	58	169	106,25	8·9·10/12·13·14/15·18·18/·
6. Grü.	24	60	163	98,75	14·15·18/18·19 erschöpft
7. Bra.	25	71	181	102,25	7·8·9/9·9·9/ erschöpft.

Der Konstitutionsindex ist nach der von mir aufgestellten Formel berechnet. Zweifellos spricht er mit, weil *dicke Menschen kurzatmiger* sind, also früher erschöpft sein müssen. Nr. 3, 4 und 6 sind Sportlerinnen, von welchen nur Fräulein Bu. gut trainiert ist. Die beiden anderen Damen gingen schon sehr aufgeregt an die Untersuchung heran, die öffentlich stattfand. Herr Bra. (Nr. 7) zeigt wenig Energie. Die Atmung ist nicht genügend forciert. Er gibt früh und ohne Grund auf. An dem Hinaufschnellen des Pulses ist die hochgradige Anstrengung zu erkennen. Von den 7 Personen hatte nur eine die Atmung länger als 1 Minute ausgehalten.

Die kleine Versuchsreihe beweist, wie sehr sich die *forcierte Atmung selbst aufzehrt*. Von anderer Seite wurde in anderer Weise der hohe Leistungsumsatz der angestrengten Hilfsatmung dargetan.

Jeder, der in seinem Sport gezwungen ist, selbst nur kurze Zeit *diesen Atmungstyp* anwenden zu müssen, sollte *in das Trainingsprogramm* die planmäßige Übung der angestrengten Rippen- und Hilfsatmung aufnehmen. Das betrifft den 100- bis 400-m-Lauf ebenso wie die längeren Laufstrecken. Ruderer u. a. greifen ebenfalls darauf zurück, wenn sie im Sport nochmals spurten und die letzten Reserven heranholen sollen. Auch der Fußballspieler, der in mörderischem Tempo die ganze Linie des Fußballfeldes entlang läuft, wird in der entscheidenden Kampfhandlung vor dem Tore der „Überlegene" sein, wenn er den ruhigeren weil wohlgeübten Atemtyp aufweist.

Gasaustausch.

Wir können *äußere Atmung* und innere oder Gewebsatmung unterscheiden. Die erste geht bis zu der Ankunft des Sauerstoffs in den Lungenbläschen.

Von dieser Grenze (bei niederen Tieren ist es schon die Haut, bei höheren die Atemhaut der Lunge) übernimmt das *Blut* die Aufgabe, zur *inneren Atmung* überzuleiten und *Träger der Gase* zu und von den einzelnen Körperzellen zu sein. Dort spielt sich dann der ähnliche Vorgang wie in den Lungen ab. Jetzt allerdings gleich den Protozoen, die nur durch die Oberfläche ihres Zelleibes atmen.

Der Blutfarbstoff (Hämoglobin) ist der Stuhl, auf den sich beide Gase setzen. Dieser Stuhl wird beim Gasaustausch bald von der Kohlensäure, bald vom Sauerstoff eingenommen.

Man hat von physiologischer Seite hierfür 1. die chemische Bindung, 2. nur ein lockeres äußeres Haften ohne innere chemische Umsetzung und 3. beides angenommen. Die meisten Gründe sprechen für den 2. Punkt. Bei einer chemischen Bindung müßte entweder dem Sauerstoff *oder* der Kohlensäure eine größere Bindungsneigung zukommen. Dann könnte aber auf Grund dieser Neigung stets nur eines der Gase von dem Hämoglobin angenommen werden.

Wir betrachten jede chemische Bindung des Sauerstoffs als Oxydation. Die Verbrennung soll jedoch nicht bereits in dem Erythrozyten, sondern erst in der vom Blut zu versorgenden Organzelle stattfinden. Wohl ändert sich das Ansehen und der Charakter des Hämoglobins, je nachdem es Sauerstoff oder Kohlensäure führt und heller oder dunkler rot erscheint.

So muß also nur die *lockere Adsorption der Gase* vorliegen. Dem entspricht auch die beiderseits eingedellte Plättchenform der Erythrozyten.

Der Grund für die wechselnde Adsorption der Gase beruht in deren *Druckgefälle*. Draußen in der Atmosphäre strömt stets die Luft von der Stelle des hohen nach der Stelle des niederen Luftdrucks. Drinnen im Körper ist es ebenso. Nur handelt es sich hier nicht um das ganze Luftgemisch, sondern um dessen einzelne Gase, d. h. nicht den neutralen Stickstoff, sondern den Sauerstoff und die Kohlensäure als deren Partiardruck.

Gasaustausch.

Es genügt hier keineswegs, die Zusammensetzung der Ein- und Ausatmungsluft zu prüfen. BOHR hat daher die *Alveolenluft* untersucht und in ihr $14,6\%$ Sauerstoff und $5,6\%$ Kohlensäure gefunden. Demnach ist in den Lungenbläschen mehr Kohlensäure und weniger Sauerstoff als in der Ausatmungsluft des Mundes vorhanden.

Es ist nicht möglich, daß bei der Einatmung die Lunge ganz mit Sauerstoff und bei der Ausatmung nur mit Kohlensäure gefüllt ist. Da müßten beide Gase denselben Raum zu gleicher Zeit einnehmen.

Darum stehen sich hier 2 Mischungsräume gegenüber. Der eine wird von den Lungenbläschen und der andere von Nasenrachenraum, Kehlkopf, Luftröhre und Bronchien gebildet. Man hat den letzteren als *schädlichen Raum* bezeichnet. Für diesen Ausdruck fehlt die stichhaltige Begründung.

Einmal kennt der Körper keine schädlichen Einrichtungen. Und dann ist dieser Raum für die Atmungsabsicht sehr nützlich. Denn gerade in der Ruheatmung als weitaus vorherrschendem Atemtyp erfüllt dieser Raum die *nützliche allmähliche Wechselmischung der Alveolenluft*. Seine Mittelgröße wird in der Literatur mit 140 ccm (besser 100—200 ccm) angegeben. Diese Zahl stimmt mit der *Ruheatmung* gut überein. Nur durch diesen Wechsel ist es möglich, daß die Mischung der Alveolenluft in der Ruhe ziemlich konstant bleibt; weil der *nützliche Raum* fortwährend von außen Sauerstoff empfängt und dafür nach außen Kohlensäure abgibt. Dadurch kann in den Alveolen die Gasmischung ohne zu krasse Übergänge und Wechsel gehalten werden.

Auch den Angaben und Berechnungen über das *Restvolumen* als der Luftmenge, die bei tiefster Ausatmung noch in der Lunge bleibt, ist seit den Beobachtungen der Pneumothoraxbehandlung nicht mehr zu folgen. Die Atmungsgymnastik muß durch forcierte Ausatmung (Auspuffen mit eingezogenem Leib) das Restvolumen möglichst klein gestalten. Seine Größe wäre vom sportlichen Standpunkte auch nachgeordnet. Hier beherrscht ganz der Begriff des *lebenden Fassungsraumes der Lunge (vitale Kapazität)* das Feld. *Es ist die Luftmenge, die bei tiefster Ein- und Ausatmung wechselt.*

Unter der *Tiefatmung* muß sich auch das *Mischungsverhältnis der Alveolenluft sofort ändern*. Atmen wir in Ruhe sehr tief, so ist in der Alveolenluft schon mit der 1. Einatmung mehr Sauer-

stoff und relativ weniger Kohlensäure vorhanden. Nach der
1. Ausatmung wird auch die absolute Menge an Kohlensäure
kleiner. Darum muß die unmittelbar dem Wettkampf vorausgehende Tiefatmung den Sportler besser vorbereiten.

Auf der anderen Seite der Atmungsmembran befinden sich die
Erythrozyten mit Kohlensäure und vielleicht einer sehr geringen
Menge Sauerstoff beladen. Praktisch sind sie sauerstofffrei.

Tiefe und Häufigkeit, also Minutenvolumen der Atmung werden
durch den Säuregrad, besser Wasserstoffionengehalt der Körper-
säfte gesteuert. Er beträgt 7,6 p_H. Vermehrte Muskeltätigkeit
wirft Säuren in die Blutbahnen. Dort wird ein Teil durch *Alkalireserven abgepuffert*. Der Überschuß muß durch die Atmung sofort
entfernt werden. Große Alkalireserven entlasten demnach die
Atmung. Ihre Ansammlung soll durch das Training vorbereitet
werden.

Da der Ionengrad von 7,6 p_H konstant gehalten werden muß,
wird die Pufferung der Alkalireserven in der nachfolgenden Ruhe-
phase des Sportes wieder gelöst, indem diese Kohlensäuremengen
langsam weggeatmet werden, die Atmung trotz der Ruhe und
normalen Herzschlags also noch vermehrt bleibt.

Partiardruck der Atmungsgase.

Wir können vom Standpunkt der Kohlensäure einen Partiardruck von 20—25% (Druck, bei dem wir in CO_2 ersticken) in den
vom rechten Herzen ankommenden Alveolenerythrozyten annehmen. Er steht dem tiefen Kohlensäuredruck von 2—6% in
der Alveolenluft gegenüber. Unter diesem Druckgefälle muß die
Kohlensäure den Erythrozyten verlassen und in die Alveolenluft
einströmen.

Umgekehrt verhält es sich gleichzeitig mit dem Sauerstoff.
Im Erythrozyt ist jetzt fast null und in der Alveolenluft aber
10—20%. Daher muß der Sauerstoff aus der Alveolenluft durch
die Atmungsmembran nach dem Erythrozyten wechseln. *Nur solange dieses Druckgefälle für beide Gase besteht, können wir atmen.*

Die Körperzelle zeigt den ähnlichen Vorgang. Je nach der Tätigkeit sammelt sich in ihr Kohlensäure an und mindert sich entsprechend der Sauerstoffgehalt. Das vorbeiströmende arterielle
Blut hat aber hohen Sauerstoff- und sehr niedrigen Kohlensäure-

prozentsatz. Wiederum drängen die Gase unter diesem Einzeldruckgefälle durch die Zellmembran aneinander vorbei, die Kohlensäure in das Blut und der Sauerstoff aus diesem in die Zelle.

Die Erythrozytenzahl.

Je mehr Überschußblut und, was sportlich ungleich wichtiger ist, *je mehr Erythrozyten in der Maßeinheit des Blutes zur Verfügung stehen, um so besser vollzieht sich der Gasstoffwechsel.*

Wir zählen die Erythrozyten in einer mikroskopischen Blutkammer. Am besten im Dunkelfeld. Der Erythrozytengehalt des Blutes wechselt je nach Alter, Geschlecht, Konstitution, Höhenklima, Ernährung und Leibesübung. Man hat seither für den *Mann durchschnittlich 5 und für die Frau 4 Millionen Erythrozyten in 1 mm^3 Blut* berechnet. Unter der Wirkung des Frauensports, der reformierten Frauenkleidung und der Berufstätigkeit der Frau ist hier ein Ausgleich angebahnt.

Wir haben an trainierten Frauen höhere Erythrozytenzahlen als an untrainierten Männern feststellen können. Selbstverständlich läßt sich auch der Trainingsfortschritt des Mannes an den steigenden Erythrozytenzahlen kontrollieren.

In letzter Zeit sind auch zunehmende Zahlen der weißen Blutkörperchen, besonders der Lymphozyten, bei steigendem Training mitgeteilt worden. Jedenfalls fördert Leibesübung die Blutbeschaffenheit. Mit der zunehmenden sportlichen Beteiligung der Mädchen verschwand deren früher so verbreitete Blutarmut (Anämie).

Der Hämoglobingehalt.

Den eigentlichen Gasträger im Erythrozyten bildet das Hämoglobin, ein Eiweißfarbstoff, der dem Blut die charakteristische Farbe verleiht.

Die Hämoglobinmenge kann im einzelnen Erythrozyten wechseln. Ihre *Steigerung* beruht in der *Organfunktion* durch *Leibesübungen* und stärkere *Wärmeabgabe*, ferner in der *dünnen Außenluft* des *Höhenklimas* und in Sonnenwirkungen. Unter Mangel dieser Dinge und bei schlechter Ernährung beides geht meistens mit Appetitminderung Hand in Hand, fällt der Hämoglobingehalt. Eisen, Arsen und dergleichen spielen in der Hämoglobinbildung ebenfalls eine Rolle.

Bei dem Wechsel vom Tiefland in das Hochgebirge wurde eine Zunahme der Erythrozyten und des Hämoglobins beobachtet. Sie kann nicht, wie manche Autoren annehmen, nur scheinbar sein, weil sie einer gewissen Zeit der Anpassung bedarf, wenn dieselbe auch nur kurz ist. So konnten wir an Berliner Eishockeyspielern in Davos beobachten, daß sie nach der plötzlichen Höhenumstellung von nahezu 1800 m in den ersten Tagen bedeutend weniger leistungsfähig als zu Hause und in den nachfolgenden Davoser Tagen waren.

Es liegt der Gedanke nahe, diese Erscheinung für *Trainingszwecke zur Vorbereitung* auf den großen Wettkampf auszunutzen. Bis zu einem gewissen Grade wird dies auch möglich sein. Man darf jedoch nicht vergessen, daß die Blutanpassung des Höhenklimas im Tiefland ebenso schnell wieder zurückgeht und dann sogar einer Reaktion der Leistungsminderung Platz macht.

Atmungs- und Herzarbeit.

Physiologisch berechnet man auf einen Atemzug in der Ruhe 4 Herzschläge. Das stimmt sportlich nicht. Die engen Beziehungen zwischen Herz und Lunge laufen nicht immer in der gleichen Richtung. Was das Herz anstrengt, kann die Lunge erleichtern und umgekehrt. Manche Sportarten wirken mehr auf die Lunge, andere mehr auf das Herz ein.

Das Herz schlägt bei vertiefter Atmung langsamer, solange sie ohne Anstrengung erfolgt. Durch dieses *Erholungsatmen* geht man aufgefrischt in die nächste Kampfhandlung und übersteht besser den Endkampf.

Langsames Tiefatmen (in je 5 Sekunden ein und aus) ändert folgendermaßen das Herzschlagbild.

Gewöhnliche Ruheatmung der Versuchsperson: $5 \cdot 5 \cdot 6/5 \cdot 5 \cdot 6/5 \cdot 5 \cdot 6/5 \cdot 5 \cdot 6//$.

Fünfsekundentiefatmung: $4 \cdot 4 \cdot 4/4 \cdot 4 \cdot 4/4 \cdot 4 \cdot 4/4 \cdot 4 \cdot 4//$.

Die Leistungsprüfung des Herzens mit und ohne erholende Atmung prägt ein noch deutlicheres Bild:

Herschlagbild stehend bei 15 Atemzügen je Minute: $5 \cdot 5 \cdot 5/5 \cdot 5 \cdot 5/5 \cdot 5 \cdot 5/5 \cdot 5 \cdot 5//$.

Herzschlagbild derselben Person unmittelbar nach 10 Kniebeugen in 20 Sekunden Nasenatmung und Hüfte fest: $8 \cdot 8 \cdot 8/7 \cdot 6 \cdot 7/6 \cdot 5 \cdot 5/5 \cdot 5 \cdot 4//5 \cdot 5 \cdot 5$.

Herzschlagbild derselben Person unmittelbar nach 10 Kniebeugen in 20 Sekunden. Ruhige Tiefatmung (10 je Minute) mit offenem Mund, vorgestrecktem Unterkiefer und vorgewölbter Brust: 6·5·4/4·4·4/ 4·4·4/4·4·4//.

Beobachtet man nicht nur die Beruhigungszeit des Herzens, sondern auch die der Atmung, so ist das Herz schon lange im Ruheschlag angelangt, während die Atmung noch vermehrt bleibt. HILL nennt das die *Sauerstoffschuld* des Körpers und bestimmte aus der Beruhigungszeit der Atmung die Ausdauerleistung. Die Größe der Sauerstoffschuld, wieder abhängig von der relativen Sauerstoffaufnahme, entspricht der Leistungsfähigkeit. Die maximale Größe des Lungengaswechsels in der Zeiteinheit (Minutenvolumen) wird durch die maximale Leistung des Herzens mitbedingt.

Atmungs-Funktionsprüfungen.

1. Messung des Brustumfanges.   *3. Der Leistungsumsatz.*
2. Messung der Brusttiefe.   *4. Der Spirometerbefund.*

Diese 4 Prüfungen sollen wegen ihrer zeitlichen Entwicklung, sachlichen Beziehungen und gegenseitigen Bewertung zusammenfassend behandelt werden.

Erst die Einführung des *Spirometers* hat eine rasche und objektive Leistungsprüfung der Atmung ermöglicht. *Der Spirometerbefund mißt die Luftmenge, die bei stärkster Ein- und Ausatmung von der Atmungsanlage ausgeblasen werden kann.* Dieser Wert setzt sich aus der *Größe der Atmungsmembran, der Stärke der Atmungsmuskeln und der Energie ihrer Nervenzentren* zusammen. Die große Lunge nützt

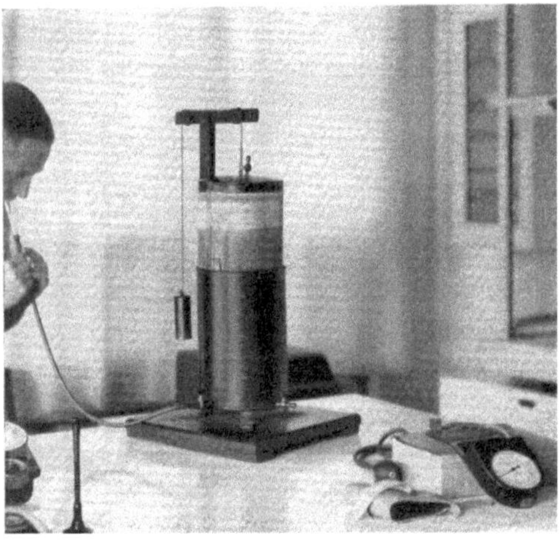

Abb. 2. Feuchtspirometer. Im Vordergrund ein Fein-Dosometer zur Blutdruckprüfung.

nichts bei versagenden Atmungsmuskeln, während letztere, wenn stark und geübt, auch aus einer kleineren Lunge wesentliche Atmungswerte herausholen.

Atmungs-Funktionsprüfungen.

Der *Spirometerapparat* besteht aus zwei ineinanderstehenden je oben oder unten geschlossenen Zylindern. Der untere ist mit Wasser gefüllt *(Feuchtspirometer)*. Über das Wasser ragt von unten her die Lufteinblasröhre, über die der obere bewegliche Zylinder gestülpt ist. Er ist geeicht, so daß die eingeblasene Luft ihn entsprechend aus dem Wasser hebt. Der Hebungsgrad, also die eingeblasene Luftmenge, kann an der Skala des beweglichen Innenzylinders mit Hilfe der am festen Außenzylinder angebrachten Nadel abgelesen werden.

Das Gewicht des beweglichen Zylinders ist durch Gegengewicht ausgeglichen. Es empfiehlt sich, durch Zug an ihm die Ausatmung zu unterstützen, wenn bei den Apparaten der Reibungs- und Einströmungswiderstand zu groß ist.

Man hat auch *Trockenspirometer* gebaut, die größere Transporteignung aufweisen. Ihr Prinzip beruht auf einem Gummisack, der aufgeblasen wird. Bei den einen ist er in einem aufrecht stehenden Zylinder eingeschlossen, oben mit einer Metallplatte beschwert, auf welche ein Hohlstab mit Eichung angelötet ist. Dieser trägt oben einen Gummistopfen und steht nach unten mit dem Gummisack in Verbindung. Der Apparat ist billiger, besser transportierbar, aber gegenüber dem Feuchtspirometer *ungenau* und während der Benutzung *nicht* kontrollierbar.

Der *Flachtrockenspirometer* besitzt die seither *beste Transportfähigkeit*. Er besteht aus einem zwischen 2 Blechdeckeln flach zusammenliegenden Gummisack. Die Blechdeckel sind an einer Schmalseite beweglich verbunden. Durch das Aufblasen werden sie wie ein Rachen geöffnet und der Öffnungsgrad durch einen Winkelmesser mit empirischer Eichung bestimmt. Da der Angriffspunkt in der Mitte, die Messung am Ende der Deckel liegt, können sich entsprechend dem langen Hebelarm durch Elastizitätswechsel des Gummis oder Verbiegung der Blechdeckel störende Unterschiede geltend machen.

Für die *Benutzung der Spirometer* seien einige Hinweise gestattet.

Der bewegliche Innenzylinder des Feuchtspirometers sollte oben einen gut abschließbaren Öffnungshahn besitzen, damit man ihn schneller als seither zwischen den Versuchen zurücksenken kann.

Wegen der *Infektionsgefahr* muß das Blasmundstück entweder in der Flamme vor dem Versuch entkeimt werden, oder man verwendet besser *Pappmundstücke*, die über einen konischen Ansatz gestreift und nach jeder Benutzung weggeworfen werden.

Beim Blasen ist auf *guten Mundanschluß* zu achten. Es wird oft reichlich Luft vorbeigeblasen. Darum ist das Mundstück zwischen die Zähne zu nehmen und mit festen Lippenschluß langsam zu blasen. Die Luftführung in Pappmundstück, konischem Ansatz, Gummischlauch und innerem Luftkanal sollte *nirgends zu eng* sein und einen Mindestdurchmesser von 7—8 mm aufweisen.

Um vergleichbare Ergebnisse zu erhalten, lasse man überhaupt nicht mehr ausatmen, dafür aber solange einatmen, bis keine Luft mehr in die Lunge hineingeht. Das Einblasen soll zuerst langsamer und zum Schluß unter Aufbietung aller Energie erfolgen. Darum leitet man zweckmäßig die Einblasung, indem je nach der Anstelligkeit der Versuchsperson korrigiert wird.

Der Spirometerbefund richtet sich nach der Körpergröße, dem Gewicht, Alter und Geschlecht.

HUTCHINGSON bestimmte:

1. Der Spirometerbefund nimmt mit jedem engl. Zoll Körpergröße um 130 cm^3 zu.
2. Beim Überschreiten des mittleren Körpergewichts um 7% tritt anfänglich für jedes Kilogramm eine Verminderung um 37 cm^3 ein.
3. Der Spirometerbefund geht vom 35. Lebensjahr zurück.

HÄSER stellte für den deutschen männlichen Durchschnitt 3222 cm^3 und für den der Engländer 3772 cm^3 auf. *Eine für alle gültige Normalzahl ist demnach nicht möglich.*

Ähnlich wurde von den Physiologen der *Grundumsatz* und der Leistungsumsatz gegenüber gestellt. *Als Grundumsatz gilt der Gasstoffwechsel (Sauerstoffzehrung) der Lunge in Ruhe und nüchternem Zustand.*

Für Vergleichszwecke wird der Grundumsatz auf 1 cm^2 Körperoberfläche umgerechnet und soll hier für alle Menschen gleich groß sein. Damit entspräche er der Wärmeabgabe des Körpers. LEVY und FALK berechnen so auf 1 cm^2 118 cm^3 Sauerstoff und 93 cm^3 Kohlensäure. BENEDIKT hat bei einem Manne (Gewicht

Atmungs-Funktionsprüfungen.

64,5—68 kg) während 5 Monaten den Grundumsatz beobachtet und fand für: Sauerstoff = 3,67 cm³: je Tag und Kilogramm
Kohlensäure = 3,12 ,, ,, ,, ,, ,,

Tabelle 20. **Bestimmung der Flachatmung durch das Mittel von 10 Atemzügen.**
(Im Alter von 20—26 Jahren.)

Nr.	Name	Spirom	Größe	Spiro-index	Flachatmung in Ruhe Mittel von 10 Atemzügen	Ver- brauchte Zeit in Sek.	Tiefenmessung des Brustkorbes bei Ein- und Ausatmung
1.	Tei	4300	168	25,6	100 cm³	40	20—23,4 = 3,4
2.	Ju.	5900	190	31,3	125 ,,	38	20—24,5 = 4,5
3.	Bo.	5200	183	28,3	140 ,,	42	22—26,4 = 4,4
4.	Kru.	4100	168	24,3	270 ,,	50	19—23,4 = 4,4
5.	Stub	4600	173	26,5	240 ,,	55	19,2—24,0 = 4,8
6.	Wa.	5000	174	28,7	210 ,,	35	19—25,4 = 6,4
7.	Ke.	5800	176	32,9	275 ,,	35	19—25,3 = 6,3
8.	Drei.	3700	179	20,7	280 ,,	50	17—20 = 3,0
9.	Bee.	4200	176	23,9	430 ,,	57	19,5—23,3 = 3,8

Ergebnis:
1. Keine Beziehung zwischen Flachatmung, Spiroindex und Brusttiefe.
2. Individuelle Schwierigkeiten.
3. Flachatmung liegt unter 500 ccm.

Nach BANSI, GROSCURTH und WEIGEL enthält die Ausatmungsluft der dicken Menschen nur 3% und die der dünnen aber bis 6% Kohlensäure. Das widerspricht dem gleichmäßigen Normalwert pro 1 cm² Körperoberfläche.

Da Grundumsatz und Ruheatmung in gleicher Linie laufen, haben wir versucht, die Flachatmung in Ruhe näher zu bestimmen. Sie findet sich im Schrifttum meist mit 500 cm³ angegeben. Dieser Betrag ist zu hoch, denn bei unserem Orientierungsversuch lag von 27 Personen das Mittel aus je 10 in den Spirometer

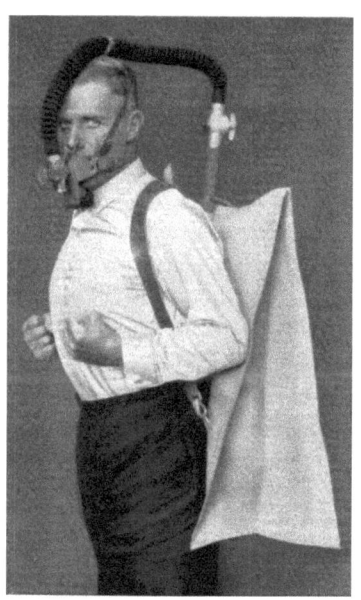

Abb. 3. Angeschnallter Douglas-Sack zur Bestimmung des Grund- und Leistungsumsatzes bei einer Sporthandlung.

gehauchten Flachatemzügen zwischen 140—500 cm³ für einen Flachatemzug, also bei 315 cm³.

Dabei ist zu beachten, daß unter dem subjektiven Einfluß der Widerstandsüberwindung trotz der guten Absicht der Versuchspersonen meist zu tief geatmet wurde. *Demnach wird der Ruheatem nicht nur der Größe des „nützlichen Raumes", sondern auch der des Grundumsatzes entsprechen.*

Der Grundumsatz bildet den Ausgangspunkt für den *Leistungsumsatz*. Für dessen Bestimmung wird ein Apparat auf den Rücken des Sportlers geschnallt. Bei der Sporttätigkeit steigt der Energieumsatz zu Beginn allmählich und erreicht nach etwa $2^1/_2$ Minuten die Höhe, welche der Sportleistung entspricht. So hat LÖWY in Davos den Leistungsumsatz bei Skiläufern und ZUNTZ denselben beim Gehen bestimmt.

Tabelle 21. Steigerung des Leistungsumsatzes beim Gehen nach ZUNTZ.

Weglänge in km	Gehzeit	Leistungsumsatz als Prozentsteigerung zum Grundumsatz %
0	0	100 (Grundumsatz)
3,6	1 Stunde	115
6,0	,,	420
8,4	,,	1000

Die Ergebnisse des Leistungsumsatzes gestatten keinen Rückschluß auf den Energieaufwand. Denn EWIG und WALINSKI fanden, daß *mit zunehmendem Training der Kohlensäuregehalt der Atmungsluft steigt*. Auch will der Sportmann nicht wissen, ob er dieselbe Leistung mit dem gleichen Stoffwechsel bewältigt, sondern ob aus der Bestimmung des Leistungsumsatzes ein Urteil für den Trainingszustand zu gewinnen ist. Die Untersucher erwarteten das erstere und waren enttäuscht, als sich sofort Unterschiede ergaben. Gerade die Unterschiede des Leistungsumsatzes bei gleicher Sportleistung sicherten aber die sportliche Berechtigung.

Tabelle 22. Kohlensäureabgabe des Menschen nach JOHANNSEN.

Zustand	Kohlensäure in g	Zeit
Absolute Ruhe	20,7	1 Stunde
Bettruhe	24,8	,,
Zimmerruhe	33,1	,,

1 g Kohlensäure entspricht 500 cm³ Kohlensäure.

Atmungs-Funktionsprüfungen.

Tabelle 23. Erhöhung des Leistungsumsatzes verschiedener Sportarten.

Übungsart	Geschwindigkeit m/min.	Steigerung des Energieumsatzes in Prozent des Ruheumsatzes	Autor
Gehen	48,4 / 148,1	52 / 762	Brezina, Kolmer u. a.
Steigen (Neigung 15%)	40 / 120	400 / 1620	Magne
Laufen	200 / 325 / 400	945 / 3520 / 8500	H. V. Hill und Furusava
Skilaufen	131 / 228	1100 / 1420	Liljestrand und Stenström
Schlittschuhlaufen	203 / 342	680 / 1170	
Radfahren	58 / 140	183 / 870	L. Zuntz
Schwimmen	16,1 / 47,6	167 / 832	Liljestrand und Stenström
Rudern	36,8 / 93,4	136 / 966	
Kanufahren	48 / 120	83 / 723	Wohlfeil
Reiten	Schritt / Trab / Galopp	122 / 490 / 672	Geldrich

Aus der Tabelle läßt sich die Einwirkung der sportlichen Leistungssteigerung auf den Leistungsumsatz erkennen. Sie ist je nach dem Trainingszustand verschieden, also nur für den Einzelfall maßgebend.

Der Leistungsumsatz wird beeinflußt durch:
1. Muskelarbeit;
2. Nahrungszusammensetzung und Ernährung;
3. Umgebungseinflüsse (Temperatur, Wind und dergleichen).

Tabelle 24. Respiratorischer Quotient berechnet auf die Nährstoffe.

Nährstoff	Respiratorischer Quotient
Kohlehydrat	1,0
Eiweiß	0,801
Fett	0,707
Alkohol	0,667

Unser Körper setzt außer dem Kohlenstoff noch Wasserstoff zu Wasser, Schwefel zu Schwefelsäure und Stickstoff zu Harnstoff um. Nur soweit Kohlenstoff in der Nahrung ist, kann aus ihr Kohlensäure gebildet werden. Je mehr die Kohlehydrate in der Nahrung verschwinden, um so geringer wird die Kohlensäureausscheidung. Das führte zu dem Begriff des *respiratorischen Quotienten:* $CO_2 : O_2 = 1$.

Dieser *Quotient muß sich nach der Zusammensetzung der Nahrung richten. Er verändert sich auch unter der Einwirkung der sportlichen Leistung.* Nach mitgeteilten Untersuchungen steigt er mit dem Einsetzen stärkerer Muskeltätigkeit auf 2,0 und mehr an, während er in der nachfolgenden Erholung auf 0,5 herabsinkt. D. h. *Muskeltätigkeit erhöht die Kohlensäureabgabe der Lungen bei zurückbleibender Sauerstoffaufnahme. In der Erholung wird dann entsprechend nachgeatmet.*

Praktisch kommt dies in dem *kurzpausigen nachhallenden Erholungsatmen* des Sports zur Anwendung. Doch auch umgekehrt gewinnt es im *Vorbereitungsatmen* Bedeutung. Langsames Tiefatmen ist vor jedem Start zu empfehlen.

Schnelligkeit und Einfachheit der Methode weisen anstatt der Bestimmung des Grundumsatzes auf die Anwendung der *Spirometerprüfung* hin.

Da der Spirometerbefund mit der Leibesfülle und dem Alter abnimmt, bewegt sich dieser Wechsel in der Richtung der sportlichen Leistungsminderung. Bei der Körpergröße ist dies keineswegs der Fall. Um deren Einfluß für die allgemeine Vergleichsbewertung auszuschalten, wurde von mir der

Spiroindex = Spirometerbefund in cm^3 *: Körpergröße in cm* eingeführt.

Die Ausrechnung ist schnell und einfach. Erst durch den Spiroindex läßt sich der Spirometerbefund objektiv auswerten und zu den anderen Leistungsprüfungen der Atmung Stellung nehmen.

Wir haben an Hamburger Studenten und Studentinnen verschiedene Leistungsprüfungen durchgeführt und einer Gruppe von Sportlern gegenübergestellt. S. Tab. 25 und 26.

Somit zeigt sich, daß keinerlei Übereinstimmung zwischen dem Spiroindex einerseits und Größe, Tiefe sowie Erweiterung des Brustkorbes andererseits besteht.

Wohl bieten große Tiefe und Umfang der Brust einen gewissen Hinweis. Konstitutionell bleibt ihre Messung berechtigt. *Beim harmonischen Menschen steigt der Bauchumfang zum Umfang der Brustausatmung um rund 10 cm und dieser zur Brusteinatmung um rund 10 cm.* Die letztere Differenz bewegt sich in den Tabellen zwischen 7 und 12 cm. Sie stimmt weder mit dem Spiroindex

Atmungs-Funktionsprüfungen.

Tabelle 25. Vergleich zwischen Brustumfang, Brusttiefe und Spiroindex (Konstitutionsindex): Hamburger Studenten und Studentinnen. Nach Spirometerbefund geordnet.

Lfd. Nr.	Name	Alter	Größe	Gewicht	Konstitutions-Index	Bauch-umfang	Brustumfang Aus-atmung	Brustumfang Ein-atmung	Brustumfang Dif-ferenz	Brusttiefe Aus-atmung	Brusttiefe Ein-atmung	Brusttiefe Dif-ferenz	Spiro-meter	Beruf	Sport-art	Spiro-index
1	J., Johann	21	1,90	90	90	86	95	105	10	20,0	24,5	4,5	5900	stud.		31,1
2	K., Rudolf	20	1,76	68	101,5	73	79	90	11	19,0	25,3	6,3	5800	,,		32,9
3	M., Hans	21	1,75	69	99,75	79	87	97	10	19,0	22,5	3,5	5600	,,		32,0
4	C., Fritz	23	1,84	80	95,5	84	94	103	9	20,8	24,3	3,5	5600	,,	Turnlehrer-Ausbildungskurs	30,5
5	S., Walter	23	1,84	74	101,5	80	88	102	14	19,3	25,0	5,7	5500	,,		29,9
6	W., Johann	23	1,78	68	103	73	83	93	10	18,1	21,3	3,2	5300	,,		29,2
7	B., Wilhelm	26	1,83	75	99,75	79	90	101	11	22,0	26,4	4,4	5200	,,		28,3
8	T., Karl	26	1,71	50	115,75	73	83	93	10	18,3	22,3	4,0	5000	,,		29,2
9	W., Walter	20	1,74	65	103	77	86	96	10	19,0	25,4	6,4	5000	,,		28,7
10	St., Hellmuth	20	1,73	70	97,25	79	89	99	10	19,2	24,0	4,8	4600	,,		26,5
11	G., Hans	20	1,77	65	105,25	74	81	94	13	18,1	22,7	4,6	4600	,,		25,9
12	R., Gerhardt	20	1,70	68	97	81	88	98	10	18,5	23,1	4,6	4500	,,		26,5
13	T., Emil	25	1,72	66	100,6	76	85	94	9	18,2	21,1	2,9	4500	,,		26,5
14	L., Peter	21	1,73	64	103,25	75	85	95	10	18,3	22,3	4,0	4500	,,		26,0
15	M., Fritz	19	1,74	60	108	70	80	90	10	20,0	25,0	5,0	4500	,,		25,8
16	Z., Arthur	21	1,78	70	101	76	90	99	9	20,0	24,1	4,1	4500	,,		25,3
17	B., Herrmann	22	1,87	67	110,75	75	85	96	11	17,5	21,3	3,8	4500	,,		24,1
18	T., Wilhelm	23	1,68	64	99,50	75	85	96	11	20,0	23,4	3,4	4500	,,		25,6
19	B., Ernst	20	1,76	69	100,50	77	87	97	10	19,5	23,3	3,8	4300	,,		23,9
20	K., Heinz	23	1,68	68	95,50	84	86	97	11	19,0	23,4	4,4	4200	,,		24,3
21	Sch., Grete	20	1,70	59	106	72	82	91	9	17,2	21,9	4,7	4100	,,		24,1
22	B., Elisabeth	31	1,62	65	94	75	84	93	9	18,5	23,6	5,1	4100	,,		24,7
23	M., Margarethe	23	1,66	68	94	72	81	90	9	19,4	22,8	3,4	4000	,,		24,7
24	R., Klaus	24	1,72	63	103,5	73	83	94	11	18,0	22,0	4,0	4000	,,		23,2
25	E., Inge	20	1,66	57	105	72	80	89	9	17,4	23,0	5,6	4000	,,		23,1
26	St., Johann	24	1,72	66	100,5	74	86	95	9	18,2	22,2	4,0	3850	,,		22,0
27	F., Lilli	24	1,55	52	101,75	68	76	84	8	16,5	19,3	2,8	3800	,,		23,9
28	D., Walter	20	1,79	60	101,75	69	80	90	10	17,0	20,0	3,0	3700	,,		20,7
29	G., Charlotte	22	1,56	53	101,50	68	78	85	7	17,3	20,8	3,5	3700	,,		20,5
30	L., Grete	20	1,62	51	108	65	72	81	9	16,5	21,3	4,8	3200	,,		19,7
31	K., Lieselotte	22	1,63	56	103,75	67	77	85	8	18,0	20,3	2,3	2500	,,		15,3

80 Atmungs-Funktionsprüfungen.

Tabelle 26. Wie vorstehende Tabelle, nur verschiedene Sportarten und verschiedene Berufe. Nach Spirometerbefund geordnet.

Lfd. Nr.	Name	Alter	Größe	Gewicht	Konst. Index	Bauch-umfang	Brustumfang			Brusttiefe			Spiro-meter	Beruf	Sportart	Spiro-index
							Aus-atmung	Ein-atmung	Dif-fer.	Aus-atmung	Ein-atmung	Dif-fer.				
1	P., Friedrich	39	1,93	99	83,25	93	93	101	8	23,0	27,0	4,0	5400	Kaufmann	Schwimmen	28,0
2	P., Willi	19	1,67	57	105,75	73	83	93	10	19,6	22,5	2,9	5250	Hdlgs.-Geh.	Laufen	31,4
3	K., Karl	20	1,88	79	90,50	76	86	96	10	20,1	24,5	4,4	5250	Student	Laufen	27,9
4	K., Walter	23	1,80	67	105,50	76	83	91	8	19,5	23,7	4,2	5100	Hdlgs.-Geh.	Laufen	28,3
5	L., Friedrich	47	1,81	75	99	80	93	105	12	26,5	30,5	4,0	5000	Arzt	Tennis / Hockey	27,6
6	Sch., Erich	16	1,73	66	101,25	73	86	97	11	18,2	20,9	2,7	4800	Schüler	Schwimmen	27,7
7	R., Hans	21	1,74	68	100	73	83	92	9	20,3	24,1	3,8	4400	Hdlgs.-Geh.	Laufen	25,3
8	N., Paul	39	1,71	69	97,75	82	86	94	8	22,6	26,1	3,5	4300	Hdlgs.-Geh.	Radfahren	25,1
9	H., Hans	23	1,72	72	94,50	75	89	99	10	20,7	25,5	4,8	4300	Kaufmann	Schwimmen	25,0
10	G., Max	18	1,74	61	107	68	79	89	10	20,0	23,3	3,3	4200	Lehrling	Laufen	24,1
11	Sch., Rudolf	23	1,75	66	102,75	74	82	90	8	18,5	22,5	4,0	4200	Ingenieur	Turnen	24,0
12	B., Georg	18	1,70	64	101	72	82	92	10	14,8	17,5	2,7	4000	Schlosser	Radfahren	23,5
13	K., Richard	22	1,80	71	101,50	79	82	90	8	19,2	22,6	3,4	4000	Hdlgs.-Geh.	Laufen	22,2
14	G., Klaus	23	1,69	56	108,25	70	80	87	7	17,5	21,8	4,3	3900	Hdlgs.-Geh.	Laufen	—
15	T., Hertha	19	1,61	56	102,25	69	79	89	10	17,4	20,5	3,1	3700	Haustochter	Schwimmen	23,1
16	W., Helmuth	18	1,62	54	105	68	79	88	9	17,5	21,8	4,3	3700	Schlosser	Radfahren	22,8
17	W., Henry	19	1,65	53	108,25	76	81	91	10	19,2	22,8	3,6	3100	Student	Tennis / Hockey	18,8
18	M., Liselotte	15	1,56	44	110,50	63	73	80	7	17,0	18,9	1,9	2100	Lehrling	Schwimmen	13,5

Atmungs-Funktionsprüfungen. 81

noch mit Körpergröße, Alter, Beruf, Sporttätigkeit und auch nicht mit der Erweiterung der Brusttiefe überein. *Demnach kann auch die Hebung des Brustbeins zwischen tiefster Aus- und Einatmung keinen Aufschluß über die Atmungsleistung geben.*

Die Gegenüberstellung der Sportleistung und des Spiroindex konnte erst über den Wert des letzteren entscheiden. Für die Auswahl der zu Untersuchenden waren folgende Gesichtspunkte maßgebend:

Es wurden nur Männer im Alter von 20—30 Jahren ausgewählt. Dies Alter stellt die Leistungshöhe dar. Die Sportart mußte genügend lange Zeit betrieben sein. Es war eine bestimmte Mindestleistung in der Sportart aufzuweisen. Nur ein Hauptsport durfte vorliegen.

Durch diese Vorbedingungen wurde die Zahl der Untersuchten auf 123 beschränkt. Doch waren von ihr schon genügend eindeutige Ergebnisse zu erwarten. Sie sind in der folgenden Tabelle zusammengestellt.

Tabelle 27. **Der Spiroindex bei einzelnen Sportarten.**
Durchschnittsbefunde.

Sportart	Zahl d. Unters.	Alter Jahre	Gewicht kg	Spirometerbefund ccm	Körpergröße cm	Spiroindex ccm	Bemerkungen
I. Schwimmen.							
Crawl......	7	21,4	73	5743	177	32,4	Nur Preisschwimmer
Seite.......	1	21	72	5300	182	29,1	100 m in 1,27
Brust	8	21,4	67	4888	174	28,1	Nur Preisschwimmer
Rücken	2	24,5	58,5	3940	162,5	24,3	Nur Preisschwimmer
II. Rennruderer.							
	6	21,2	73,2	4917	177,5	27,6	Vierer u. Achter
III. Paddler.							
Rennen	6	24	69	4700	179	26,3	Preispaddler
Rennen und Wandern..	9	22,2	62	4344	172	25,3	Teils Preisträger
Wandern...	7	22,3	64,3	4330	174	24,7	
IV. Laufen.							
100 m	12	21,8	69	4442	177	25,0	Zeit 10,8''—12,3''
400 m	18	22,3	69	4655	178	26,2	,, 49,0''—56,4''
1000 m	7	22,3	68	4800	179	26,1	,, 2',4''—3',3''
5000 m und 10 000 m ..	7	23,3	60	4229	174	24,1	,,5000 m 17'—19' 10 000 m 32',18'' bis 37',11''

Atmungs-Funktionsprüfungen.

Tabelle 27. (Fortsetzung).

Sportart	Zahl d. Unters.	Alter Jahre	Gewicht kg	Spirometerbefund ccm	Körpergröße cm	Spiroindex ccm	Bemerkungen
V. Verschiedene Sportarten.							
Skiläufer...	3	26,3	71	4950	176	28,1	Teilnehmer a. Meisterschaft
Mehrkämpfer........	4	26,3	69	4775	175,5	27,2	Wettkämpfer
Geräteturner........	7	21,1	64	4250	171	24,8	Leistungsturner
Werfer und Springer ..	3	20	64	4200	176	23,6	Preisträger
Boxer......	2	22	55,5	3900	166,5	23,8	Preisträger
Fußball	13	22,5	65	4238	172	24,6	Ligaspieler
Straßenradrennen	1	22	57	4600	167	27,6	4. bis 10. Plätze

Aus der Tabelle geht die Brauchbarkeit des Spiroindex hervor. Das beweist die Gleichmäßigkeit der Resultate bei gleicher Sportleistung. So war bei den 7 Crawlschwimmern keiner, der unter 30 cm³ Spiroindex aufwies. Die 8 Brustschwimmer hatten aber nur einen Mann mit etwas über 30 cm³. Auch innerhalb der Ruderer scheiden sich deutlich die Riemenruderer von den Paddlern und die Rennruderer von den Wanderruderern. Die einzige Gruppe, die ungleichmäßig zusammengefaßt ist, bilden die Fußballer. Hier hatte der Torwart etwa 20 cm³ und nähert sich somit dem normalen Durchschnitt, während ein Außenstürmer über 30 cm³ aufwies. Die Zuverlässigkeit des Spiroindex geht so weit, daß man aus ihm unter Einhaltung der obigen Bedingungen den Platz in der Mannschaft bestimmen kann.

H. MÜLLER hat an Hamburger Schulkindern Vergleichsversuche über den *Spiroindex des wachsenden Körpers* durchgeführt.

Tabelle 28. Zunahme des Spiroindex beim wachsenden Körper pro Zentimeter.

Größenzunahme	Zahl der Untersuchungen	Vitalkapazität in ccm	Durchschnittliche Zunahme pro cm
135—145 cm	116	1943—2425	49,2 cm
145—155 „	213	2435—2885	45 „
155—165 „	128	2885—3300	41,5 „
165—175 „	36	3300—4400	110 „

Aus der Tabelle geht hervor, daß beim wachsenden Körper zwischen 135—165 cm eine Zunahme von etwa 50 cm³ und von 165 cm ab von

Atmungs-Funktionsprüfungen.

rund 100 cm³ Spirometerbefund auf 1 cm Körpergröße zu berechnen ist. Das entspricht einer mächtigen Entfaltung der Lungen, wenn man den Vergleich mit der Normalzahl von 20 cm³ pro 1 cm beim Erwachsenen zieht. Es widerspricht auch den von F. A. SCHMIDT mitgeteilten Wachstumsbefunden der Innenorgane.

Die nächste Tabelle zeigt, daß je jünger der Wachsende ist, um so kleiner sein Spiroindex liegt. Die Untersuchungen sind im Alter halbjährig zusammengestellt und zeigen eine gleichmäßige Zunahme des Spiroindex:

Tabelle 29. Der Spiroindex des wachsenden Körpers.

Alter Jahre	Zahl der Untersuchungen von HANS MÜLLER	Kapazität auf 1 cm Körpergröße	Alter Jahre	Vergleichstabelle				
				MÜLLER Hamburg	HOESCH, ERNST Zürich	KOTELMANN Hamburg	GILBERT Amerika	PAGLIANI Italien
10,6—11,0	8	14,6	10—11	14,6	9,4	14,3	10,9	13,1
11,1—11,6	43	15,0	11—12	15,6	10,6	14,2	11,7	13,3
11,7—12,0	36	16,2						
12,1—12,6	46	16,8						
12,7—13,0	52	17,3	12—13	17,0	12,5	15,6	12,5	14,1
13,1—13,6	65	17,5						
13,7—14,0	76	18,3	13—14	17,9	13,6	15,9	12,9	14,9
14,1—14,6	71	18,7						
14,7—15,0	62	19,0	14—15	19,6	13,3	—	13,2	15,1
15,1—15,6	16	20,6	15—16	20,9	—	—	—	—
15,7—16,4	6	20,9						

H. MÜLLER hat auch den Einfluß der Sportleistung auf den Spiroindex beim Jugendlichen geprüft. Er kam zu den gleichen Ergebnissen wie die unseren, nämlich der Übereinstimmung von Leistung und Spiroindex, obwohl hier eine reine Kraftleistung benutzt wurde.

Zur Kraftleistung diente ein Expanderapparat, der mit dem einen Ende am Boden befestigt war, während das andere an einem handlichen Griff durch die Streckmuskeln des Rückens hochgezogen wurde. Die Expansion wurde in das Zusammendrücken einer starken Stahlfeder umgesetzt, und ihr Ausschlag selbsttätig registriert. *Die Tabelle läßt die ungestörte Gleichmäßigkeit zwischen Spiroindex und Leistung erkennen. Das spricht für den Wert des Spiroindex zur Prüfung der Atmungsleistung ebenso* deutlich wie für den Schluß aus der Atmungsleistung auf die des Körpers.

Tabelle 30.
Verhältnis von Kraftleistung zum Spiroindex.
Untersuchungen von HANS MÜLLER, Hamburg an Schulkindern.

Kraftleistung in cm	Zahl der Untersuchungen	Spiroindex ccm	Kraftleistung in cm	Zahl der Untersuchungen	Spiroindex ccm
2,5	4	14,3	8,0	20	20,6
3,0	13	14,3	8,5	10	21,3
3,5	17	15,4	9,0	4	24,1
4,0	29	15,7	9,5	5	21,5
4,5	65	15,8	10,0	7	22,4
5,0	54	16,9	10,5	2	23,0
5,5	66	17,4	11,0	—	—
6,0	53	17,7	11,5	—	—
6,5	45	18,3	12,0	2	24,5
7,0	28	18,8	12,5	—	—
7,5	18	19,4	13,0	1	27,6

Gehirn-Nerven-Leibesübungen.

Einwertung.

Für Leitung und Überwachung, für die Verbindung und Zusammenschweißung, sowie für die Ein- und Ausschaltung der Einzelorgane zu „einem Menschen" mußte ein *Beherrschungs- und Vermittlungsorgan entstehen:* Gehirn und Nerven.

Es wuchs im Menschen über die Erstbestimmung zum *bewußten Denkorgan* hinaus.

Seine *Wichtigkeit* tritt selbst noch im Unterbewußtsein und Reflextätigkeit hervor. Herz und Lungen arbeiten im Schlaf weiter. Ihre Tätigkeit wird jedoch so vom Gehirn aus überwacht, daß eine dortige Zerstörung des Atemzentrums den Tod herbeiführt.

Gewiß hängen im Körperverband alle Organe voneinander ab.

Man kann höchstens den Organwert nach der Funktionsnot abstufen.

Der Geist selbst ist körperliche Substanz, deren unbestreitbare *Eigenarbeit als Empfindungsbewußtsein* nur im Zusammenhang mit der Außenwelt erwacht. Man hat Tieren den Empfang aller Außenreize betäubt, und sie fielen in tiefe Ohnmacht. Ein entköpfter Frosch bewegt sich nur, wenn man ihn reizt. Demnach

Gehirn-Nerven-Leibesübungen. 85

schafft erst die Verbindung mit der Außenwelt die Funktion und das Bewußtsein.

Einteilung der Nervenzellen.

Die Natur geht den Weg der Anpassungsentwicklung. Biologische Einheit des Körpers ist die Zelle, auch im Nervenapparat. Doch über dieser durch Zellteilung einsetzenden Trennung steht die *synzytiale Einigung* durch die *Fibrille, das Fädchen*. Die Fibrille bedeutet Leitung und Verbindung. Daher muß sie am Nervenapparat deutlich hervortreten. Wie, das lehrt ein Blick auf die tiergeschichtliche Entwicklung.

Tabelle 31. Entwicklung der Nervenfibrillenfaser.

Nervenart	Art und Tiervorkommen
1. Fibrillenvornetz	Amöben, Urzellen, Drüsenzellen.
2. Primitivfibrillen	Wirbellose Tiere. Bei den Wirbeltieren als Endausbreitung von Augen-, Riechnerven und an den glatten Muskeln.
3. Grauer nackter Achsenzylinder	Bündel- und kettenweise Zusammenfassung der Fibrillen als nackte fortlaufende Nervenfaser bei Wirbeltieren. Zwischen den Fibrillen tritt Körnchenbildung auf. Embryonal sind alle zentralen Fasern nackt, später vorzugsweise noch im Gehirn.
4. Hautumhüllte Nervenfasern	Hauthülle aus großen sehr platten Zellen mit ovalen Kernen. So sind die Nerven der wirbellosen Tiere etwa 3,8—6,8-tausendstel mm dick. Beim Menschen entsprechen sie den sympathischen Nerven.
5. Markumhüllte Nervenfasern	Stark lichtbrechende im Leben flüssige und gegenüber dem grauen Nervenzentren weiß erscheinende Substanzhülle aus Lipoiden. Vorkommen im Seh- und Hörnerven.
6. Haut- und markumhüllte Nervenfaser	1,0—27,6 tausendstel mm dick, davon die innere graue Nervenfaser nur $1/5$ bis $1/4$, liegt nicht immer in der Mitte und ist mitunter scheidenartig abgeplattet. Nach EWALD und KÜHNE soll außer Mark- und Hauthüllen noch eine feine Hornschicht als Hülle hinzukommen.

Durch die Zusammenfassung der einzelnen Nervenfasern bildet sich das Nervenkabel oder der Körpernerv, im Aussehen wie ein zwirndünner Faden bis zum kleinfingerdicken Strang (N. Ischiadicus im Oberschenkel). Festes Bindegewebe unterteilt und umhüllt den Strang, so daß ein Gebilde entsteht, das noch hält, wenn Bänder und Muskeln reißen.

Die Nervenfaser als solche ist nicht lebensfähig, denn sie ist nur der weit vorgestreckte Teil ihres im Zentrum (Ganglienknoten, Rückenmark, Gehirn) liegenden Zellkerns. *Zelle, Fortsätze und Nervenfasern zusammen bilden das Ganglion oder Neuron.*

Innerhalb desselben trennt sich:

1. *Arbeitssubstanz oder graue Fibrillen* im und am Zelleib sowie als Inneres der Nervenfaser.

2. *Zwecksubstanz:* a) *Markscheide* kettenartig legen sich Rohrstücke um die homogen fortlaufende graue Nervenfaser. Sie bestehen aus fettartigen (lipoiden-wasserlöslichen) Substanzen und dienen dem Schutz der Stromerhaltung, vielleicht auch der Stromverstärkung. Jedes Rohrstück bildet so eine Zelle für sich und zeigt an den Enden die RANVIERschen Abschnürungen. b) *Hautscheide* aus vielen zarten platten Zellen. Sie ist je dicker, je stärker die geleiteten Ströme sind. Darum nimmt sie bei dem elektrischen Organ der Fische, die mit ihren Entladungen einen Mann töten sollen, hochgradige Dicke an. Das stempelt sie zum Isolierteil des Nerven.

3. *Schutzsubstanz* aus Bindegewebe.

Die 3 Hüllen werden an Ort und Stelle gebildet; dagegen die innere Nervenfaser von ihrem zentralen Kern aus. Daher stirbt in einem abgeschnittenen Teil die innere graue Faser ab, während die örtlich von ihren Kernen geleiteten Hautzellen und Markstücke weiterleben. Nach der Vereinigung der beiden Schnittstellen kann erst vom zentralen Teil her die graue Nervenfaser neu in ihre Hüllen hineinsprossen und nachdem sie bis zu ihrem Endteil vorgedrungen ist, dort in Haut, Muskeln usw. ihre Funktion wieder aufnehmen.

Im Menschenkörper treffen wir auf dieselben Nerventypen wie im Tierreich.

Das selbständige Nervensystem.

Es wird auch *symphatisches, vegetatives* oder *autonomes* genannt. Die Nervenzelle besitzt *zahlreiche kurze sich aufästelnde Fortsätze und eine Nervenfaser ohne Markhülle.* Das System ist durch den

N. sympathicus dem Gehirn angeschlossen, hat aber zahlreiche selbständige Zentren als kettenartig verbundene Ganglienknoten, die an geeigneter und geschützter Stelle liegen. Sie versorgen Drüsen, glatte Muskulatur, Herz, Lunge, Eingeweide usw. und arbeiten bewußtlos reflexmäßig. Dort, wo die Zusammenschaltung mit bewußter Tätigkeit z. B. bei der Verdauung nötig wird, schaltet sich noch ein *parasympathisches System* dazwischen.

Die fühlende (sensible) Nervenzelle.

Sie ist *klein, 4—9 Tausendstel Millimeter groß, ohne Fortsätze, sondern nur mit einer Nervenfaser,* die sich nach Verlassen des Zellkörpers in 2 Äste spaltet. Leitung ist ihre Aufgabe. Bei Fischen geht die Leitungsfaser noch durch die Zelle.

Die Umschaltungszelle.

Gleicht in Charakter und Aufgabe der sensiblen.

Die bewegende (motorische) Nervenzelle.

Sie ist *groß* (bis zu 150 Tausendstel Millimeter), *mit vielen Fortsätzen* ihres Zelleibs, deren Zahl verschieden sein kann (anscheinend zur Aufnahme des Bewegungsreizes) und einer langen Leitungsbahn zum Muskel. Sie liegt in den Vorderhörnern des Rückenmarks und in den motorischen Kernen des Gehirns. Je größer ihr Zellkörper ist, um so stärker wird ihre Akkumulatorladung möglich.

Der Vergleich zwischen Tiernervensystem und Menschentwicklung lehrt: Protozoen ohne Nerven regeln die Vorgänge mit dem Fibrillenvorsystem in ähnlicher Weise wie unsere Drüsenzellen. Die ersten Nerven treten beim Tier als Schlundring auf, dem sich bei Würmern und Insekten bauchwärts liegende Ketten von Ganglienknoten anschließen. Beim Menschen sind diese rückenwärts vor die Wirbelsäule gewandert. Unter den Kopffüßlern entdeckt man schon eine in knorpeliger Schädelkapsel liegende Gehirnanlage. Die höher organisierten Insekten und Mollusken besitzen das dem Sympathikus entsprechende System. Erst bei den Wirbeltieren wandert die Nervenanlage auf die Rückenseite.

Die beiden Gehirnsubstanzen.

In Querschnitten durch Gehirn und Rückenmark fallen graue und weiß erscheinende Teile auf. Die *graue Substanz* entspricht der *Ansammlung von Zellkörpern bzw. Fibrillen* und deren *kurzen Fortsätzen*. Die weiße Substanz stellt die Ansammlung von Leitungsbahnen dar und erhält durch deren lichtbrechende Markhüllen ihr Aussehen:

Tabelle 32. Die Beurteilung zwischen „Grauer" und „Weißer" Substanz.

Beurteilungsart	Weiße Substanz	Graue Substanz
Zusammensetzung	aus viel Lipoiden etwa $^1/_4$ Eiweiß aus 57 bis 64 % Wasser	aus wenig Lipoiden mehr als $^1/_2$ Eiweiß aus 81 bis 86 % Wasser
Leitungsart	leitet nach beiden Seiten leitet schnell	leitet nach einer Seite leitet langsam
Blutverbrauch...	wenig	viel

Die Gehirnzellen der Grausubstanz.

Ihre Zahl kann nach der Geburt nicht vermehrt werden. Sie ist bei den einzelnen Menschen verschieden. Da sie dem Erbgut entspricht, wird sich dieser Unterschied nur bei Rassen und großen Geistesdifferenzen deutlicher ausprägen.

Nach vergleichenden Beobachtungen von NISSL weist jenes Gehirn die höhere Wissensbildung und Kulturstufe auf, das in der Maßeinheit die geringere Zahl von Gehirnzellen enthält. Also die Größe oder besser das Auseinanderrücken der einzelnen Gehirnzellen entscheidet. Im Elefantenrückenmark sind die motorischen Zellen mit bloßem Auge zu erkennen. Das wird durch das Nachfolgende erklärt.

Die Grau- oder Geistessubstanz.

Wie bei niederen Tieren zwischen den Nervenelementen Körnchen auftreten, so werden von den Gehirnzellen des Menschen durch Geistesübung graue Fibrillen angelagert. Es setzt sich zwischen den Zellen nach BETHE das *Geistesgrau* an. Dieses bildet den Sitz des Bewußtseins und des Wissens, damit des Geistes und der Seele. Erst durch seine Anlagerung erwacht allmählich das Kind zum bewußten Leben und Denken.

Da die Zellen der Großhirnrinde hüllenlos sind, kann die Bildung und Versorgung des Geistesgraus jederzeit von der Hirnzelle aus erfolgen. Sie ähnelt darin den Muskelfibrillen. Je mehr Geistesgrau durch Übung angesetzt wird, um so größer muß die Hirnrinde werden. Das drückt sich weniger in der Verbreiterung der Rindenzone als durch die Bildung der *Gehirnfurchung* aus. Indem sich die Rinde nach innen einstülpt, kann sich die Gehirnoberfläche innerhalb der knöchernen Schädelkapsel entsprechend vergrößern.

Nicht nur in der Rinde, auch im Innern des Gehirns finden sich Ansammlungen von Gehirngrau, die man als *große Gehirnkerne* bezeichnet. Für einen derselben, den Sehhügel wurde bereits Bewußtseinsempfinden nachgewiesen (GAMPER 1931).

Das jugendliche Hirn lagert leicht Geistesgrau an. Mit dem zunehmenden Alter wird dies erschwert, ja es setzt im Greisenalter eine deutliche Rückbildung ein. Diese betrifft vor allem die zuletzt gebildeten Eindrücke, und äußert sich in der zunehmenden Vergeßlichkeit, sowie in dem Wachwerden der Jugenderinnerungen, welche von ihren Überdeckungen befreit werden.

Die chromatische Arbeitssubstanz der Nervenzelle.

Sie ist nicht der Zelle an-, sondern eingelagert. Die nach dem Schlaf ausgeruhte Nerven- oder Gehirnzelle zeigt sich im Innern *tigroid* in der Form einer groben Körnelung, während die ausgearbeitete erschöpfte Zelle vor dem Schlaf ein homogenes Aussehen aufweist. Gleichgültig ob diese chromatische Substanz ähnlich dem Glykogen der Muskelzelle eine arteigene Arbeitssubstanz oder nur eine chemoelektrische Umlagerung der Zellensubstanz ist, sie bildet jedenfalls den *Ausgangspunkt für die Tätigkeit der Gehirnzellen*. Bei ihr wird die chromatische Substanz verbraucht und in Ruhe und Schlaf neu gebildet.

Blutversorgung und Gehirntätigkeit.

Sobald dem Gehirn die Blutzufuhr abgestellt wird, tritt Bewußtlosigkeit ein, starke und anhaltende Gehirntätigkeit ruft keine Vermehrung des Stoffwechsels hervor. Bei Gehirntätigkeit setzt Blutandrang nach dem Gehirn ein, denn der als Waagebalken ausbalancierte Mensch zeigt ein Sinken der Kopfseite, sobald man ihn z. B. mit Kopfrechnen beschäftigt.

Diese 3 Tatsachen weisen darauf hin, daß *zur Geistesarbeit* reichlich *Blut im Gehirn versammelt sein muß, daß aber kein wesentlicher, vor allem kein erhöhter Stoffverbrauch stattfindet. Die Gehirnzelle gleicht dem Akkumulator.*

Es kommt mehr auf Anwesenheit als Verbrauch an, und hier ragen bei der Blutversorgung 2 Dinge, die *Blutsalze und der Blutsauerstoff* heraus.

Die Blutsalze müssen in einem bestimmten Verhältnis zu der Zellsubstanz stehen. Von RINGER wurde eine Salzlösung zusammengestellt, in der beispielsweise die Reizleitungen des Herzens auch bei Blutabwesenheit tätig bleiben.

Tabelle 33. Zusammensetzung der Ringerlösung (Salzmengen für die Reizschwellen).

Menge in cm^3	Prozentgehalt	Salzart	Formel
100	0,6	Natriumchlorid Kochsalz	NaCl
1	1,0	Natriumbikarbonat	$NaHCO_3$
1	1,0	Calciumchlorid	$CaCl_2$
0,75	1,0	Kaliumchlorid	KCl

Nicht nur Natrium-, Kalium- und Kalziumsalze, auch Phosphor, Magnesium und Eisen gehören zu dem Begriff, der aus der *Gehirnzelle ein chemoelektrisches Kleinelement* erstehen läßt.

Dabei ist der *Sauerstoff so wichtig, daß die Nervenzelle bei dessen Abwesenheit nicht mehr leitet und erstickt.* Um dies nicht zu rasch eintreten zu lassen, besitzt die *Nervenzelle die Eigenschaft der Sauerstoffspeicherung.* Denn eine Nervenfaser verliert ohne Blutzufuhr und ohne Sauerstoff die Leitungsfähigkeit sofort, bei Sauerstoffanwesenheit aber erst nach 3—5 Stunden. Wenn den so erstickten Nerven wieder neuer Sauerstoff zugeleitet wird, dann tritt bei Wiederholung des Versuchs die Neuerstickung um so später ein, je länger Sauerstoff zugeleitet worden war.

Demnach kann die Nervensubstanz Sauerstoff für kommende Tätigkeit an- und vorspeichern, ein Beweis für den sportlichen Wert des vorbereitenden Tiefatmens.

Diese Aufgabe der Blutversorgung ähnelt der akkumulatorischen Ladung der Hirnzellen. Um andererseits das Gehirn zu Schlaf und Bewußtlosigkeit zu bringen, muß die Reizschwelle der Salzanwesenheit durch Verminderung der Blutzufuhr gesenkt werden. Andere Autoren berichten von regulierenden Schlafzentren

(GAMPER). Vermehrter oder verminderter Sauerstoff in der Atmungsluft hat keinen Einfluß auf den Schlaf, während alle Mittel, die das Blut nach dem Gehirn treiben, den Schlaf vertreiben und umgekehrt. Trotz der Blutminderung dient der Schlaf der Aufladung und Auffrischung der Gehirnzellen und betont auch hiermit, daß der Stoffwechsel im Hintergrund und der chemoelektrische Ausgleich im Vordergrund bleibt. Ja Hunger reizt die Hirnzellen, und das mit Nährstoffen reich beladene Blut übt besänftigende Wirkungen aus.

Geistesgrau ist Substanz und als solche an Ort und Form gebunden. Daher müssen unsere Begriffe geformt sein und an einer bestimmten Stelle als Zentrum der Hirnrinde niedergelegt werden. Die so *angelagerte Grausubstanz bildet unseren Wissensschatz.* Je größer er wird, um so größer wächst auch die Hirnrinde aus.

Dem entspricht noch nicht unser Können. Gerade der Sport beweist, daß in der *Anwendungsart des vorhandenen Geistesgrau der größere Intelligenzerfolg* liegt. Die *zweckmäßigste, schnellste und richtigste Verbindung* bringt erst diese praktische Auswertung. Die Intelligenz kann trotz dürftiger Grauanlage groß sein, und umgekehrt kennen wir das Versagen des kenntnisreichen Menschen in kritischen Situationen.

Nach dem Empfang erfolgt Erkennen, Wollen, Tatbildung, Hemmung und Handlung. Dazu muß das Gehirn bereit sein.

Wachsein und Bereitschaft.

Zwei Theorien stehen sich gegenüber. Ist das Bewußtsein die zusammenspielende Bereitschaft der ganzen Großhirnrinde oder nur die Konzentration in einem Zentrum derselben? Beide sind bereit, doch können wir uns nur auf einen Punkt konzentrieren, allerdings um so leichter, je mehr *jeder Teil in Arbeitsbereitschaft steht.*

Dieser Reizzustand hängt ab von:

1. Der Blutfülle = chemische Reize.
2. Der Wärme und Kälte = Wärme erhöht die Reizbarkeit, Kälte senkt die Reizbarkeit.
3. Ernährung = Hunger erhöht die Reizbarkeit, Sättigung senkt die Reizbarkeit.
4. Krankheit = Erschütterung, Blutdruck, Gifte, Bakterien.
5. Ermüdung = Ladungsverbrauch.

Zu diesen 5 Punkten ist folgendes zu bemerken. Blutfülle und Blutdruck laufen in der gleichen Linie. Die Blutfülle bringt Salze und Sauerstoff. Der Blutdruck wirkt physikalisch auf die empfindsamen Hirnzellen. Erhöhter Gehirnblutdruck erzeugt örtlichen Kopfschmerz.

Ähnlich verhält es sich bei Gehirnerschütterungen. Das Gehirn liegt durch die Knochenschalen, die harten und weichen Hirnhäute und durch die Flüssigkeitseinbettung denkbar geschützt. Trotz der Milderung durch den Skelettbau vermögen Dauerstöße auf zu hartem Fußboden oder ungenügende Federung der Verkehrsmittel sowie sportliche Erschütterungen (Boxen, Wasserspringen, Fußballkopfstöße und dergleichen) eine Überreizung des Gehirns hervorzurufen.

Gifte wie Koffein oder Nikotin wirken über das Herz, das größere Blutmengen in das Gehirn wirft und auch direkt auf die Hirnzellen. *Alkohol* greift die Nervensubstanz selbst an. Sein Wasserentzug umnebelt zuerst die hochorganisierten Hirnzentren und nimmt so die überlegenden Hemmungen weg (Verbrechen usw.). Schließlich zerstört er die Nervensubstanz selbst und führt zum Tode, oder es stellen sich bei Dauergenuß Delirien, Epilepsie und andere Geisteskrankheiten ein.

Ähnlich wirken Bakterien zuerst anreizend, dann zerstörend. So kann der Erreger der Lues nach seiner Ansiedelung im Gehirn zur erhöhten geistigen Produktivität anregen, um später das Gehirn aufzulösen.

Die Funktionslosigkeit vermindert die Erregbarkeit. Auch der Akkumulator, der nicht gebraucht wird, zerfällt. Die Hirnzellen wollen ermüdet werden, um sich neu laden zu können; sie wollen zur Bildung neuer Grausubstanz angeregt werden.

Die Empfangsapparate.

Sie nehmen die Reize der Umwelt auf und leiten sie nach der Großhirnrinde, in der unser bewußtes Fühlen und Denken ruht.

a) *Die Haut*: Der erste Lebensreiz von außen trifft Haut und Schleimhäute. Durch ihn wird die Atmung und Ernährung des Neugeborenen in Gang gebracht. Wir können auch noch später diese *reflektorische Reizung* des Atemzentrums durch die Einwirkung plötzlicher Abkühlung auslösen. Das bekannte Atem-

Die Empfangsapparate. 93

anhalten der Kinder wird durch eine Kaltdusche schnell unterbrochen. Man denke an den Sprung in kaltes Wasser!

Daher sind in der Haut bis in die Hornhaut reichende *nackte Nervenfasern*, die sich in *feinste Spitzen aufästeln* oder mit einer *knopfförmigen Anschwellung* enden. Diese *Endkolben* können auch zu besonderen Tastzellen ausgebaut sein. Als 3. Form finden sich *zylindrische* und rundliche *Endkolben (Terminalkörperchen)*, die namentlich in den *Schleimhäuten* und dort mit Sonderaufgaben (Wollust- und Gelenkkörperchen) betraut sind.

Diese Nervenaufgabe vermittelt *Gefühl als Druck, Sinn für Schmerz* sowie *Wärme* und *Kälte*. Ihre Anlage und Ausbau entspricht einer *wichtigen sportlichen Aufgabe*. *Keineswegs* an den *einzelnen Körpergegenden* und bei den *verschiedenen Menschen gleich fein und zahlreich abgestimmt*, läßt ihre Funktion überall die Gebrauchsanpassung erkennen.

Der Reiter verwächst durch sie mit dem Pferderücken. Ihre Hilfe gestattet allein dem Tennisspieler die Haltung und Führung des Schlägers. Bis zu welcher Feinheit sie ausgearbeitet werden kann, beweisen die zarten Bogenstriche, mit welcher der Geiger die Töne aus seinem Instrument lockt.

Daher finden wir *Häufung der Nervenenden verbunden mit erhöhter Empfindlichkeit* an den Übungsstellen der Finger-, Zehen- und Zungenspitze. Am Rücken stehen dagegen die einzelnen Druckpunkte weit auseinander.

Besonders deutlich läßt der Rückenmarkskranke den Wert der sensiblen Aufnahme erkennen. Bei ihm sind nur die *fühlenden Nerven* nicht aber die bewegenden an den Beinen vernichtet. Er kann also noch Beinbewegungen ausführen. Jedoch lediglich unter der Kontrolle seiner Augen und selbst da unsicher, weil ihm die gleichzeitige Hemmung des Muskelsinns fehlt. Er stampft schon beim Gehen so auf den Boden, daß Dauerverletzungen im Knie- und Fußgelenk auftreten.

Ihm hilft nur eines, b) das *Auge*: der zweitwichtigste und neben dem Ohr weitgehendst ausgebaute Empfangsapparat. Die Technik konnte trotz aller Versuche bisher nichts ähnliches bilden. Wir besitzen in den Augen die vollendete *Doppelfilmkamera für Raum- und Farbenbild*. Zur Übertragung in das Grau der Großhirnrinde dient weiter der (elektrische) Nervenstrom bzw. die Zahl der übertragenen Schwingungsreize der Farbenskala (nur 1 Oktave = 400 bis 800 Billionen Schwingungen in 1 Sek.). Hier können nach unten und oben Unterschiede (Farbenblindheit, Nachtblindheit und dergleichen) der Individuen bestehen.

Wie sehr der Ausbau des Auges jedoch letzten Endes ebenfalls dem Anpassungsprinzip entspricht, sehen wir im *Tier* experiment. *Rückbildend* werden die Primitivaugen gewisser sich schnell vermehrender Käfer, die man über einige Generationen im Dunkel züchtete, in reine Tastfühler ohne Lichtempfindung verwandelt.

Die *sportliche Bedeutung des Auges* bedarf wohl keiner Erläuterung. Nur für die Brillenträger seien einige Winke angeschlossen. Ihre große Zahl unter den Trägern der Spitzenleistungen beweist, daß der *Sporterfolg bzw. die Reaktionszeit nicht von der Einstellung des äußeren Auges abhängig ist.*

Zweifellos sind die *Brillenträger benachteiligt*. Eine *Glassplitterung* kann das Auge verletzen. Die *Brillengläser beschlagen sich* im Sport mit Wasserdampf, im Regen und beim Schwimmen mit Wasser. Die *Brille,* noch so gut sitzend, *stört* durch ihr *Tragen.* Sie kann stets verrutschen. Dazu kommt, daß der Kurzsichtige entsprechend scharfe Gläser besitzen muß. Ist er gezwungen, in grellem Licht und unter *starker Blendung* tätig zu sein, so kann Dauerschädigung, ja Erblindung drohen.

Die Vorsicht, welche *Schneeläufer* und *Eishockeyspieler* mit normalen Augen durch *Blendbrillen* anwenden, trifft doppelt scharf die Brillenträger.

Auch gegen die Glassplitterung sind eine Anzahl von *Hilfsmaßnahmen* und Schutzvorrichtungen vorhanden. In letzter Zeit wurden von Carl Zeiß (Jena) kleine Gläser konstruiert, die auf die Hornhaut unter die Augenlider geschoben werden. Ihre sportliche Erprobung steht noch aus. Sie wären beim Wasserballspiel wichtig. Das Anlaufen der Gläser droht namentlich unter starker Stirnschweißbildung. Abgesehen, daß man die Gläser vorher mit bestimmten Fetten einreiben kann, ist dann das Tragen einer Stirnbinde zu empfehlen.

Der Sitz wird durch geeignete Brillenkonstruktion gesichert. Dabei soll die Brille, selbst wenn sie als reine *Schutzbrille gegen Staub und Kleininsekten* dient, nie hermetisch abschließen, sondern genügende Ventilation gestatten.

c) Das *Ohr:* Ein sportlich doppelt wichtiges Nervenaufnahmeorgan. *2 Aufgaben bestehen: 1. Hören. 2. Raumsinn.*

Die Empfangsapparate.

Wie sehr die meisten Sportarten von dem Ohr abhängig sind, ja durch die gesteigerte Leistung desselben gefördert werden, ist in jedem Mannschaftssport zu beobachten. Man denke weiter an die Jagd und ähnliches.

Die Schalleitung, unterstützt von der Ohrmuschel, läuft durch den äußeren Gehörgang und erfolgt in ähnlicher Weise wie an einem Telephonhörer mit einer Membran, dem *Trommelfell*.

Zum Schutz der Nervenenden und Ausgleich des Luftdruckwechsels ist nur nochmals eine zweite Konstruktion dazwischen geschaltet. Sie betrifft das Mittelohr und besteht aus den *angehefteten* Gehörknöchelchen (Hammer, Ambos und Steigbügel). Den Nasenraum verbindet zum Druckausgleich ein Kanälchen (EUSTACHsche Tube) mit dem Mittelohr (siehe Bergkrankheit). Die auf das Trommelfell treffenden Luftschwingungen hämmern auf den Ambos. Er gibt die Schwingungen auf den Steigbügel weiter, dessen Fußplatte mit Membran genau in ein *ovales Fenster des Innenohres* einpaßt.

Von dort geht es nach dem *Labyrinth* als *Innenohr*, einem schneckenartig in die Knochenmasse eingelassenen Hohlraum, der mit Lymphwasser gefüllt ist. Auf dieses Wasser werden die Luftschwingungen übertragen. Damit es schwingen kann, ist noch nach dem Mittelohr zu eine weitere *Ausgleichsmembran im runden Fenster* eingeschaltet. Das Labyrinthwasser fördert die Wirkung der Schwingungsreize und leitet die Töne in Form der Mitschwingung auf die in der Lymphe zwischen Häuten aufgespannten *verschieden langen Hörzellen* über. In *diese* gehen die *Endausbreitungen des Hörnerven* hinein. Eine Hörzelle schwingt mit, wenn sie der Ton ihrer Abstimmung trifft.

Dieser Aufbau ist nötig, weil durch die Gehörknöchelchen das Mitschwingen des Trommelfells vermieden bleibt. Sonst müßte der Eigenton des Trommelfells den Hörvorgang empfindlich stören. Die Schwingungen der Hörzellen werden nun als Nervenströmchen der Geistessubstanz zugeleitet. Dort wurde ihr Erkennen und Empfinden durch die jahrelangen Versuche des Kleinkindes geübt und festgelegt. Auch der Erwachsene baut noch am Innenohr und seinen Gehörzentren aus.

Außer über das Trommelfell findet eine *Hörleitung durch die Schädelknochen* (Zähne) statt. Sie ergänzt und ersetzt die Trommelfelleitung, namentlich beim Tauchen, wenn der Gehörgang mit

Wasser gefüllt ist. Man verlegt dann die Töne in den Kopf. Das deutet darauf hin, daß die Tätigkeit beider Außenohren für die Bestimmung der Schallrichtung maßgebend ist. Wir beobachten an dem beweglichen Tierohr den Einstellungsversuch auf die Schallrichtung. Das ständige Üben, welches mit manchen Sportarten verbunden ist, ergänzt die kindliche Ausbildung.

Trommelfellöcher (schon durch leichten Schlag als Ohrfeige u. ä. unter Luftabschluß oder durch Mittelohreiterung entstehend) stören das Hören, heben es aber nicht auf. Durch die Trommelfellöcher kann beim Schwimmen Wasser in das Mittelohr dringen und, wenn kalt, leicht Schwindel- und Ohnmachtsfälle auslösen. Davon bleibt der beste Schwimmer nicht verschont. Um Todesfälle zu vermeiden, ist den Schwimmern mit Trommelfellöchern ein sorgfältiges Verstopfen der Gehörgänge mit Fettwatte anzuraten. Selbst wenn sie beim Wasserball oder Startschuß dadurch etwas gehindert würden. Auch während des obligatorischen Schulschwimmens sollte hier verschärfte Vorkontrolle obwalten.

Wir hören Töne, deren *Schwingungszahlen* zwischen 16—20 und herauf bis zu 20000 Schwingungen in 1 Sekunde liegen. Der Zeitunterschied zwischen zwei erkennbaren Tönen ruht bei einer Zehntelsekunde. Die Differenz zwischen zwei zu unterscheidenden Tonhöhen beträgt für die tiefen Töne 2 und für die hohen 10 und mehr Schwingungen. Sie kann aber namentlich bei Musikern feiner ausgebildet sein.

Entwicklungsgang, Schneckenanlage, Hörstifte und die Möglichkeit der feineren Weiterbildung für die Unterscheidung der Schwingungszahlen sprechen gegen die Schallplattentheorie des Innenohres.

Auch besitzen manche Menschen für bestimmte Töne Farbenempfindung. Die Lichtübertragung des Auges stellt sich, wenn auch komplizierter doch ähnlich dar. Zwischen den Sinnesorganen besteht Verwandtschaft. Im Sport kann die Haut das Auge oder das Ohr ersetzen sowie umgekehrt und abwechselnd. Der Blinde ist nicht von jeder Leibesübung ausgeschlossen. Die Taubstummen haben sich sogar zu einem beachtlichen Verband der Leibesübungen zusammengefunden und führen ihre regelmäßigen Olympiakämpfe durch.

Die Entwicklung des Tieres läßt schon erkennen, daß im menschlichen Innenohr zwei verschiedene Dinge vereinigt sind. Zu dem

Die Empfangsapparate. 97

lediglich dem Hören dienenden Schneckenlabyrinth gesellt sich noch:

d) Das *statische Organ:* Es besteht aus dem Säckchen und den Bogengängen. In dem *Säckchen* liegt das Steinchen. Das Säckchen ist innen mit *Empfindungshärchen* ausgekleidet. Wo das *Steinchen* je nach Lage und Haltung des Kopfes aufliegt, ruft es durch Berühren der Härchen den betreffenden Raumpunkt der Großhirnrinde für unser bewußtes Raumgefühl wach. Mit der Kopfhaltung gewinnen wir über den Gelenk- und Muskelsinn aber den *Raumsinn* des ganzen Körpers.

Für den Taucher, den Springer, namentlich den Stabhochspringer bedeutet das statische Organ den Drehpunkt, von dem die Abwicklung seines Sprunges ausgeht. Daher die ausgesprochene Ausbildung dieses Organs bei den Fischen, die sich ständig im Raume bewegen. Beruflich und in allen Sportarten hängen wir stets von diesem wenig beachteten Organ ab.

Für den Wechsel in der *geradlinigen Fortbewegung* liefert uns das statische Organ Erkennen und Beurteilung. Allerdings nur im Anfange, denn sind wir erst einmal in der Bewegung, so müssen uns die anderen Empfindungsorgane, vor allem die Augen und die Haut (Luftdurchteilung) den Beurteilungsgrad liefern.

Da am Kopf wenig Bewegungsmuskeln und Gelenke arbeiten, tritt für den Muskelsinn noch ein Sonderorgan ein. Es besteht aus *drei in bestimmter Winkelstellung zueinander eingerichteten und mit wässeriger Lymphe gefüllten Bogengängen.* Die Flüssigkeit übernimmt hier die Aufgabe des Steinchens. *Je wie die Lymphe bei den Drehbewegungen des Kopfes an die Empfindungshärchen der Innenwand der Bogengänge anschlägt, teilt sich die Bewegung der Hirnrinde mit.* Übermittler und Sammler bilden zusammen mit dem statischen Organ und Muskelsinn das *Kleinhirn.*

Auch hier empfinden wir nur den Wechsel bzw. Anfang und Ende der Bewegung. Zuerst durch ein Zurückbleiben der Lymphe. Eine längere Drehbewegung in einer Richtung läßt uns demnach das Gefühl für sie verlieren. Hört die genügend lange Drehbewegung plötzlich auf, so müssen wir glauben, uns im umgekehrten Sinne zu drehen (Drehschwindel).

e) und f) *Geruch und Geschmack:* sind gefühlsmäßig nahe verwandt. Ihre sportliche Bedeutung bleibt mittelbar und nur über die Ernährung wichtig. Doch anders verhält es sich mit dem nächsten Sinn,

g) dem *Muskelsinn* (Gelenksinn): Die Sinnesorgane der Haut arbeiten mit der Umwelt. Der Muskelsinn beschäftigt sich mit dem Innenkörper. Er übermittelt durch die zwischen den Muskeln laufenden sowie mit den Sehnen, Fascien und Knochenhäuten verbundenen Druck- und Fühlvorrichtungen die Wahrnehmung der Lage und Stellung der aktiven und passiven Körperbewegungen, des Widerstandes, der Schwere und der Stärke, der Kraft und Schnelligkeit.

Durch den *Muskelsinn entwerfen wir im Großhirn das bewußte Bild* der Bewegungsdurchführung. Dies ist nur für die bewußte Bewegung nötig. Weil während der Bewegung die *feinste Druckänderung zwischen den Muskeln, Knochen und Gelenken* ihre verschiedenen Spannungsgrade nach dem Großhirn funkt, entsteht dort ein *Druckpunktbild,* das ständig die Wand des *Muskelfilms überwacht und auch so nur leiten kann.*

Es sind: Dauer   Kraft
         Weg   Geschmeidigkeit
         Schnelligkeit   Richtigkeit usw.,

welche der Muskelsinn nicht auszuführen, sondern nur zum Bewußtsein zu bringen hat.

Darum laufen alle Nervenfasern seines Bereichs *nach* Rückenmark und Gehirn. Auf Grund dieser mitlaufenden Filmkontrolle halten sie in steter Verbindung mit dem statischen Organ und dem Kleinhirn den Bewegungsverlauf in Ordnung und bilden den Ausgang für die nächstfälligen Bewegungsanschlüsse. So entsteht durch eine gewisse Einordnung der Ausgangsreize die koordinierte Bewegung.

Damit rückt der *Muskelsinn in den Mittelpunkt der sportlichen Betrachtung. Sein Urteil, seine fortwährende Überwachung gestattet allein die Ausführung der bewußten koordinierten Bewegung.* Nur mit ihm können wir auch Schreiben, Sprechen, Singen, Musizieren und jede Art der vorhandenen Berufe erfüllen.

Darum muß der Muskelsinn außerordentlich fein reagieren können. Er übertrifft sogar den *Drucksinn,* der nur Unterschiede von einem Fünfundzwanzigstel des vorhandenen Gewichts wahrnimmt, während dies bei dem *Muskelsinn* bis zu einem Siebzigstel und mehr betragen soll.

Selbst die *innigste Seelenschwingung* oder die stumme Haltung einer Schmerzempfindung steht unter der Führung des Muskelsinns. Der Gesichtsausdruck, belebt und ergänzt durch das Auge, kündet die Intelligenz, den Willen. Nicht die Schönheit der Formung durch die Knochen, Muskeln und Fett an sich, sondern das Seelenbild der Gesichtsmuskeln kann diese kaum merkbaren Feinheiten und Unterschiede in der Spannung, Haltung und Bewegung der Miene hervorzaubern.

Hier arbeitet nicht der Muskelsinn allein. Als achter und letzter Sinn kommt hinzu h) das *Gefühl:* Es sind angenehme und unangenehme Empfindungen. Alle nervösen Empfindungsapparate beteiligen sich an diesem Spiel. Beziehungen zu *außen und innen* treten auf. *Hunger, Durst, Ermüdung, Erstickung, Schwindel, Schauder, Kitzel, Unwohlsein, Muskeltrieb, Lust und Augenweide.*

Und geht man weiter, so baut sich als scheinbar *reiner Innenbesitz die Liebe, Treue, Kameradschaft sowie die Gegenpole, der Haß, Abscheu* usw. aus. *Hier handelt es sich nicht um geformte Begriffe, sondern um Schwingungen der Geistessubstanz als Gefühle.* Sie klingen harmonisch angenehm oder dissonierend häßlich.

Schaltungen.

Um Bewegungen oder Gedanken durchzuführen, sind zwischen Empfang und Abgabe die Schaltungen nötig. Ihnen dienen nicht nur besondere Schaltzellen, sondern auch deren örtliche Zusammenballung in den Ganglienknoten, dem Rückenmark und Gehirn. Die Vereinfachung der Schaltung, vor allem die Abkürzung von Weg und Zeit erfordert diese Zusammenfassung in Organe und Organgebiete. Wir sehen, daß die sensiblen eigentlich auch nur Schaltungszellen darstellen.

Im Gehirn ist über die Furchung die Einteilung der Rinde in Windungen entstanden. Jede Körperstelle und jedes Geistesgebiet hat in der Hirnrinde seinen bestimmten Bezirk. Durch die Fortsätze der Zellen kann dort rascher Anschluß gesucht und gefunden werden. Das *Rückenmark* stellt die der Körperentwicklung entsprechende Fortsetzungsstelle der Schaltungslokalisierung dar. Bei den großen Entfernungen kann es auch als Unterbrechungs- und Relaisstation aufgefaßt werden.

Wir sehen an ihm eine Aufteilung aneinandergereihter Segmente, die bestimmte Körperzonen versorgen. Zwischen je zwei

Wirbelkörpern treten Nervenstränge ein und aus. Von *hinten* kommen die *sensiblen* und nach *vorne* gehen die *motorischen* ab. Das gestattet die lokale Schaltung im zugehörigen Segment und nimmt zugleich im Rückenmark selbst die Verbindung mit den übrigen Segmenten und dem Groß- wie Kleinhirn auf.

Darum zeigt auch das Rückenmark in Querschnitten die Teilung in graue jedoch hier zentral liegende und sie umgebende weiße Substanz. Entsprechend dem Ein- und Austritt ihrer Nervenfasern kommt es so zur Bildung der *Schmetterlingsfigur des Rückenmarks* durch den Kontrast dieser Substanzen.

Dabei bestehen Nebenanschlüsse mit den Ganglienknoten des sympathischen Systems, so daß auch vielleicht noch von dort akkumulatorische Verstärkungen geholt werden.

Die Reflexbewegung.

Sie erfolgt bewußt und unbewußt und verläuft in einem Reflexbogen. Sein Schema lautet:

Gereizte Stelle z. B. Schlag auf die Kniescheibensehne.

Sensible Nervenfasern laufen von hinten *zum* unteren Rückenmark (auch Gehirn) *in Hinterhörner*.

Umschaltung nach den *Vorderhörnern*, dort

motorische Nervenfasern, die nach *vorne* aus dem Rückenmark gehen. Jetzt

Muskelbewegung: Vorschnellen des Unterschenkels durch Zuckung der vorderen Oberschenkelmuskeln.

Dieses Schema muß stets vollständig vorhanden sein. Fehlen oder Störung eines Teiles unterbindet die Bewegung. Selbst bei der *glatten Muskulatur* wird der geschlossene Bewegungsbogen verlangt. Er muß hier nur nicht bis zum Rückenmark geleitet werden, sondern kann bereits in den *Ganglienknoten* des Sympathikus oder früher die *Umwendung* erfahren.

Für die *quergestreiften Muskeln* bleibt das *Rückenmark die unterste Zentrale*. Der quergestreifte Muskel ist also nicht an die *Willkür* gebunden. Er kann, aber er muß nicht willkürlich bewegt werden. Das ist aus dem Grunde sportlich wichtig, weil die unwillkürliche Bewegung über die unteren Zentren (Rückenmark, Mittelhirn und Kleinhirn) eine relativ geringe Ermüdungsgrenze besitzt. Mit anderen Worten: „*Die Reflexbewegung ist schwer ermüdbar.*"

Die Reflexbewegung.

Wir betrachten örtlich beschränkte und kurz ablaufende Bewegungen als reine Reflexbewegungen. Berührt man im Schlafe die Fußsohle, so beugen sich sofort die Zehen. Der Säugling beginnt an dem in den Mund gesteckten Finger sogleich zu saugen. Werden aber größere Körpergebiete zu Bewegungsreihen aufgefordert, so kommt die unbewußte Bewegungsform der *Reflexketten* zustande. Das Schema bleibt für die jetzt massenweise einsetzenden Bewegungsbögen stets dasselbe, nur finden zahlreiche Weiterschaltungen zwischen Ganglionknoten, Rückenmark und Gehirn statt.

Beweis hierfür bieten die Bewegungen des Regenwurmes, den man an einem Ende kneift. Oder ein Frosch wird im Tierversuch enthirnt. Wirft man ihn dann in Wasser, so schwimmt er in geordneten Stößen. Ja er klettert in einer Schüssel auf den Rand und bleibt dort sitzen, solange weitere Sonderreize von außen fehlen.

An schlafenden Hunden läßt sich durch das Berühren *eines* Zehenballens die Bewegungsform der Laufzuckungen aller *vier* Beine auslösen. Das beweist den Lauf der Tiere als Reflexbewegung.

Man hat Salamandern ein 5. Bein angesetzt und mit dem Nervenstamm verbunden. Das Bein führte ebenfalls geordnete Gehbewegungen aus. Das wird mit der *Resonanztheorie* der Muskeln auf den Nervenreiz erklärt. Die Erklärung ist künstlich und überflüssig. Das Bein würde ebenso auf den elektrischen Reiz reagieren. Die Projektion auf bestimmte Nervenzentren setzt erst mit der bewußten Bewegung ein.

Dazu kommt: In den Nervenfasern läuft der Reiz gleich schnell und isoliert. Im Gehirn droht aber durch die vielen Schaltungsmöglichkeiten das Überspringen in nicht gewollte und *störende Seitenbahnen* oder Umwege. So entstehen falsche Bewegungen *oder belastende Mitbewegungen*. Zunächst muß jedoch die bewußte Bewegung als solche gefühlt und erkannt werden. Hierfür ist die Verankerung ihres Bildes im Geistesgrau der Hirnrinde nötig. Das erfolgt an einer bestimmten Stelle. Somit übernimmt das Erwachen aus der unbewußten zur bewußten Bewegung die Aufgabe der Geistesbildung. In dieser Entwicklung spielt der aufrechte Gang und die Sprachbildung eine bestimmte Rolle (vgl. Mensch und Vögel).

Die halbbewußte Bewegung.

Sie bedeutet eine Rückverlagerung des Reaktionsbogens aus der Sphäre der Großhirnrinde in die tieferen Zentren. Da wir das Bewußtsein der Bewegung und die *Denkkonzentration nur auf den jeweiligen Hirnrindengebieten ausüben*, so wird diese *Rückverlagerung in dem Augenblick zur Bedingung*, in dem wir auf alten Bewegungsformen neue aufbauen wollen. Gleichzeitig fordern alle Dauerübungen dazu auf, möglichst wenig bewußt zu arbeiten.

Die halbbewußten Bewegungen ermöglichen eine *schärfere Konzentraton auf die Technik und Taktik*. Der Fußballspieler kann nicht mehr daran denken, wie er den Fuß zu halten hat, wenn unter der Wirkung des gegnerischen Angriffs, ja auch von Wind oder Sonnenblendung und Stellung im Spielfeld (sogar zu Schiedsrichter und Publikum) der heransausende Ball seinem Mitspieler genau vor die Füße gelegt werden soll.

Die Ablenkung von der bewußten Bewegung verzögert den Eintritt der Ermüdung. Das betrifft die *Musik der Marschkolonnen und den Gesang der auf einer Wanderung ermüdenden Kinder.* Beide werden von der zu bewußten Bewegung des Gehens abgelenkt und ihr Gang in die schwerer ermüdbaren Zonen der halbbewußten und unbewußten Bewegungen versenkt. Deren Auslösung erfolgt durch das jedesmalige Aufsetzen der Füße auf den Boden; dennoch so ausgeführt, daß eine Unebenheit desselben rechtzeitig bemerkt und umgangen wird. Dadurch, daß umgekehrt mit der zunehmenden Ermüdung die Bewegungen sogar bewußter werden (man spürt auf einmal seine Füße wieder), tritt rasch Ermüdungssteigerung ein.

Der *Radfahrer kann hinter dem Schrittmacher* bedeutend mehr leisten, weil ihm der Schrittmacher einen großen Teil der bewußten Bewegungsarbeit abnimmt. Er wird dadurch mehr und mehr zur unbewußten und dafür in Schnelligkeit und Ausdauer leistungsvolleren Strampelmaschine.

Auch *in der Arbeit* hat man mit dem *Taylorsystem* den gleichen Erfolg gesucht. Der Arbeiter legt infolge großer Übung und Einschränkung seine Tätigkeit in das Unterbewußtsein. Er arbeitet automatisch, *also technisch und ökonomisch in Zeit und Kraft vollkommen.* Einarbeiten in neue Gebiete ermüdet schnell und erzielt geringere Leistungen. Wenn wir dennoch für Körper- und Geistesarbeit das *Taylorsystem ablehnen,* so darum, weil es eher geistesverblödend als Geist bildend wirkt. Nur wenn Beruf und Sport Neuerwerb für Geistesgut schaffen, erfüllen sie ihre hygienische Aufgabe.

Die Entwicklung des Bewegungsbewußtseins.

Die Freiheit des Bewegungsbewußtseins ist das Merkmal der Entwicklungsstufe.

Man staunt über das Tier, das sofort nach seiner Geburt stehen und gehen kann. Diese Bewegungen sind jedoch reine Reflexketten, von denen das Tier sofort viele, der Menschensäugling nur eine beschränkte Zahl mitbekommt. Bald scheiden sich die Wege. Das Tier bleibt in seinen Reflexen stecken oder erhält eine beschränkte Anzahl bewußter Bewegungsformen, während hier dem Menschen eine schier endlose Leiter offen steht.

Für die Entwicklung der bewußten Bewegungsformen muß jedes Bild derselben in dem zugehörigen Teil der Großhirnrinde als Geistesgrau angelagert werden. Sie bilden die *Erinnerungszentren.* Das erfolgt durch die Funktion der Geistesübung auf neuen Gebieten. Je öfter die Übung wiederholt wird, um so sicherer baut sich der Besitz an.

Die Großhirnrinde des Neugeborenen besteht nur aus Zellen, zwischen denen das Geistesgrau des Bewußtseins noch fehlt. Weinen und Schreien, noch nicht einmal Lachen, Krähen und Lallen, Strampeln der Beine und Arme, einige unbehilfliche Rumpf- und Kopfbewegungen sind Vorgänge reiner Reflexketten. Alles unsicher. Zwei Reflexreihen sind gut ausgebildet, Saugen des Mundes und der Handschluß. Sie stehen unter dem Diktat des Hungers. Darum schließen sich ihnen Schlucken sowie Stuhl- und Urinentleerung an.

Der Bogen der Reflexbewegung wird allmählich aus dem Rückenmark über Mittelhirn und Kleinhirn bis in die Großhirnrinde hinaufverlegt. Die einfachsten Funktionen des Großhirns spielen sich noch als Reflexvorgänge ab. Wir versuchen diesen Vorgang schematisch zu erläutern:

Der schematische Versuch soll nur andeuten. Die Bewegung bildet und löst sich in dem Großhirn bis zu den feinsten Seelenstimmungen hinauf. Das schließt nicht aus, daß solche schon

104 Die Entwicklung des Bewegungsbewußtseins.

vorher und auch auf anderen Wegen entstanden sein können. Das Erwecken zum Bewegungsbewußtsein bleibt dabei der erste und noch einfachere Teil.

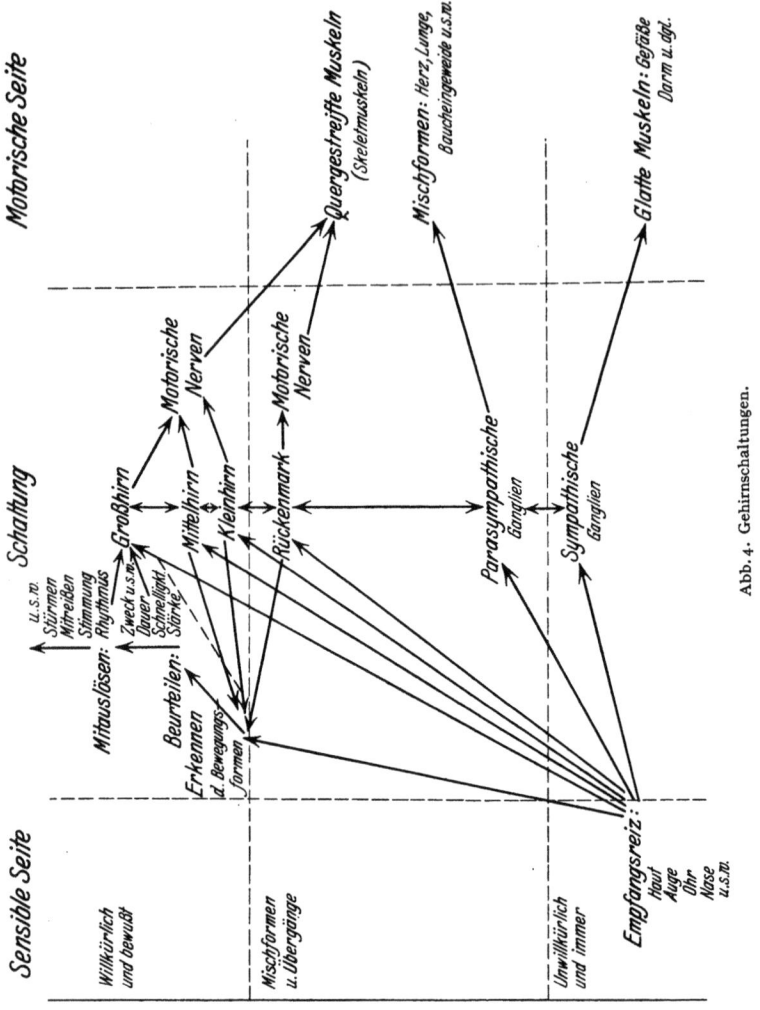

Abb. 4. Gehirnschaltungen.

Unser Säugling muß sehen, hören, tasten, schmecken und riechen lernen. Man ahnt nicht, welche Arbeitsleistung er auf nervenempfangendem Gebiete vollbringt, wenn er zwar wach, sonst aber völlig ruhig daliegt. Darum langsame Gewöhnung der ersten Tage durch Ruhe und Abblendung. Trotzdem sinkt das Kind bald in Müdigkeit und Schlaf.

Die koordinierte Bewegung.

Das geordnete Zusammenspiel von Nerven, Muskelgruppen und Knochen bildet die *Koordination der Bewegung*.

Dabei trennen sich die Aufgaben der:
1. Agonisten = Muskeln als Bewegungs- und Kraftlieferer.
2. Conagonisten = Richtunggebende Muskeln.
3. Antagonisten = gegenspannende Muskeln.

Die Antagonisten liefern die Gleichmäßigkeit und Hemmung der Bewegung. Sie bilden die Agonisten der Gegenbewegung. Durch ihren Einsatz kommt das Gleitende oder das Ruckweise der Bewegung zustande.

Nicht nur in der Bewegung auch in der Haltung drückt sich die *Koordination* aus. *Das Gleichgewicht*, besonders in labilen Stellungen mit hoch gelagertem Schwerpunkt des Körpers und kleiner Standfläche wird durch das Zusammenspiel der Muskelgruppen geordnet und gehalten. Erst bei den Schwankungen aus dem Gleichgewicht setzen kurze Bewegungen der Agonisten und Conagonisten und bei Gegenschwankungen der Antagonisten ein, um den Schwerpunkt wieder über den Stützpunkt zu bringen.

In der Statik des Stemmens äußert sich die haltende Koordination insofern gesteigert, als außer dem Schwerpunkt des Körpers noch der Schwerpunkt der zu haltenden Last ausbalanciert werden muß.

Je weiter die in der Koordination tätigen Muskelgruppen auseinander liegen, um so schwieriger und umgekehrt bei naher Lage um so feiner abgestimmt wird sie. Zur Übung der Koordination dient daher gleichzeitiges Turnen entfernt liegender Muskelgruppen, zweckmäßig auch in entgegengesetztem Rhythmus zwischen links und rechts oder wie zwischen Armen und Beinen hoch und tief.

Die Reaktionszeit.

Die Leitungszeit.

Die Zeit, welche von der sensiblen Aufnahme über die Schaltungen bis zur ausgelösten Muskelzuckung verstreicht, nennen wir die Reaktionszeit. Sie ist bei bewußten Bewegungen wesentlich länger als die Reflexzeit, weil gerade die Schaltungen den zurückgelegten Gesamtweg eines geschlossenen Bogens entscheidend verlängern.

Für die Beurteilung der Reaktionszeit ist die Leitungszeit im Nerven wichtig.

Tabelle 34. Über die Zeit der Nervenleitung.

Autor	Nervenart	Weglänge m	Zeit
HELMHOLTZ und BAXT:	sensibel	30—94	1 Sekunde
	motorisch	35—65	1 ,,
Andere Autoren:	,,	35—67	1 ,,
PIPER:	,,	bis 120	1 ,,

Demnach wäre die Leitungszeit mit etwa 2 Dreißigstelsekunde für Hin- und Rücklauf vom Fuß zum Rückenmark zu berechnen. Neuere Untersuchungen teilen mit, daß diese Zeiten kürzer sind. Das geht auch bestätigend aus der Zeitdifferenz hervor, die zwischen dem Erkennen zweier aufeinander folgender Empfangsreize liegt. Diese Zeit beträgt: Ohr 0,002—0,0075 Sek.; Auge 0,044 bis 0,047 Sek.; Tastsinn 0,0277 Sek.

Zusammensetzung der Reaktionszeit einer Sporthandlung.

a) *Eintritt* bis zum Großhirn . . . . . . *Perzeptionszeit.*
b) *Bewußtwerden* im Großhirn . . . . . *Apperzeptionszeit.*
c) *Handlungswillenauslösung* . . . . . . *Impulszeit.*
d) *Hemmungen* durch Neben-, Falsch- und Rückschaltungen . . . . *Retardierungszeit.*
e) *Bildung des Bewegungsbegriffs* . . . . *Pulsionszeit.*
f) *Motorische Übertragung* . . . . *Motorzeit.*
g) *Ableitung vom letzten Nervenzentrum bis zum Muskel* . . . . *Expulsionszeit.*

Schon aus der Trennung dieser Zeiten geht der überragende Weg der zentralen Schaltungen hervor. Wie, das lehren die Messungen der Reaktionszeiten mit elektrischen Uhren. Man stellt z. B. die einfache Aufgabe, auf Zuruf einen Taster niederzuschlagen. Mit dem Zuruf wird die Uhr in Gang gebracht, durch den Niederschlag des Tasters abgestoppt. Aus vielen Versuchen ergibt das Mittel genaue Zahlen für die Länge der Reaktionszeit. Durch die Komplikation der zu lösenden Aufgabe kann man den Gehirnweg und die Zeit beliebig verlängern.

Die Reaktionszeit.

Je nach der Intelligenz ergeben sich so sehr verschiedene Reaktionszeiten der einzelnen Personen. Die Richtigkeit der Aufgabenlösung vorausgesetzt, *hängt die Kürze der Reaktionszeit und damit der Sporterfolg davon ab, mit der kleinsten Zahl der notwendigen Schaltungen auszukommen.* Es ist nicht die besondere Anlage von Auge, Ohr oder Tastempfindung, welche die *Sportbegabung* verleiht, sondern *lediglich die Schaltungseignung der Gehirnanlage.* Sonst dürften wir nicht so viele ausgezeichnete Sportler mit kurzsichtigen Augen antreffen.

Am besten erklärt sich dies an unserem Beispiel.
Verschiedene Schaltungen für die gleiche Gehirnaufgabe:
Niederschlag eines Tasters nach Zuruf.

1. Fall: *Falschschaltung.* Der Prüfling ist abgelenkt, schlägt zu früh oder gar nicht und die Aufgabe bleibt *falsch oder nicht gelöst.*

2. Fall: *Rückschaltung.* Trotz der Ablenkung findet sich der Prüfling, erinnert sich und schlägt den Taster nieder. *Die Reaktionszeit ist verlängert.*

3. Fall: *Nebenschaltung.* Ängstlichkeits- und Minderwertkomplexe stören die Handlung: „Komme ich zu recht, schlage ich richtig, erhalte ich ein gutes Ergebnis?" Diese Gedanken schalten sich zwischen Höraufnahme und Nervenzentren des Fingermotors. *Unnötige Verlängerung der Reaktionszeit.*

4. Fall: *Überschaltungen.* Das sind die zur Lösung der Aufgabe nötigen Schaltungen. Sie verlängern die Reaktionszeit im Sinne des Erfolges und bilden erst den Unterschied zur Reflexzeit.

Hemmungen.

So entsteht der Begriff der Hemmungen, der unnötigen und der nötigen. Der Reaktionsbogen muß mehr auf den Intelligenzzweck eingestellt werden, um deren Darstellung klar zu machen. Daher soll jetzt der Niederschlag des Tasters auf das Kommando links oder rechts mit dem entsprechenden Kleinfinger erfolgen. Dann werden bei richtiger Lösung die Reaktionszeiten länger. Diese *Hemmung ist nötig*, denn setzen wir nun den Prüfling unter *Alkohol*, so werden:
a) Die Reaktionszeiten wieder kürzer;
b) Die Aufgabenlösungen dafür falscher.
Alkohol benebelt zuerst die Überschaltungen der Hemmungen.

Er verlagert den Reaktionsbogen so mehr in das Unterbewußtsein. Hierauf beruht die euphorische Trösterstimmung bis zum sittlichen Niedergang des Verbrechens.

Unnötig werden die Hemmungen, wenn sie als *Start-* oder *Lampenfieber* auftreten, unnötig werden sie auch durch die Seitenschaltungen *überflüssiger Mitbewegungen.* So zappelt der Ungeübte beim Klimmzug mit den Beinen.

Die Hemmung der Reaktionszeit darf also nur die für die Richtigkeit der Aufgabenlösung notwendigen Schaltungen betreffen. Je intelligenter die Sportaufgabe wird, um so länger müssen die Reaktionszeiten sein. Daran scheitert oft der Erfolg des zwar technisch begabten aber weniger intelligenten Menschen.

Die Hemmungsverlängerung der Reaktionszeiten besitzt den weiteren Vorteil der Abstellung oder Umschaltung der auf dem Ausstoßungsweg vom Gehirn begriffenen Bewegungsreihe. Das trennt die Pulsionszeit von der Motorzeit und gestattet die notwendige Sicherheit, um in Kampf und Arbeit durch jederzeitige Umstellung dem Lagewechsel gewachsen zu bleiben.

Übung und Training.

Anlage des Bewegungsbildes.

Erstreckt sich das Aufnahmegebiet über alle Teile des Körpers, so ist das Erkennen auf die Großhirnrinde beschränkt. Die großen Körperentfernungen werden durch die Nervenkabel mit Hilfe von Rückenmark, Mittel- und Kleinhirn überbrückt. Ihre Zusammenlegung im Schädel ermöglicht dort die schnellste Abwicklung der Reaktionsbogen.

Man kann sich denken, daß nach Art und Häufigkeit der Bildung auch die einzelnen Gehirnzentren gelagert wurden. Wir kennen deren Sitz durch die Ausfallserscheinungen an verletzten oder erkrankten Gehirnen.

Nerventraining.

Nerventraining beruht im *Einschleifen des Reaktionsbogens.* Er ist *in ein bestimmtes Ablaufbett* zu zwingen. Je ausgeschliffener die Bahn wird, um so mehr verlieren sich die überflüssigen Falsch-, Neben- und Rückschaltungen. Denn die Gehirnzelle schließt dort an, wo die häufigste Verbindung stattfand.

Es gilt, eine Bewegungskette solange zu üben, bis der Reak-

Übung und Training. 109

tionsbogen den kürzesten und damit auch weniger ermüdbaren Weg gefunden hat. Wollten wir seither in der Entwicklung des Bewegungsbewußtseins in die Großhirnrinde hinein, so werden jetzt die bewußten Schaltungen immer mehr abgeschliffen und sollen wieder aus Bewußtsein und Hirnrinde heraus. Es kommt zu der *subkortikalen Senkung des Reaktionsbogen* zunächst in das Unterbewußtsein und schließlich bis zur bewußtlosen Reflexbewegung. So wird Neuland geschaffen, auf dem sich neu zu erlernende bewußte Bewegungsformen aufbauen können.

Beweis ist der Reiter. Er lernt zuerst den Sitz halten. Dann bleibt er auch im Halbbewußtsein auf dem Pferderücken, kann Lanzenübungen ausführen, Hindernisse nehmen und dergleichen. Schließlich ist er so mit dem Pferderücken verwachsen, daß er auf ihm schläft, ohne herunterzufallen.

Vorbereitung des Bewegungsbildes.

Durch das Auge wird die Anlage des Bewegungsbildes vorbereitet und erleichtert. Vom geistigen Lehrer verlangen wir das dozierende Beispiel. Das pädagogische Talent muß vorturnen können. Schaukämpfe und Zeitlupe prägen im Gehirn das Gefühl für sportliche Bewegungsbilder vor. Dann kann der Muskelsinn leichter die Einstellung finden.

Ein Beispiel. Aufgabe: *Ein Kind soll an einer Querleiter entlang hangeln.*

I. Lösung. *Das Kind hat es weder gesehen noch geübt:*
Falsches, verunglücktes Anspringen trotz Augenhilfe. Übermäßige Kraftanstrengung, zu weit oder zu kurz Greifen, Vorbeigreifen, Herunterfallen, unnütze Nebenbewegungen, rasches Ermüden.

II. Lösung. *Das Kind hat noch nicht geübt aber gesehen (vorgeturnt):*
Das an sich leichte Anspringen gelingt, die Leiter wird durchgehangelt. Ausführung ist noch schlecht mit überflüssigen Mitbewegungen durch Nebenschaltungen. Daher größere Ermüdung.

III. Lösung. *Die Übung war schon oft erfolgt:*
Exakte, ökonomische und schöne Ausführung unter Wegfall jeder Nebenbewegung. Geringe Ermüdung.

IV. Lösung. *Die Übung mit geschlossenen Augen:*
Zum Ansprung darf die kurze Entfernung abgetastet werden. Nur Muskel- und Gelenksinn arbeiten. Wir sollten mehr mit geschlossenen Augen turnen lassen.

V. Lösung. *Durch sehr häufiges Üben kann automatisch geturnt werden:*
Neue Übungen werden auf der alten aufgebaut, z. B. Schwünge des Körpers oder der Beine.

Geistiges Turnen.

DALCROSZ hat *Seelengymnastik* versucht. Er unterbindet eine rhythmische Bewegungsreihe (Lied, Klavierspiel, gymnastische Übung) plötzlich, läßt sie nur seelisch im Gehirn weiterlaufen, um auf Kommando dann an dem Punkt, an dem gerade der Seelenverlauf angelangt ist, auch die sichtbare Muskelbewegung wieder aufzunehmen. Die Sache ist auf den Sport zu übertragen. Man kann rein geistig Tennis oder Fußball spielen. Das haben uns schon die Radioübertragungen eines Fußballspiels gelehrt.

Übertraining.

Im Nervengebiet muß das Schädliche eines „Zuviel" am deutlichsten auftreten. Es hängt mit dem reizbaren und leicht ermüdbaren bewußten Reaktionsbogen zusammen. Je intelligenter darum die Sportform, um so größer ist die Gefahr des Übertrainings. Dazu kommen die Aufregungen vor, im und nach dem Wettkampf und nicht zuletzt die Gründe nervöser Disposition und Vererbung durch Beruf und Familie.

Zeichen von Übertraining sind Appetitlosigkeit, Schlaflosigkeit, nervöse Reizbarkeit, schnelle Ermüdung. Es fallen die Leistungen. Das führt zu dem nervösen Zusammenbruch einzelner Tennisspieler und ganzer Fußballmannschaften.

Nur ein Gegenmittel hilft: Aussetzen und Erholung.

Ermüdung und Erholung.

Wir sehen, wie sich ein Akkumulator bei Gebrauch allmählich entlädt, je schneller, je größere Kraftmengen wir ihm in der Zeiteinheit entnehmen. Wieder aufgeladen ist er zu neuer Arbeit bereit, solange, bis in der Materialzusammensetzung Ergänzungen nötig sind, wenn die Leistungshöhe bleiben soll.

Ähnlich ist der Begriff der Gehirnermüdung zu fassen. Er betrifft den Ladungsverbrauch. Doch tritt Ermüdung der bewußten Hirnsubstanz rasch ein, um so eher je länger wir in der gleichen Konzentration verharren. Begünstigt wird die Ermüdung durch Blutmangel, sei es dauernd als allgemeine Konstitutionsschwäche, sei es vorübergehend als örtliche Blutablenkung vom Gehirn. In Höhenlagen setzt aus Sauerstoffmangel eher Ermüdung ein. Auch Hungern ermüdet schneller. Gegen Ermüdung wurden

Ermüdung und Erholung.

Phosphor- und Kalksalze verordnet. Das alles betrifft die Blutversorgung.

Wir unterscheiden:
1. Totalermüdung. 2. Teilermüdung.

Letztere tritt über die erstere auch an ruhenden Körperteilen (Blut) ein. So ermüden die nicht gebrauchten Arme durch die Tätigkeit der Beine.

Der Kopf wird aus einem gemeinsamen Stammgefäß der A. carotis versorgt. Sie teilt sich am Halse in 2 Hauptäste für die Innen- und Außenversorgung. Leiten bestimmte Einflüsse das Blut mehr in die Außencarotis, so fördert das Müdigkeit und Schlaf.

Im Schlaf werden vom Blut aus die Hirnzellen wieder aufgeladen. Doch auch im wachen Zustande muß Nachladung oder Ernährung der Hirnzellen stattfinden. Das ist durch die Konzentration möglich, weil so die anderen Gehirnzentren ruhen und sich erholen.

Im Schlaf ist die Tätigkeit der Organe vermindert. Nur die Atmung ändert sich und nimmt den Typ des Erholungsatmens an. D. h. die Einatmung wird tiefer, ohne die Frequenz zu steigern. Der respiratorische Quotient fällt, weil mehr Sauerstoff eingeatmet wird als im wachen Zustand. Die Sauerstoffschulden des Tages werden abgetragen und die Gehirnsubstanz speichert für die kommende Arbeit Sauerstoff an.

Schlaffördernd sind: Ermüdung und Erschöpfung vieler Gehirnzentren. Mechanisierung desselben Reaktionsbogens in der Form sich stets wiederholender Zahlenreihen oder Gedankenketten.

Warme Füße (Fußbad, Bettwärmflasche, Fußdecken). Kopfkühlung (kalte Umschläge, kaltes Schlafzimmer).

Künstliche Schlafmittel als Einnahme von Medikamenten sollten tunlichst vermieden bleiben:

Schlafzeiten. Sie liegen mit Rücksicht auf die Tageslichtausnutzung in der Nacht und betreffen dieselben Stunden. Das jugendliche Gehirn ladet langsamer und stärker, das der Greise schneller und schwächer auf. Doch ordnen sich die Schlafzeiten nicht nur nach dem Alter, sondern auch nach Tätigkeit und Gewohnheit.

Für den Erwachsenen genügen 7—8 Schlafstunden. Greise schlafen weniger.

Jugendliche sollen 10—12 Stunden schlafen. Dauersportler und anstrengende Wettkämpfer fordern ebenfalls größere Schlafzeiten.

Man darf andererseits die Schlafzeit nicht zu lange ausdehnen, weil sonst Geist und Körper die nötige Funktionszeit fehlt.

Die ersten Schlafstunden sind die tiefsten, denn hier ist die Gehirnladung noch zurück. Mit ihrer Zunahme tritt man in die Sphäre der Träume, die darum in die Nähe des Erwachens fällt.

Nach der Art der Schlaftiefe unterscheidet man einen Abend und einen Morgentyp. Der Morgentyp schläft meist spät ein und kann dafür nur schwer den Übergang zum Erwachen finden.

Wochenende und Ferien.

Zum Ausgleich der Tagesmüdigkeit bedürfen wir den Schlaf der Nacht. In dem Gehirn spiegelt sich jedoch nicht nur der Tageslauf, sondern auch die übrigen Auswirkungen unserer Zeiteinteilung. Dazu kommt die Intensität des Arbeitstempos. Vermag der Nachtschlaf nicht mehr die zu starke Belastung der Tagesarbeit auszugleichen, so summieren sich die zurückbleibenden Reste der Tagesermüdung und erzwingen eine Wochenerholung. Je größer das Arbeitstempo, um so länger muß das freie Wochenende werden. Sahen wir, daß früher der halbe Sonntag, dann die Sonntagsruhe genügte, so muß heute gleich Amerika und England auch noch der Sonnabend teilweise oder ganz gefordert werden.

Diese Forderung wird dort doppelt erhoben, wo das Berufsleben sportliche Tätigkeit verlangt, weil die Ausübung des Sports am Sonntag die Wochenermüdungen nicht nur nicht ausgleicht, sondern sogar erhöhen kann.

In ähnlichem Sinne sind auch die Jahresferien einzusetzen. Ihre Berechtigung entsteht dann, wenn Tageserholung, also Schlaf und Wochenende nicht mehr genügen, um zurückbleibende Ermüdungserscheinungen zu bannen.

Prüfungen.

Den Ausdruck der Begabung liefert das in kurzer Zeit erhaltene richtige Resultat. Hierauf haben sich eine Anzahl geistiger Prüfungsmethoden aufgebaut. Sie betreffen Beruf und Sport. Ihr praktischer Wert wird durch den Aufwand an Apparaten, Platz, Zeit und Kosten gemindert. Sie kommen oft zu spät, soweit sie die Wahl einer Sportart oder eines Berufes betreffen. Darum seien hier nur einige einfache und leicht durchführbare Methoden angegeben.

Prüfungen auf Linksseitigkeit.
Auf einem Spiegel wird ein Punkt angebracht. Man muß mit beiden offenen Augen rasch die Nasenspitze auf den Punkt einstellen. Jetzt ist schnell das rechte Auge zu schließen, dann weicht der Punkt beim Rechtser nach links ab, während er beim Linkser auf der Nasenspitze bleibt. Schließt man jedoch statt des rechten das linke Auge, so ist das Ergebnis umgekehrt.

Die Prüfung kann auch in der Form durchgeführt werden, daß eine mehrere Meter vor der Versuchsperson liegende senkrechte Kante durch den vorgehaltenen Bleistift schnell abzudecken ist. Beide Augen sind dabei offen, danach Schließen des einen wie bereits angegeben. Die Probe ist nur bei gleicher Sehstärke (auch korrigiert) beider Augen möglich.

Die Zahl der Linkser ist im Schrifttum mit 2—5% angegeben. Mancher Linkser weiß selbst nicht, daß er Linkser ist.

Man hat aus der Linksseitigkeit Beziehungen zur Intelligenz gesucht und die Linkser wegen gewisser Bindungen zwischen Geisteskrankheit und Störungen im Sprachzentrum für minderwertig erklärt. Gerade die Erfahrungen im Sport beweisen das Gegenteil. Man muß nicht Leonardo da Vinci anführen. Wir besitzen im Sport eine große Anzahl Linkser, und sie treten im Intelligenzsport ganz besonders hervor.

Ja die Linkshändigkeit bildet einen der Beweise, daß Leibesübung geistige Bildung erzielt. Der Linkser ist gezwungen, viele Bewegungsformen, wie z. B. Schreiben rechtsseitig zu erlernen. Wir benutzen bei beliebiger Konzentration einer Seite stets dieselbe Seite, das äußert sich vornehmlich in Auge und Arm, aber auch Bein der Fußballer. Der Linkser kann nicht rechts schießen, denn er stellt den Konzentrationspunkt mit dem linken Auge ein. Er besitzt sein Sprachzentrum, das ursprünglich doppelseitig angelegt ist, nur auf der rechten Gehirnseite ausgebildet, demnach umgekehrt wie der Rechtser.

Von verschiedener Seite wurde der Versuch unternommen, geistig zurückgebliebene Schüler durch linkshändiges Schreiben und Zeichnen vorwärts zu bringen. Die Versuche waren erfolgreich und bedeuteten trotz der beiderseitigen Schreibweise keine

Überlastung. Das bildet den praktischen Beweis für die Geistesbildung durch Leibesübung.

Prüfung auf Schnelligkeit.

a) **Die Tüpfelungsmethode.** Ein fein quadrierter Papierbogen wird in 6 gleichgroße Rechtecke geteilt. Auf Kommando beginnt man sitzend mit aufliegendem Unterarm und nicht zu fest schlagend mit einem kurzen Bleistift so schnell wie möglich oben links in das 1. Rechteck Punkte einzutüpfeln. Dabei bleibt man nicht an derselben Stelle, sondern wechselt und nähert sich langsam dem 2. rechts davon liegendem Rechteck. Denn mit Beginn des Versuchs wird eine Stoppuhr in Gang gebracht, nach 10 Sekunden kommt das 2. Kommando und es beginnt das Tippen im 2. Rechteck. Nach weiteren 10 Sekunden geht es in das 3. und dann in das darunter liegende 4., um nach weiteren Kommandos links davon in dem 5. und 6. zu landen. Die Punkte werden ausgezählt und die Zahlen in die Rechtecke eingetragen.

Diese Methode trennt die schnell von den langsam zuckenden Menschen. Ihr Ergebnis stimmt mit der Größe der motorischen Nervenzellen überein. Die Methode kann auch als Ermüdungsprüfung im Vergleich zwischen, vor und nach der Arbeit angewendet werden.

Man beobachtet, daß der Schnelläufer mit einer hohen Anfangszahl in der Tüpfelung einsetzt, dann abfällt, um sich am Schluß wieder etwas zu erheben. Der Dauerläufer besitzt dagegen niedrige Tüpfelungszahlen, aber größere Gleichmäßigkeit.

b) **Prüfung mit Arm- und Beinstart.** Die Prüfung hat dieselbe Absicht. Sie ist grober und einfacher.

Man läßt die Unterarme im Ellenbogen anwinkeln, die Fäuste ballen und dann so schnell wie möglich abwechselnd auf und ab schlagen, als wollte man mit den Armen loslaufen.

Mit Füßen und Beinen wird als 2. Teil ein Start an Ort versucht, demnach so schnell wie möglich auf den Zehenspitzen laufen.

Man beobachtet:

1. Deutlichen Unterschied zwischen schnell und langsam zuckenden Menschen.

2. Unterschiede in der Schnelligkeit der Arm- und Beinbewegung. Sie hängen von Beruf, Sportart, Ermüdung, auch Körperbau ab.

Schnellzuckungen sind auf den Tonus als der Gesamtladung

der motorischen Nervenzellen in Stellung, Haltung und Vorspannung und auf den Tetanus als der Ladung für die Zuckungsausführung zurückzuführen. Damit empfehlen sich diese Prüfungsmethoden auch für den Nachweis der Schnelligkeitserhaltung im vorgerückten Alter. Piper hat die Nervenschläge, welche für den Klonus als einmalige Zuckung nötig sind, auf 40—60 pro Sekunde berechnet. Je schneller die Bewegung, um so höher die Nervenschlagzahl. Demnach wäre:

Schnelligkeit = Zahl der Nervenschläge + Antagonistenvorspannung — Antagonistenhemmung.

Mit der Methode sind Schnell- und Dauerläufer sofort zu erkennen.

c) **Prüfung mit dem Fallstab.** Ein Metallstab mit Zentimetereinteilung wird so aufgehängt, daß sein unteres Ende in die aufliegende geöffnete Hand bis zur Handkante hineinragt. Der plötzlich fallende Stab muß durch die zufassende Hand aufgehalten werden. An der zurückgelegten Fallhöhe wird in Zentimetern die Schnelligkeit des Reaktionsbogens abgelesen.

Die Prüfung ähnelt der einfachen Intelligenzprüfung mit dem Tasterschlag, kann aber nicht wie dort ausgebaut werden, weil die Zeitmessung fehlt.

Prüfungen auf Kraft.

a) **Das Handdynamometer.** Eine ellipsenförmige harte Stahlfeder wird in der Hand zusammengedrückt. Der Arretierungszeiger gibt die vom Unterarm kommende Kraft der Fingerbeuger an.

Hier handelt es sich also um:

Tetanus als Dauerzuckung der Kraft und nicht um: *Klonus als Einmalzuckung der Schnelligkeit.*

Um ein Bild über die Zusammensetzung der Kraft je nach Zahl der Muskelfibrillen und Ladungsstärke der Nerven zu erhalten, muß man die Handdruckmessungen möglichst kurz und reihenweise hintereinanderschalten. Sie fallen dann bis zu einer Konstanze ab, deren Größe der fibrillären Kraft nahe kommt.

Mit dem Handdynamometer kann auch die Kraft der Rückenmuskeln gemessen werden. Unter Einhakung beider Mittelfinger zieht man die Feder frei vor der Brust auseinander. An der feineren oberen Skala ist die Zugstärke abzulesen.

Für Kinder und Ermüdungsmessungen wird ein Hebelapparat auf den Dynamometer gesetzt, der den Druck entsprechend verstärkt.

Die Dynamometer sind untereinander nicht zu vergleichen, weil ihre Federstärke ungleich abgestimmt ist und allmählich nachläßt.

b) Expansionsdynamometer. Es sind Röhren, innen mit einer Stahlfeder beschickt und in 2 Griffe auslaufend. Der eine Griff kann auch am Boden befestigt werden. Die Griffe werden auseinandergezogen, die Feder innen entsprechend zusammengedrückt. Der auf der Röhre hierbei bewegte Arretierungsring zeigt die Stärke an. Die Federn sind auswechselbar. Ihre Stärke gestattet selbst die Prüfung der Rumpfaufrichtung muskelschwerer Männer.

Prüfung des Muskelsinns.

Man läßt mit geschlossenen Augen ein vorgeschriebenes Haus zeichnen. Besonders das Einsetzen von Schornstein, Fenster und Türe beweist die Feinheit der Nervenausbildung und des Bewegungsgefühls.

Prüfung des Tetanus auf Ausdauer.

Bei seitwärts ausgetrecktem Arm wird mit der Hand ein kleines Gewicht gehalten. Der haltende Unterarm ist mit einem Hebelschreiber verbunden, der auf der Papierrolle einer durch Uhrwerk rotierenden Trommel die Bewegungen des Arms und die Zeit aufschreibt. Er hält so die allmählich einsetzenden Zitterbewegungen fest, und schließlich genügen die in die Haltemuskeln geschickten Nervenschläge zeitlich nicht mehr für den Tetanus. Er wird durchbrochen.

Intelligenzprüfungen.

a) Zeitmessungen des Reaktionsbogens. Sie wurden schon erwähnt. Ihr Ausbau besteht in der *Assoziationsbildung* (Gedankenkette). Die Vielfaltigkeit und Prägnanz der Aufgabenlösung entscheidet den Intelligenzgrad.

Beispiel: In einem plötzlich vorgehaltenen Bild ist zu bestimmen: Farbentönung, Bildstimmung, Malerabsicht usw.

Die Ergebnisse werden aufgeschrieben und die Zeit mit der Stoppuhr bestimmt.

b) Das Buchstabenausstreichen. ,,Dem Prüfling wird ein bestimmter Drucktext vorgelegt und die Aufgabe gestellt, mit einem Bleistift alle Buchstaben einer Art herauszustreichen. Die Aufgabe muß vor und nach der Arbeit gelöst werden. Aus der verbrauchten Zeit und der Anzahl der Fehler schließt man auf Intelligenz und Ermüdung."

In dem vorstehenden Text sind alle „e" ausgestrichen. Lösung: 40 „e" in 15 Sekunden.

Die Wahl der Texte erfolgt auch so, daß man z. B. aus sinnlos nebeneinandergereihten Buchstaben jeden Vokal zwischen zwei Konsonanten ausstreichen läßt. Unsere Aufgabenstellung kann demnach beliebig erschwert oder erleichtert werden. In ähnlicher Art lassen sich Intelligenzprüfungen an vorgedruckten Rechenbogen durchführen.

Geistesbildung durch Leibesübung.

Aus dem Reichtum der inneren und äußeren Bewegungsbilder formt sich die Begriffswelt. Alle Sinne sind an dieser Weltschöpfung beteiligt. Sie muß bei der Bildung jeden Gehirns erstehen. Der Tod bedeutet den Weltuntergang, denn außerhalb der Geistessubstanz fehlt der Nachweis.

Das führt zur steigenden Geistesentwicklung als menschlichem Bildungsziel: gleichgültig ob auf rein geistigem Wege der Rezeption oder in der Erfindung schöpferischer Gedanken, gleichgültig auch ob über die Bewegungszentren von feinmechanischer Handarbeit und nicht zuletzt durch das Turnen beschritten.

Namentlich für die Schuljugend muß *die tägliche Turnstunde* so viel Geistesbildung aufweisen, daß sie die geistige Unterrichtsstunde ersetzt. Dann wird der einzig stichhaltige Gegengrund ihrer Einführung verschwinden. Auch die Lateinstunde kann entwicklungshemmend wirken. Wir brauchen den Wortschatz und seinen organisatorischen Aufbau als Grammatik. Bilden sie doch das Handwerkzeug der Sprache. Doch darf auch hier unter ihm nicht die ungleich wichtigere Funktion leiden. Es ist die Anwendung, doppelt im Sinne des logischen Denkens, sowie des Gebrauchs der Fremdsprache im Leben. Der erste Punkt ist wichtiger und berechtigt, Latein, selbst als tote Sprache, solange im Unterricht zu lassen, als es seinen überragenden Wert für Geistesbildung behält.

Die Entwicklung, die aus der Leibesübung der Geistesbildung zuströmt, wird mit jedem Schritt erkannt, der in das Wesen der geistigen Tätigkeit eindringt. Die höhere Durchschnittsintelligenz der Linkser bestätigt das. Auch sonst und überall, wo der Mensch nach Vollendung der Bewegungsformen strebt.

Sehr deutlich tritt das in der *Krüppelfürsorge* hervor. Hier besteht Bewegungsbeschränkung. Stets ist zu erkennen, daß der Krüppel, der sich auf Grund von Behandlung und Bewegungsapparaten aus der örtlichen Fesselung erhebt, zugleich auch auf rein geistigem Gebiet plötzlich erwacht.

Wir trennen in die *Mechanisierung gleichbleibender Bewegungsketten:* Gehen, Laufen, Rudern, Geräteturnen, Holzhacken usw. und in stets *wechselnde Lösung von Bewegungsaufgaben als Kampfsport.*

Mag bei der Mechanisierung der Bewegungskette in Schnelligkeit und rhythmischen Fluß oder Grazie, ja selbst in beseeltem Ausdruck noch geistige Ausgestaltung zu holen sein, der Kampfsport wird höhere geistige Bildungsmöglichkeit aufweisen.

Jedenfalls läßt die beid- und allseitig körperliche Ausbildung nicht nur in Haltung und Bewegungsbeherrschung, sondern auch im Intelligenzausdruck von Gesicht und Auge den geistigen Wert der verschiedenen Sportarten erkennen. Deren Vielgestaltigkeit erleichtert die praktische Anwendung. Kampfsport für die im Beruf Mechanisierten, der mechanische Sport für die durch wechselnde Anforderungen des Tages geistig Überfütterten und so Ermüdeten. Von diesem Standpunkt aus ist jede neue Sportart zu begrüßen. Sie gestattet die Auswertung des Sports zur allgemeinen und spezifischen geistigen Ausbildung.

Muskelkraft und Körperbau.
Formungsaufbau des Körpers.

Aus der Entwicklung unzählbarer Generationen ist die heutige Menschenformung entstanden. Immer bereit, sich äußerem Anspruch und Gebrauch anzupassen, bedeutet sie auch jetzt keinen Stillstand und Abschluß. An dieser Formung sind Knochen und Muskeln *stark beteiligt.*

Der lange Weg ging entwicklungsgeschichtlich, wie folgt:

I. Etappe: Bildung der Amöbe mit gallertflüssigem Eiweißkörper als äußerem Bewegungs- und großem Kern als inneren Verdauungsorgan, sowie neben dem Kern das kleine *Zentrosoma,* ein von dichterem Eiweiß umgebenes Zentralkörperchen, von dem aus das Urtierchen mit Hilfe des Fibrillenvorsystems beherrscht wird und auch seine Fortpflanzung durch Teilung des Kerns und dann der ganzen Zelle einleitet.

Formungsaufbau des Körpers.

II. Etappe: Das Urtierchen streckt ähnlich einer schwimmenden Qualle seine gallertigen Fangarme aus dem Eiweißkörper, um sich ein freßbares Partikelchen einzuverleiben und seinem Kern zuzuführen. Schwierigere Ernährungsbedingungen (stärkere Wasserbewegung und spärlichere Freßgelegenheit) bedingen die intensivere Fortbewegung. Die Ausnutzung guter Freßgelegenheit zum Ausgleich vorübergehenden Freßmangels verlagert die Nährstoffaufnahme auf eine bestimmte Stelle (den Urschlund), fordert ein Nährdepot im Körper und lokalisiert auch einen Teil der Abgabestoffe (Urafter oder Kloake).

Mit anderen Worten, die Gelegenheitsbildungen des gallertigen Eiweißkörpers, die sich sofort wieder zurückziehen und verwischen, werden allmählich in festere Außenstationen geformt, während sich die Innenorgane im Sinne der Ernährung und Leitung des Körpers ausbauen. So entstehen auch *durch Eiweißspezifizierung die ersten Muskelzüge* der Würmer u. a.

III. Etappe: Die zunehmende Stärke des Existenzkampfes, der wechselnde Anspruch der Umgebung erzwingen schärfere Aktivität der körperlichen Außenteile. Sie organisieren darum *die Glieder zur besseren Fortbewegung* (Flossen, der Fische), zur Nahrungszufuhr (Stechorgane und Beine der Insekten), zum Hausbau (Nester der Vögel, Häuser der Biber, Bau der Füchse). Daher die Wirbeltiere mit *Knochen-, Sehnen- und Gelenkbildung.*

Hier kommt es zum höchsten Ausdruck der Kraft, Schnelligkeit, Ausdauer und Geschicklichkeit.

IV. Etappe: *Der Mensch = Ausgesprochene Absicht ist der Ausbau des Gehirns.*

Die Entwicklung der Muskelkraft war und bleibt Sache der Tiere. Der Mensch siegt durch den Geist. Selbst unter der ausgesprochenen Absicht der Rückentwicklung werden wir niemals mehr zu den Kräften eines Elefanten kommen. Man denke an die Dauerflüge der Vögel. Die Schnelligkeitsrekorde der Lauftiere liegen um das doppelte so kurz wie die des Menschen. Mit der Klettergeschicklichkeit der Affen können wir kaum den Vergleich aufnehmen.

Wenn wir darum die Anerkennung dieser Rekorde auf das relative Maß zurückführen, d. h. sie in den *Bezug zur Geistesentwicklung* setzen, so bedürfen wir ihrer, solange wir auf Gang, Lauf, Sprung, Schlag, Stoß, Wurf usw. im Lebenskampf nicht verzichten. Wir brauchen sie zur Entwicklung von bewußter Geschicklichkeit und zur Geistesbildung, darum also durch und für den Sport.

Der Aufbau der muskulären Kraft setzt sich aus 2 Teilen zusammen: 1. Anzahl der Muskelfibrillen und 2. Länge des Knochenhebelarms. Beide sind wechselnd. Der Knochen muß nicht vorhanden sein. Das beweisen die *muskelreichen, jedoch knochenarmen Tiere.* Auch im Menschen sind eine große Zahl knochenloser Muskeln untergebracht. Vor allem die glatten Muskeln, doch auch unter den quergestreiften finden sich zahlreiche (Mund, After, Zunge, Auge) und ihre Zwischenstufen (Herz, Uterus). Mittelbar besitzen auch die knochenlosen eine Beziehung zum Skelet, weshalb man die quergestreiften Muskeln auch als *Skeletmuskeln* bezeichnet.

Der *Aufbau des Skelets* dient nicht nur der *Hebelbewegung.* Er muß noch *tragende Eigenschaften* entwickeln und den *Schutz* der empfindlichen Innenorgane übernehmen. Das bestimmt die *Formung der Knochen* und durch deren Kalksubstanz zugleich den feststehenden Umriß des Körpers. Es fördert die Gelenkbildung im Sinne der Beweglichkeit. Je stärker der Hebelarm angezogen, je größer die Schutzwirkung nötig ist, um so kompakter und leider auch schwerer wird die Knochensubstanz.

So sehen wir die Vögelknochen mit Luftfüllung, während der Menschenröhrenknochen noch durch das Mark beschwert sein darf. Das hat mit der Knochenbildung wenig, mit der Blutbildung dagegen viel zu tun, und ist darum unter den Gesichtswinkel des Verfügungsraumes zu stellen. Von den Epiphysen und der Knochenhaut aus erfolgt die Bildung der Knochensubstanz, sowie ihre Erneuerung nach Bruch und Verletzung. In ihr finden gleichzeitig die *Muskelsehnen* den festen Ansatzpunkt. Da die Knochenhaut den Knochen ganz umhüllt, verteilt sich zweckentsprechend der kleine Angriffspunkt der Sehne auf eine große Fläche. Die Abreißungsgefahr bleibt vermieden.

Die *Knochenhaut dient ferner dem Muskelsinn,* denn sie ist empfindlich innerviert. Der sogenannte *Tennisarm* entsteht durch Überreizung der Knochenhaut in der Olekranongegend des Ellenbogens. Der Tennisarm macht kraftlos bei gesundem Nerv und Muskel. Er ist in der Behandlung langwierig. Ruhe und wenige Kraftübungen bekämpfen ihn.

Formungsaufbau des Körpers.

Am Gelenk verdickt sich die Knochenhaut zur *Kapselumhüllung*. Sehr fest und derb bildet sie die Gelenkschutzhülle.

Der *Knorpel dient* als jugendliches Vorstadium der Knochenentwicklung, auch biegsamer Übertragung (Rippen), als *Polsterung gegen Druck und Stoß* und nicht zuletzt der *Reibungsminderung*. Darum überkleidet er die aufeinanderstoßenden Gelenkflächen der Knochen, oder es bildet sich eine elastische Zwischenscheibe wie zwischen den einzelnen Wirbelkörpern.

Hier soll nicht jeder einzelne *Knochen* und Muskel in Namen, *Form* und Zweck besprochen werden. Selbst für den Turnlehrer wäre dies eine Belastung, unter der oft die wichtigeren Aufgaben oder Funktionen leiden.

Alle Teile des Bewegungsapparates sind unter dem Spezialisierungsgesetz des *Funktionseinflusses* entstanden und können sich, selbst nachdem sie geworden, in diesem Sinne weiter entwickeln.

Turnen und Sport besitzen darum mit dem Mittel der Formung einen mächtigen Einfluß auf die Volksbildung. Es ist Aufgabe der Turnlehrer, unter der Leitung der Sporthygieniker die richtigen Leibesübungsarten herauszufinden und zweckentsprechend anzuwenden. Dazu muß der Lehrer nicht nur den Zögling, sondern auch dessen Eltern und Umgebung kennen. *Kraftübungen für den Aufschießenden*, Schnelligkeit und Dehnung für den Gedrungenen, zu Kurzen, bereits in Heimarbeit Eingespannten, dazu die Übergänge als Ergänzung.

Dehnt und zerrt der Muskel an der Knochenhaut, so regt er sie und den Knochen zu besserer Durchblutung an. Schlag und Druck wirkt ähnlich, steigert zugleich die Elastizität. *Belastendes Gewicht* verdickt die einzelnen Knochenbälkchen, nähert sie sich und macht den Knochen kompakter. Der Knochen wird druck- und bruchfester, aber auch schwerer, *sein Längenwachstum an den Enden (Epiphysen) bleibt zugunsten des Breitenwachstums durch die Knochenhaut zurück.*

Diese Forderung kann entscheidend von dem Kalkstoffwechsel des Knochens beeinflußt werden. Die Rachitis des Kindes, die Knochenerweichungen des Erwachsenen während der Kriegshungerzeit beweisen: Es müssen in der Nahrung genug Kalksalze geboten und die Lichtwirkungen der *Vitamine* sowie genügend Sonnenlicht zugeführt werden. Ohne dies bleibt jeder

Turnunterricht erfolglos, kann sich sogar in das Gegenteil der Absicht kehren.

Im inneren Aufbau wird der Knochen für die Schutzfunktion *kompakt gefügt* mit geringen Hohlräumen. So sind die nahtartig aneinandergefügten Plattenknochen des Schädeldaches gebaut. Im Sport machen namentlich die Boxer von diesem Schutz Gebrauch. Sie fangen die Stöße mit den Schädel- oder Armknochen ab und erhöhen dabei ihre Schlaghärte.

Auch die Trag- und Stützfähigkeit der Knochen besteht harte sportliche Proben. Sie wird in der Knochenbildung weniger durch die Masse als durch die leichter machende *Konstruktion der Knochenbälkchen* gegeben. In den Wirbelknochen, in Fuß- und Handgelenkknochen trifft man auf ein Gefüge von Hohlräumen und Knochenbälkchen, die in Druck-, Trag- und Zugwirkung nach den mathematisch besten *Gesetzen der graphischen Statik* aufgebaut sind. Ein Schnitt durch den seitwärts tragenden Kopf des Hüftgelenks bringt diese Tragkonstruktion besonders zum Ausdruck.

So wird die Knochenformung zu dem geschlossenen Begriff *des Skeletbilds*. Die zweckmäßig aneinander gefügten 7 *Fußwurzelknochen* stehen in elastischer Wölbung auf der Erde. Über ihnen erheben sich die *beiden Unterschenkel-* und der *eine Oberschenkelknochen*, letzterer als *größter* des Körpers. Das kniescheibengeschützte *Kniegelenk* verbindet beide. Für Leibesübung sehr wichtig, weil die Überstreckung durch im Gelenk befindliche Bänder verhindert wird, und weil das gestreckte Gelenk im Stehen als Scharniergelenk und durch die Einführung der Zwischenknorpel erst den *festen Stand* verleiht. Weil aber andererseits bei starker Beugung des Kniegelenks das Scharnier verlassen und die Zwischenknorpel ausgeschaltet werden, so daß jetzt mit dem *Unterschenkel auch seitwärts gerichtete und Kreisbewegungen auszuführen sind*. Und weil schließlich die plötzliche heftige Streckung des in der Beugung seitlich abgebogenen oder in einer Rotation befindlichen Unterschenkels die Kniezwischenscheiben zerquetschen kann. Eine häufige Sportverletzung. Auf die Empfindlichkeit des Sprunggelenks muß nicht nochmals verwiesen werden.

Erst das *Kugelgelenk der Hüfte* sichert dem Bein den allseitigen großen Aktionsradius. Seitlich ragt vom Oberschenkel auf ziemlich langem Hals die dicke *Kopfkugel* in die entsprechend tiefe Pfanne des Beckens. Die Anordnung von Fuß-, Knie- und Hüft-

Formungsaufbau des Körpers.

gelenk gibt die Geh-, Lauf-, Sprung- und Kletterbewegung frei, läßt weitesten Spielraum für alle Arten der Leibesübung.

Schema der Wirbelsäule.
beweglich . . 7 Halswirbel
„ 12 Brustwirbel = mit 12 Rippen
„ 5 Lendenwirbel
unbeweglich . 5 Kreuzbeinwirbel = zum Kreuzbein verschmolzen
„ 5 Steißbeinwirbel = oft auch 4.

Auf den Beinknochen formt sich von hinten aus Kreuz-, Darm-, Sitz- und Schambein das *Becken*. Breit ausladend bei der Frau, schmalgürtelig am Mann. Es trägt alles oberhalb Liegende und paßt sich dem ruhenden Sitz des Menschen an. Mit ihm erhebt sich die *Wirbelsäule*, der durch ihre Fügung von Wirbelknochen mit elastischen *Zwischenscheiben*, Knochenvorsprüngen und durch die *Verstrebungen* von *Bändern, Sehnen und Muskeln* eine wunderbare Vereinigung von Festigkeit und Beweglichkeit verliehen ist. Damit wird sie zur beweglichen *Korsettstange* des Körpers, die keine Nebenbuhler duldet, wenn nicht die ihr angegliederten Rippen als solche betrachtet werden sollen.

Die *Formung des Brustkorbes* spielt im Sport und Beruf eine entscheidende Rolle. Sie wurde bereits bei der Atmung behandelt. Jede künstliche Korsettierung muß Schwächung und Schädigung für den Brustkorb bedeuten. Sie untergräbt die natürliche Funktion und Entwicklung, ist am wachsenden Körper Sünde. Gesunde Knochen, kräftige Muskeln packen bei aller Beweglichkeit den Körper fester, besitzen die schönste Formung. Kein Sport kann Vollendung aufweisen, wenn nicht die Wirbelsäule geübt und gelenkig ist.

Mit ihr stehen die Arme durch Schlüsselbein und Schulterblatt als *Schultergürtel* in unmittelbarem Zusammenhang. Diese Konstruktion ermöglicht eine sehr freie und doch fest gestützte Verbindung.

Beweglich bleibt sie durch das Kugelgelenk der Schulter und das freie *Schulterblatt*. Letzteres gewährt mit der breiten Fläche seine Anlagerung an den Brustkorb und der Schlüsselbeinverbindung *große Festigkeit* für Stemmen, Drücken und Halten der Arme. Gräte und Rabenschnabel bieten als Knochenvorsprünge gute Ansatzpunkte für Muskeln.

Die Arme sind so Adnexe geworden. Entlastet von der Fortbewegung dienen sie höheren Funktionen: Körperpflege, Schreiben, Handfertigkeit, Musik, Kunst, eine unerschöpfbare Dienstbarkeit. Wiederum stützt sich ihre Entwicklung ähnlich der der Beine auf: *1 Oberarm-, 2 Unterarm-, 8 Handwurzel- und die entsprechenden Fingerknochen.*

Die Wichtigkeit der Tast-, Greif-, Schlag-, Wurf- und sonstigen Bewegungsfunktionen der Arme für Leben und Leibesübungen bedarf keines Ergänzungswortes. Ausgiebiges Kriechen, nicht zu frühes Laufenlernen und später der Handlauf vermögen beim Wachsenden die Arme und Brustkorb wirksam vorzubilden.

Der beweglichste Teil der Wirbelsäule ist der *Hals*. Wir besitzen in unserem Turnen und in der Gymnastik zu wenige Hals- und Kopfübungen. Man soll nie vergessen, daß die Umorganisierung der obersten Halswirbel erfolgt ist, um dem Kopf durch den Hals größte *Bewegungsfreiheit zu gestatten.* Sport und Turnen mit steifem Hals ist schwer denkbar.

Mit der Lage und Haltung des *Kopfes* findet der Körper seine Krönung. Er beweist damit: Beim Menschen soll der Kopf und in ihm der Geist herrschen, sowohl über den eigenen Körper wie dessen Umgebung. Daher bietet der *aufrechte Gang* mit Kopf als höchsten Körperpunkt die beste *Orientierung.* Diese Körperstellung besitzen nur noch die Vögel. Es fällt auf, daß auch *ihnen ein Sprachorgan,* allerdings nur zum Schwatzen und Singen verliehen wurde.

Auch die Gelenke zeigen vollkommene Technik. Denn in ihrem *Bau* hüllt eine derbe Gelenkkapsel, teilweise durch Bänder verstärkt, das ganze Gelenk ein. Angelagerte *Schleimbeutel,* die *Knorpelüberkleidung* der Knochen und reichliche *Gelenkschmiere* sichern den leichten, geräuschlosen und stoßfreien Gebrauch. Im *Innern der Gelenke* sind noch Bänder, Zwischenknorpel u. a. untergebracht. Sportliche Verletzungen treten infolge der starken Gelenkbeanspruchung als Verstauchung, Absprengungen und Ergüsse auf.

Die *Gelenkflächen hält aneinander:* 1. Der *negative Innendruck.* Sticht man eine Gelenkkapsel an, so löst sich jetzt erst das Gelenk, indem die Luft leise hineinpfeift. 2. Die *Spannung der Muskeln.* 3. *Die Festigkeit des Kapsel- und Bandapparates.* Im Sport soll dieser Halt nicht gelockert sondern eher verstärkt werden. Eine Lockerung könnte die Auskugelung des Gelenkes erleichtern.

Die Formung des Körpers wird auch durch den *Sehnenansatz der Muskeln* an den Knochen unterstützt. Um den Gelenken einen größtmöglichen Beugungsradius zu sichern, müssen sie schmal gehalten sein. Daher wird dort der Muskel zur Sehne. Es entsteht selbst bei der *Beugung* kein zu großer Druck auf die Gefäße und Nerven. Das Gelenk kann geschnürt werden.

Oft überspringen die Sehnen wie an Hand und Fuß eine ganze Reihe von Gelenken. Um nicht in Unordnung zu geraten und auf dem großen *Geleitungsweg der Sehnen* keine Reibungsentzündungen zu erzeugen, ruhen die Sehnen in bestimmten Lagerungen und *Scheiden*, die mit *Schmiere* versehen und durch *Schleimbeutel gepolstert sind*. Dennoch hat Turnen und Sport immer wieder von Verstauchungen und *Verzerrungen* der Sehnen- und *Bandapparate* des Hand- und Fußgelenks zu berichten. Wessen Gelenke noch wenig fest sind, der sollte sie zum Sport entsprechend bandagieren. Beim Fechten und Boxen sind derartige *Bandagen* Vorbedingung. Auch für Tennis, Geräteturnen, Faustball u. ä. kommen sie in Frage.

Die Formung des Körpers wird durch sein Muskelbild, durch den Fettansatz und durch die Haut neben ihrem Haarkleid ergänzt. Auch die Innenorgane im Bauch können in die Formung eingreifen.

Dabei verrät die *Form der einzelnen Muskel ihren Gebrauchszweck*. Mag es Hohlmuskel wie Herz, Gebärmutter oder Harnblase, mag es ein ringförmiger Schließmuskel wie am Mund, Auge oder After, oder mag es ein eigentlicher Skeletmuskel sein, der bald flach, bald rund, bald kurz, bald lang, bald breit, bald schmal Knochen mit Knochen hebelartig verbindet oder wie am Gaumen vom Knochen ausgehend in weichem Gewebe endet. Mag sich der Muskel schließlich selbst indirekt durch breite Sehnenplatten (Fascien) wie am Bauch übertragen, oder mag er wie der gerade Bauchmuskel durch Sehnen unterbrochen sein, immer erhält man nur den einen Schluß: Der Gebrauch bestimmt die Form. Sie ist vererbt, kann aber durch spezifische Änderung des Gebrauchs umgeformt werden. Hierin haben wir einen Hauptwert von Turnen und Sport zu erblicken.

Die Muskelbewegung als menschliche Kraftbildung.

In der Muskelbewegung handelt es sich um die *Umsetzung von chemisch gebundener* (Kraftstoffe der Nahrung) *in elektrisch-*

potentielle (motorische Nervenzellen), *weiter in elektrisch-kinetische* (motorischer Leitungsreiz) *und schließlich in physikalisch-kinetische* (Muskelknochenbewegung) *Energie*. Auch so nur einen der vielen Beweise bietend, daß die Welt in dem Wechsel der Bewegungsarten besteht.

Für diesen Zweck muß der *Muskel selbst organisiert* sein. Die einzelnen *Muskelbündel* sind hautumhüllte Einheiten, die sich wieder in ähnlicher Art unterteilen, um leichter von Blut und Nerven versorgt zu werden. Selbst die von der Küche uns wohlbekannte Muskelfaser bildet noch nicht die zusammensetzende Einheit. Sie enthält eine größere oder kleinere Anzahl von Gefächern, in welchen die *Muskelzellen* liegen.

Chemisch baut sich die Muskelzelle aus Eiweißkörpern (Myosin und etwa 3—4mal so viel Myogen) als Muskelplasma und Fibrillensubstanz auf. In diesen Eiweißstoffen ist die kontraktile Substanz das eigentliche Bewegungselement. Ferner besteht die Muskelsubstanz aus Fettstoffen, Glykogen, Blutzucker, Phosphorfleischsäure und Milchsäure, aus den Salzen der Kalium-, Kalzium- und Magnesiumverbindungen der Phosphorsäure und aus Kochsalz, schließlich aus freiem Stickstoff und Kohlensäure.

Besonders wichtig bleibt der Kochsalzgehalt, weil bei dessen Abwesenheit keine Muskelkontraktion möglich ist. Der Sportkörper darf also ebensowenig einseitig mit Kochsalz überfüttert werden, wie wir ihn künstlich kochsalzarm machen sollen.

In *Form* und *Aufbau* unterscheiden sich die glatten von den quergestreiften Muskelzellen. Die *glatten Muskelzellen* sind wesentlich *kürzer:* 2—10 Tausendstel Millimeter dick und 120 bis 380 Tausendstel Millimeter lang, demnach etwa 80mal so lang wie dick. So lassen sie mit ihren zugespitzten Enden die *Spindelform* schon deutlicher erkennen. Ein in der Mitte liegender langgestreckter Kern kennzeichnet ihre Zelleneinheit. Der Länge nach werden sie von *Fibrillen*fädchen durchzogen, die in dem *Plasma* als *Grundsubstanz* eingebettet liegen. Die ganze Muskelzelle ist von einem Häutchen dem *Sarkolemm* eingehüllt, das als Verbindungsorgan mit den Nerven und den anderen Muskelzellen besondere Aufgaben zu erfüllen hat.

Die glatten Muskeln dienen lediglich der langsamen unwillkürlichen Bewegung, besonders in Magen-, Darm-, Blutgefäßwandungen und dergleichen. Für die vom Willen abhängigen Bewegun-

Die Muskelbewegung als menschliche Kraftbildung.

gen ändert sich die Form und der Aufbau der Muskelzellen. Es kommt zu der Querstreifung. Ähnlich, als ob eine Geldrolle aus abwechselnden Gold- und Silberstücken zusammengesetzt wäre, liegen stärker und schwächer lichtbrechende Scheibchen aufeinander. So entsteht die *quergestreifte Muskelfaser als Grundelement der schnellen willkürlichen Bewegung.*

Je nach der Lage und Aufgabe des Skeletmuskels ist die *quergestreifte Zellenfaser 5,3—9,8 cm lang und 1/100 bis 1/10 mm dick, also über 1000mal so lang wie dick.* Macht man sich die Form dieses Gebildes klar, so entsteht ein spinnwebdünnes Fädchen, das die Spindelform der glatten Muskelzelle verloren hat. Nur an den Enden ist es etwas zugespitzt, um wie bei den glatten das Aneinander- und weniger das Ineinanderlegen der *Zellen zu Ketten* zu gestatten. Für kurze Muskeln ist die Bildung der Muskelzellenkette nicht nötig, weil die Länge der Muskelzelle genügt, um den ganzen Muskel zu durchlaufen.

Der quergestreifte Muskel bedeutet so die höhere Organisation. Seine Versorgung und Überwachung begegnet infolge der Länge Schwierigkeiten. Darum wird die quergestreifte Muskelzelle auch von einer unter regelmäßigen Abständen in der Randzone angeordneten Mehrzahl von Kernen länglichen Formats beherrscht. Sie bildet so ein *Synzytium.* Es entsteht jene Einheit, die nicht nur leicht zu ernähren und mit Kraftstoff zu beliefern ist; auch die durch Teilung der Fibrillen vergrößerte Stärkung des Muskels wird erleichtert und die schnellste *Beherrschung durch die Nerven* möglich.

Der willkürliche Bewegungsnerv heftet sich mit einer *Platte unter* der Haut der Muskelzelle an, indem die Nervenhüllen mit dieser Haut verschmelzen. Nur der nackte Achsenzylinder des Nerven tritt in die Muskelzelle. Durch die Bildung der *Nervenendplatte* entsteht ein inniger Kontakt zwischen den Fibrillen der Nerven mit den Fibrillen des Muskels. Das legt den Gedanken nahe, daß die Muskelfibrillen in gewissem Sinne die Fortsetzung der Nervenfibrillen darstellen.

Da dieser Eintritt in der Mitte der Muskelzelle stattfindet, wird die *Fortpflanzungszeit des Reizes im Muskel* um die Hälfte gekürzt. Nach Hermann beträgt diese Zeit 10—13 m in der Sekunde. Bei der längsten Faser wären nach beiden Seiten nur je 5 cm zurückzulegen, wozu als Höchstzeit 1/250 Sekunde benötigt würde.

Um diese Zeit richtig einzuwerten, muß man erinnern, daß sich jede noch so kurze Einzelzuckung aus 30—100 Einzelreizen zusammensetzt, die vom Nerven in die Muskelzelle hineinschlagen. Sie folgen so schnell wie das glitzernde Band der Phosphorkugeln eines Maschinengewehrs hintereinander her. Bevor ein Rückstoß in der relativ langen Muskelzelle einsetzen kann, stürzt der nächste Reiz schon auf sie los. Wird die Zwischenzeit zu groß oder die Schaltung abgestellt, so ist die Kontraktion durchbrochen.

Der Reiz kann in der Muskelzelle nur in der *Längsrichtung der Fibrillen* laufen. Jeder querverlaufende Reiz müßte die Kontraktion empfindlich stören. Die Zuckung tritt *einzeln* als *Klonus* auf und verläuft dauernd als *Tetanuskrampf*. Sie kann also unter den beiden Gründen nur die Fibrillen betreffen (siehe Nerven).

Im Muskel ist jedoch auch noch der *Tonus* als *ständiger Spannungsgrad* vorhanden. Er wechselt ebenfalls, drückt sich aber nicht oder nur weniger in einer Verkürzung, sondern in dem *Härtezustand der Muskeln* aus. Auch dies unter der Nervenbeherrschung, denn nach neueren Forschungen wird vom *Sympathikus* aus eine Nervenversorgung vorgeschickt, die sich nicht *in* die Muskelzelle begibt, sondern nur *außen* am Sarkolemm (Zellhaut) anheftet und von ihm aus das Plasma als Muskeltonus überwacht.

Für den Sport gewinnt diese Nervenleitung dadurch *Bedeutung*, daß sie erklärt, warum die Härte der Muskeln nicht mit deren Leistungsfähigkeit gleichbedeutend sein muß. Ja im Gegenteil wird der weichere und dehnbarere Muskel bei gleicher Anzahl seiner Fibrillen der leistungsfähigere, besonders der schnellere sein. So sehr wie wir den starken Tonus als Vorspannung begrüßen, so wenig darf er zum Dauerzustand ausarten. Daher müssen die Schwerathleten immer wieder an der Dehnung und willkürlichen Entspannung ihrer Muskeln arbeiten.

Gleichgültig ob glatter oder quergestreifter Muskel, die Kontraktionsverkürzung tritt durch die *Qellung der Eiweißsubstanzen* ein. Da diese Quellung in die Breite erfolgt, so muß der lange Muskelfaden entsprechend kürzer werden.

Taucht man im Experiment die Hälfte einer Muskelfaser in Alkohol, Alkalien oder *Säuren*, dann verkürzt sich nur der in der

Die Muskelbewegung als menschliche Kraftbildung. 129

Säure befindliche Teil, indem er breiter ausquillt. Man erkennt hieraus, daß eine wirkliche Zusammenziehung gar nicht stattfindet. *Es tritt nur eine Formveränderung ein.*
Auch der lebende Muskel verwendet zu diesem Zweck die Säuren: *Milchsäure* und *Phosphorsäure*. Ob die weniger erforschten Fettsäuren und andere Säuren (Aminos.) für die Quellung der Muskelfaser in Frage kommen, ist ungeklärt. Für die Fettsäuren spricht die Anwesenheit von Fettsubstanzen in und zwischen den Muskelzellen, sowie die Tatsache, daß in den Leberzellen nicht nur Glykogen, sondern auch reichlich die Fettsubstanzen auf Vorrat angelegt werden können. Der wechselnde respiratorische Quotient weist auf die Verbrennung von Fett- und Aminosäuren hin.

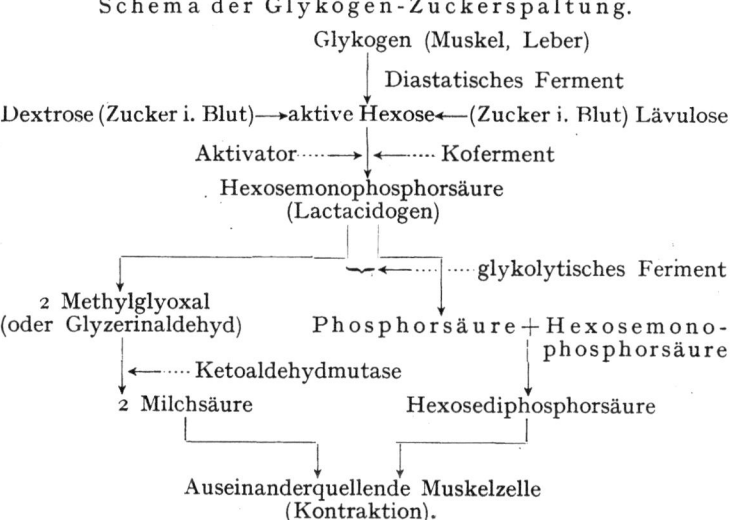

Schema der Glykogen-Zuckerspaltung.

Glykogen (Muskel, Leber)
| Diastatisches Ferment
Dextrose (Zucker i. Blut) →aktive Hexose← (Zucker i. Blut) Lävulose
Aktivator·····→|←····· Koferment
Hexosemonophosphorsäure
(Lactacidogen)

·····←····· glykolytisches Ferment
2 Methylglyoxal
(oder Glyzerinaldehyd)   Phosphorsäure + Hexosemonophosphorsäure
|←····· Ketoaldehydmutase
2 Milchsäure   Hexosediphosphorsäure

Auseinanderquellende Muskelzelle
(Kontraktion).

Glykogen ist nichtwasserlöslicher Zuckerstoff. Er wird *durch ein Leberferment in Blutzucker* umgewandelt, also wasserlöslich gemacht. Dieser kreist im Blut zum Nachschub. Für den sofortigen Gebrauch ist in der Muskelzelle selbst Glykogen eingelagert.

Der elektrische Strom trennt angesäuertes Wasser in seine Atomteile Wasserstoff und Sauerstoff. Das gleiche erzielt die Energie der Nervenzelle. Sie trennt den *Blutzucker in Milchsäure*. Blutzucker $= C_6H_{12}O_6$ durch Nervenreiz in 2mal $C_3H_6O_3 =$ Milchsäure.

Muskelkraft und Körperbau.

Dieser Vorgang muß sich möglichst gleichzeitig in der ganzen Länge der Muskelzelle vollziehen. Daher sind seine Voraussetzungen hier Zucker, dort Nervenfibrillenreiz örtlich und zeitlich gebunden. Mit anderen Worten: an allen Stellen der Muskelfaser ist Zucker nötig, und der Reiz muß schnell die Zelle durchjagen.

Ist der Glykogengehalt der Muskelzelle verbraucht, so kommt die Kraftstoffnachbelieferung aus der Leber durch das Blut in Gang. Durch den Muskelverbrauch war der *Blutzuckerspiegel* gesunken. Sofort löst sich automatisch Glykogen der Leber und ergänzt ihn wieder. Das erfolgt so stark, daß sich während und kurz nach dem Sport der Blutzuckerspiegel über die Ruhenorm erhebt. Erst im erschöpften Zustand sinkt er unter dieselbe.

Der Vorrat der Leber wird andererseits durch den Zucker bzw. die Kohlehydrate der Nahrung aufgefüllt (siehe Kapitel der Ernährung), sobald aus dem Darm die Zuckerlösungen in die Blutbahn strömen und dort den Blutzuckerspiegel über die Norm erhöhen. So sollen nach HILL (1930) bei einem gesunden trainierten Mann von 70 kg in den Muskeln 350 g und in der Leber 100—200 g an Glykogen auf Vorrat gelegt sein. HILL berechnet, daß bei kräftigster Körperarbeit (Lauf) 5—6 g Glykogen in der Minute verbraucht wird. Danach könnte ein Läufer nur bis 100 Minuten auskommen. Der Marathonlauf dauert länger. Es müssen also hier die Energien des bereits gelösten Blutzuckers und des Darminhaltes mit eingesetzt sowie schließlich die Fettvorräte des Körpers in Gang gebracht werden. Daher rühren die großen Gewichtsverluste, die wir im Dauersport beobachten.

Von HILL wurde ferner berechnet, daß bis 25% der Energie und nie mehr im Muskel in Kraft und der überragende Rest in Wärme umgesetzt wird.

Nur so sind wir in der Lage, unabhängig von der Nahrungsaufnahme Muskelbewegungen also Leibesübungen zu treiben. Unter der mächtig aufflammenden Säurebildung quillt die Muskelfaser (nicht die am Ende sie umgreifende Sehne) sich auf 60—85% ihrer unkontrahierten Eigenlänge verkürzend zusammen. *Damit die Bewegung auch jederzeit aufhören kann, muß die Muskelsäure so schnell wie sie kam, wieder verschwinden.*

Es ist MEYERHOFFS Verdienst, nachgewiesen zu haben, daß ein *Teil der Säuren wieder sofort in Zucker zurückverwandelt* wird. Das, was wir noch bei keiner Maschine, keinem Auto erreichen,

Die Muskelbewegung als menschliche Kraftbildung. 131

nicht einmal zu erstreben wagten, tritt ein, die Kohle wird wieder Kohle, das Benzin wieder Benzin, obwohl sie bereits Arbeit geleistet haben. Höchstens mit der elastischen Rückzugskraft eines stark gedehnten Gummibandes könnte der Vergleich gehalten werden (Spannungsteil des Muskelzuckers). Der Nervenreiz tritt an die Stelle der Muskelkraft, die den Gummikatapult der Knaben auseinanderzieht.

Daß der *Trennungszustand* der 2 Säuregruppen aus 1 Zuckergruppe nur für die Zeit und durch den elektrischen Nervenreiz besteht und nach dessen Verschwinden sofort wieder zur Vereinigung führt, ist daher anzunehmen.

Die Wärme, nicht Zuckerrückführung, entsteht auf Kosten der Verbrennung zu *Kohlensäure und Wasser*. Erst in diesem Stadium (nicht bei der Kontraktion, sondern beim Erschlaffen des Muskels) setzt darum starker Bedarf nach Sauerstoff ein. Denn:

$$C_3H_6O_3 + 3 \cdot O_2 = 3 \cdot (CO_2 + H_2O).$$

Auch in anderen Zellstaaten findet ein Verbrennungsvorgang statt. Erhöhte Verdauung *bildet Wärme* und dergleichen. Diese Verbrennung, durch das Wesen des Stoffwechsels bedingt, ist für uns lebensnotwendig, weil wir durch sie erst in der Lage sind, uns dem äußeren Temperaturwechsel anzupassen. Wir können uns in der Kälte durch Muskelbewegungen warm machen und in warmer Umgebung überhitzen.

Allem Anschein nach muß aber das Verhältnis zwischen Rückbildung zu Zucker und Verbrennung in Kohlensäure und Wasser wechseln. Beim Dauersport setzt nach einer gewissen Zeit empfindliches Frieren ein, ohne daß sich die äußeren Umweltbedingungen geändert hätten. Durch die *Verschieblichkeit in der Wärmebildung* wird der Rückbildungs- oder Spannungsteil des Muskelzuckers größer (mehr als 25%). Erfahrene Dauersportler tragen darum in der Kleidung entsprechende Vorsicht.

Bestimmt man den *Sauerstoff bei einer vorgeschriebenen Leistung, so wird dieselbe im trainierten Zustand mit geringerem Sauerstoffverbrauch vollzogen*. Es treten keine Muskelschmerzen ein. Diese Versuche beweisen 1. die Verschiebbarkeit zwischen der Zuckerrückbildung und der Verbrennung und 2. die Notwendigkeit des Muskeltrainings für alle Dauerübungen, namentlich wenn dieselben mit Kraft oder Schnelligkeit gepaart sind.

Läßt man eine kleine Anstrengung (10 Kniebeugen in 20 Sekunden) ausführen, so beruhigt sich das Herz schneller als die Atmung. Die Atmung wird durch den Säuregehalt des Blutes überwacht. Steigt er, so wird auch die Atmung größer. Hieraus erkennen wir, daß ein Teil der gebildeten Säuren des Muskels auch in die Blutbahn übergehen muß. HILL hat das wie schon erwähnt, mit Sauerstoffschuld bezeichnet. Er berechnet die Ansammlung von 6 g Milchsäure in Blut und Muskeln auf 1 Liter Sauerstofforderung an die Atmung. Nur durch die Sauerstoffschuld ist die Durchführung eines Laufes möglich.

Untersuchungen an Fußballspielern der letzten Olympiade in Amsterdam haben ergeben, daß auch im *Schweiß* bei körperlicher Arbeit ein stark *vermehrter Gehalt an Milchsäure* festzustellen ist.

Mit diesem Auftreten in der Schweißbildung soll die Überwindung des „toten *Punktes*" zusammenhängen. Die Ansäuerung des Blutes, in der Atmung unangenehm empfunden, solle durch die Milchsäureausscheidung des Schweißes Erleichterung (freiere Atmung und ruhigeren Herzschlag) bringen.

Hierin ist nicht die Überwindung des toten Punktes zu erblicken. Viele Sportler kennen ihn mit und ohne Schweißbildung überhaupt nicht, namentlich nicht, wenn sie gut trainiert sind, und dann kann die Überwindung des toten Punktes auch ohne jede Schweißbildung vor sich gehen. Der Geisteskranke, welcher tagelang dieselbe Übung ausführt, spürt keinen toten Punkt. Alle Reflexbewegungen lassen ihn vermissen, weil er an das Bewußtsein gebunden ist. Demnach muß die Überwindung des toten Punktes von einer Verlagerung aus den bewußten und leicht ermüdbaren Nervenbahnen in die des Unterbewußtseins abhängen. Auch tritt im Mengenverhältnis die Blutmilchsäure hinter die Blutkohlensäure zu sehr zurück.

Infolge mangelnden Trainings sowie zu geringer Blutalkalireserven bleiben Reste der Säuren oder auch Schlacken der Verbrennung in den Muskelzellen und erzeugen das Gefühl des *Muskelkaters:* einer Art Schmerzen, Steifigkeit und Druckempfindlichkeit, die sich je nach ihrer Stärke erst in einigen Tagen wieder verliert. Sie tritt nur auf, wenn die betreffenden Muskeln lange Zeit vorher nicht in der gleichen Dauer und Stärke benutzt werden. Beim 2. Mal schon wesentlich geringer, bleibt vom 3. und 4. Mal ab der Muskelkater weg. Zwischenräume von 14 Tagen und mehr werden dabei überwunden.

Die Muskelbewegung als menschliche Kraftbildung. 133

Jede Muskelzelle hebt ein ganz bestimmtes Maximalgewicht. Will sie unter demselben Nervenreiz das Doppelte heben, so müssen sich vorher ihre Fibrillen verdoppeln. Die *reine Muskelkraft entspricht der Zahl der Fibrillen.* Auch im vorgerückten Alter ist Fibrillenvermehrung noch möglich.

Das Wesen der Kraftübung liegt darin, daß einmal unter größter Nervenanspannung die maximale Kraftleistung versucht wird. Die zweite und jede weitere sofortige Wiederholung entfernt sich entsprechend von der Kraftübung und nähert sich über die Kraftdauerleistung der Dauerleistung. Die Muskelzelle antwortet auf den Reiz der stärksten Anstrengung durch Fibrillenvermehrung mit entsprechender Muskelverdickung. Es werden mehr Pferde vor den Wagen gespannt. Das erfolgt allmählich, aber doch deutlich. Die Geschichte von dem Manne, der sich ein Kalb kaufte und es täglich auf seinem Rücken spazieren trug, bis es zur Kuh herangewachsen war, enthält einen wahren Kern.

Die Kraftübungen bergen Nachteile, die höchstens von ihrem Standpunkte aus Vorteile darstellen. *Je höher der Tonus, um so leichter und kräftiger der Tetanus.* Der Tonus als dauernder Spannungsgrad des unkontrahierten Muskels wird darum durch die Kraftübungen ebenfalls erhöht. Im Alter und beim männlichen Geschlecht ist der Tonus größer. Wir nennen das in Gymnastik und Sport fälschlicherweise die Verkrampftheit. Muskelkrampf bedeutet aber Kontraktion (Tetanus) unter der Wirkung der motorischen Nerven. Also nicht Krampf, sondern nur *Spannung* ist richtig. Diese Spannung bereitet die Kontraktion im Sinne der Kraft vor und verstärkt sie. Ringkämpfer und Schwerathleten stehen unter erhöhter Muskelspannung. Sie können die Arme nicht mehr völlig strecken, geschweige denn überstrecken, wie es dem dehnbaren Frauenarm möglich ist.

Daher nähern sich die Athleten entsprechend *schneller* dem *Alterszustand*. Wir wollen die Kraftbildung; jedoch nur solange sie nicht den Tonus und die Fibrillenbildung einseitig erhöht, um frühzeitig den Gesamtorganismus zu erschöpfen. Die Haltung der Greise, gebückt und gebeugt, liegt nicht an versteiften Gelenken, sondern an zu kurz und hart gespannten Muskeln. Neben dem zunehmenden Tonus ist daran die nachlassende Elastizität des Bindegewebes beteiligt. *Dehnübungen arbeiten beiden entgegen.* Der Muskel ist in Wärme und Arbeit dehnbarer als in Ruhe und Kälte. Morgens und frierend sind wir steif. Daher vor die Dehnübungen die Massage setzen und allmählich beginnen, um Muskelrisse zu vermeiden.

Jede Kraftübung muß unter Abstellung der Atmung durch Stimmritzenschluß erfolgen und stark den Blutdruck bis zur vorübergehenden Unterdrückung des Herzschlags beeinflussen (über *Pressung*, siehe Herz).

Kraftübungen wie z. B. Stemmen enthalten *geringe geistesbildende Eigenschaften*. Sie fordern nicht nur eine vorübergehende, sondern auch dauernde große Blutbeanspruchung für die mächtigen Muskelmassen. Darunter leidet die Blutversorgung des Gehirns und der Innenorgane. Herz und Geist bleiben schlecht ausgebildet.

Daher sollten Kraftübungen vorzugsweise für Schwächlinge angesetzt werden. Der durch Beruf und Eignung Starke müßte anstatt des Kraftsportes, Schnelligkeit, Ausdauer und Geschicklichkeit üben.

Muskelermüdung.

Sie wurde bereits gestreift. Solange 3 Dinge:
a) Stoffversorgung;
b) Stoffwechselregelung;
c) Nervenenergie

gegeben sind, solange wird der Muskel nicht ermüden.

Es bedarf einiger Zeit, bis die *Kraftstoffvorräte der Leber erschöpft* sind. Die nächste Umstellung erfolgt nicht so rasch. Das geht aus folgender Beobachtung hervor:

Die Dauersportler wissen, daß eine sofort bemerkbare Auffrischung einsetzt, wenn sie bei drohender Ermüdung etwas Zucker zu sich nehmen. Dieser Zucker sollte zweckmäßigerweise aus Traubenzucker (auch Kunsthonig) bestehen, weil dessen Aufnahme und Benutzung als Blutzucker leichter erfolgt.

Doch nicht nur für die ausgesprochenen Dauersportarten sollte man sich mit Traubenzucker versorgen, auch in den Pausen der Kampfsportarten und während derselben kann etwas Traubenzucker die Erschlaffung wirksam bekämpfen.

Durch *ungenügende Wegschaffung der Säuren* treten die Ermüdungserscheinungen als Verlangsamung der Muskelfunktion auf. Diese Müdigkeit setzt sich solange aus reiner Muskelmüdigkeit zusammen, als sie mit zunehmendem Training verschwindet.

Der *hungernde und frierende Körper muß eher ermüden*. Wohl

vermag der Hungernde seine Kraftquelle noch in den Fettdepots des Körpers zu finden. Die Kraftleistung bleibt aber im Hunger niedriger. Das wäre nicht der Fall, wenn die Benutzung des angelegten Fetts spielend und selbstverständlich vor sich ginge. Sie enthält also nur den einzigen Vorteil, eine längere Hungerzeit überstehen zu können. Für den Sport bedeutet sie eine abzulehnende Belastung. Nur der Schwerathlet, der mit dem Körpergewicht den Gegner erdrücken will, dürfte sie erstreben.

Körpermessungen und Konstitutionsindex.

Körpermessungen.

Mit dem Körpergewicht ist der Begriff der Körperkonstitution verbunden. Aufbau oder Zusammensetzung kann innerlich mehr die Zellen und Säfte oder äußerlich die Formung und Gewicht wie Größe des Körpers betreffen.

In der Hochschule für Leibesübungen wird jeder Student verpflichtet, *täglich sein Gewicht zu prüfen.* Das muß stets in derselben Kleidung und zu gleicher Tagesstunde erfolgen; nicht aus Eitelkeitsgründen, sondern lediglich um sportliche Tätigkeit und Ernährung in ein Prüfungsverhältnis zur körperlichen Entwicklung zu bringen.

Das Gewicht bildet nur den einen wichtigen Teil. Die Körpermessungen und das *photographische Rasterbild* ergänzen. Wird der Körper aus einer bestimmten Entfernung von dem gleichen Apparat photographisch aufgenommen und dieses Bild auf einen Raster mit vorgeschriebener Quadratengröße projiziert, so ergeben die Zahl und Schnittpunkte der Rasterquadrate die Übersicht über die Teilgrößen und die sie füllende Masse von Knochen-, Muskel- und Fettbildung des Körpers. Mehr für den Einzelnen, weniger für den Vergleich unter der Gesamtheit.

Die Körpermessungen sind von der gleichen Absicht getragen. Sie suchen mittelbar auch die Innenorgane zu erfassen. Dabei sind sie so wichtig, daß sie im sportlichen Lager längst vor Einführung der wissenschaftlichen Körpermessung praktische Anwendung fanden. Wissenschaftlich wurde die Körpermessung an den Namen MARTINs gebunden. Er hat auch die für sportliche Zwecke passende Meßapparatur zusammengestellt.

a) **Die Körpergröße.** Das Wachstum wird von der Thymusdrüse und der dem Gehirn anhängenden Hypophysendrüse geleitet. Der Zug der Muskeln an den Knochen entwickelt mehr das *Breitenwachstum*, dessen Dauer bis in das mittlere Mannesalter währt. Das *Längenwachstum* endet mit dem 18. bis 20. Lebensjahr. Frühzeitige starke Muskeltätigkeit muß einen kleinen gedrungenen Körper aufbauen.

Als Beispiel dienen die Ackerbauvölker, welche ihre Kinder frühzeitig zur Schwerarbeit heranziehen. Ein Gegenbeispiel fin-

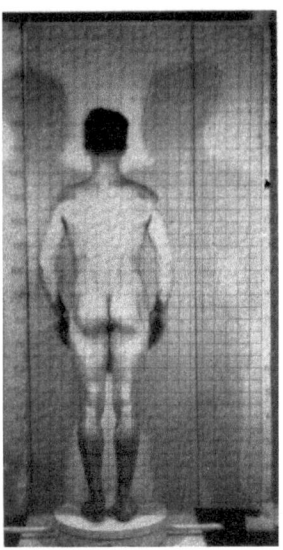 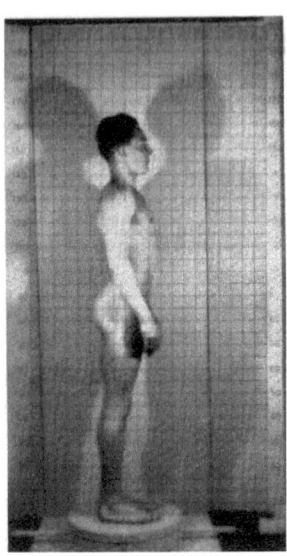

Abb. 5. Rasterbilder. Aufgenommen vom Institut für Leibesübungen der Hamburgischen Universität. Direktor Prof. Dr. KNOLL.

den wir in den langaufschießenden Jünglingen, die zu wenig Leibesübungen treiben, dabei nicht zu viel sitzen bzw. gelegentlich an etwas Schnelligkeitssport teilnehmen. Diesem Körpertyp entsprechen auch die wilden Jägervölker Amerikas oder Afrikas. So zeigt die aussterbende Rasse der Onas, welche das Wild im Laufe jagen, ausgesprochenen Hochwuchs.

Ob der *Hochwuchs das Ziel* unserer Körperbildung sein soll? Der Größenunterschied der einzelnen Menschenrassen läßt ein allgemein gültiges *Normalmaß* nicht zu. Der Hochwuchs eines

Japaners bleibt noch nicht der Mittelwuchs eines Nordländers, erreicht nicht einmal den Kleinwuchs eines Feuerländers. Rassen, Völker, selbst Stämme zeigen verschiedene Normalmaße. Gerade die einzelnen Sportarten liefern ausgezeichnete Prüfsteine. Weder der Kleine noch der zu Große schneiden am günstigsten ab. Wägt man nicht nur die sportliche, sondern die eng mit ihr zusammenhängende berufliche und geistige Leistung eines Volkes, so sinkt die Waage zugunsten des größeren Menschentyps. Japan unternimmt heute den Versuch hier eine Bresche zu schlagen.

Das Längenwachstum wird außer durch die Leibesübung noch durch die Ernährung bestimmt. Unsere Kriegskinder blieben eindeutig hinter den Friedenskindern zurück. Es fällt auf, daß kleine Menschenrassen wenig Fleisch und Eiweiß zu sich nehmen. Die in England aufwachsenden Japaner, an Sport und Fleischkost gewöhnt, zeigen bereits stärkeres Größenwachstum.

Unter den europäischen Menschenrassen treten ebenfalls deutliche Größenunterschiede hervor. Die Ursachen liegen ähnlich. *Salze*, besonders Kalksalze spielen mit. Die Wirkung der *Vitamine* auf das Wachstum ist bekannt.

Das für *Deutschland beobachtete Durchschnittsmaß liegt für den Mann bei 170 cm und für die Frau 5—10 cm tiefer.* Innerhalb der deutschen Reichsgrenzen finden sich Unterschiede. Der Bayer ist kleiner als der Niedersachse. Die Messungen, welche anläßlich der großen Deutschen Turnfeste durchgeführt wurden, zeigten die Größenunterschiede der deutschen Volksstämme, und selbst unter diesen herrscht keine Einheitlichkeit. So beweisen die militärärztlichen Feststellungen Württembergs, daß die Gebirgsbevölkerung des Schwarzwaldes (Grund soll salzarmes Wasser sein) kleiner als die in der Neckarniederung angesiedelte Industriebevölkerung ist.

Für den *Sport* trifft ähnliches zu. Gleiche Ernährung und sonstige Lebensgewohnheiten vorausgesetzt *entwickelt den Typen nach:*
1. Der geistige Typ: Hochwuchs.
2. Leichtathletischer Typ:
   a) Gelegentlicher Schnelligkeitssport: Hochwuchs.
   b) Schnelligkeitskraftsport: Mittelwuchs.
   c) Ausdauer: Mittelwuchs.
3. Rundathlet: Mittelwuchs.
4. Schwerathlet: Kleinwuchs.

Vererbung, mehrfache Anforderungen derselben Sportart sowie das Betreiben verschiedener Sportarten durch denselben Vertreter schaffen *fließende Übergänge*. Die weitaus überwiegende Zahl der heutigen Sportarten fallen unter den 1. bis 3. Punkt. Unsere Hamburger Sportuntersuchungen zeigten eine Durchschnittsgröße nahe an 170 cm. Bei 25% lag die Größe über 180 cm.

Die Durchschnittszahl von 1740 Münchener und 650 Hamburger Studenten ist etwas über 170 cm. Selbstverständlich macht auch der Beruf seinen Einfluß geltend.

Beruflich unterscheiden sich 4 Typen:
1. *Kopfarbeiter.*
2. *Armarbeiter.*
3. *Beinarbeiter* (Briefträger, Kellner und dergleichen).
4. *Arm- und Beinarbeiter.*

Auch hier bestehen *unbestimmte Typen und Übergänge*. In gleicher Weise entwickelt sich der Begriff des Schwerarbeiters, soweit er mit ausdrücklicher Kraftübung zusammenhängt, den kleineren, breiteren und gedrungenen Menschenschlag mit dicken, schweren Knochen und ebensolchen Muskeln.

Vergleichende Untersuchungen zwischen Hamburger Arbeiterinnen und Studentinnen ergaben ebenfalls einen um mehrere Zentimeter höher liegenden Durchschnittswuchs der Studentinnen. BACH findet ihn an 1510 Münchener *Frauen* (1926) etwas unter 160 cm liegend.

Vom sportlichen Standpunkt wie dem der Volksentwicklung sollte die Durchschnittsgröße von Frau und Mann etwa 5 cm höher liegen.

Für die Messung der Körpergröße ist noch zu beachten, ob sie in energisch gestreckter oder in gelockerter Trägheitshaltung erfolgt. Der Unterschied beträgt 1—6 cm. Man mißt daher besser in gestreckter Haltung. Auch ist die Größe am Morgen etwa 2 cm mehr als am Abend. Dieser Wechsel beruht in den zusammengedrückten Zwischenwirbelscheiben. Deren Schwund erklärt mit den Rückgang der Körpergröße im Greisenalter.

b) Die Stammlänge. Man mißt sie stramm aufgerichtet sitzend von der Sitzfläche bis zur Scheitelhöhe des Kopfes. Daher auch Sitzhöhe genannt. Sie besitzt sportlich nur geringe Bedeutung. Bei der Frau bleibt sie relativ größer und bedingt dadurch eine

Schwerpunktsverlagerung des Körpers, die sich beim Schwimmen günstig, für das Geräteturnen ungünstig auswirkt.

c) Die Spannweite. Auch Reichweite genannt, stellt sie das Maß zwischen den Spitzen beider Mittelfinger bei völlig ausgebreiteten Armen dar. Den *vergleichenden Normalwert* liefert die *Körpergröße:*

Unter oder bis zu 5 cm über der Körpergröße = zu klein.
5—10 cm über der Körpergröße = normal.
Über 10 cm über die Körpergröße = groß.

Entsprechend der geringeren Brustbreite ist die Spannweite der Frau kleiner. Ein von uns durchgeführter Vergleich zwischen Hamburger Studenten und Studentinnen lieferte etwa um 5 cm geringere Werte der Studentinnen. Seitdem die Frau planmäßig in das sportliche Leben eintritt, ändert sich auch hier das Bild. Ihre zunehmende Brustbreite bedingt die zunehmende Spannweite, wiederum als Beweis für die Anpassung durch spezifische Funktion.

Die Spannweite findet im Lager *der Boxer* die aufmerksamste Beachtung. Der längere Arm oder die von der Mittellinie des Körpers vorgestoßene *Reichweite* hält den Gegner entsprechend mehr vom Leibe und trifft ihn dazu eher. Auch im Freistil der Schwimmer ist die Reichweite *wichtig*. Der lange „Flügel" der Tennisspieler beherrscht ein entsprechend größeres Schlagfeld usw.

Zu große Reichweite stört wieder die Entwicklung der Kraft. Auch die kurze Spannweite hat darum *Vorteile*. Für den Sport faßt man jedoch das Urteil dahin zusammen, daß die Spannweite besser um 5 bis 10 cm über der Körpergröße liegen sollte.

Aus dem Verhältnis zwischen Spannweite und Körpergröße läßt sich weder für die Stammlänge noch für die Armlänge ein bindender Schluß ziehen (Spannweite = Brustbreite + Armlänge), aber im Verein mit der Beinlänge liefern diese Maße einen brauchbaren Hinweis.

d) Beinlänge. Entweder von der vorderen, höheren Spitze der Darmbeinschaufel oder dem Hüftgelenk (Trochanter des Oberschenkelknochens) aus bis herab zum äußeren Knöchel oder über diesen hinweg zur äußeren Fußkante gemessen. Lange Beine besitzen große Schrittlänge, besonders günstig im Lauf. Auch für den Brustschwimmer bedeuten sie einen Vorteil, weil dessen Vorwärtsbewegung durch das Zusammenschlagen der weit gespreizten Beine gegen den Widerstand des Wassers erzielt wird. Für den Lauf hat auch

e) die Oberschenkellänge Bedeutung. Gerade ihr Maß entscheidet in der Schrittlänge. Die *Laufschrittlänge* wird im Sport sorgfältig kontrolliert. So hat Nurmi bei 5 km 230 und bei 10 km 215 cm. Bei Mittelstrecklern (Ladoumègue 242 cm) wird sie noch größer. Nurmi sucht seinen Laufschritt durch Bergabwärtslaufen zu vergrößern, während er bergaufwärts das Herz stärkt.

Wir galoppieren nicht, sondern traben. Man prüfe darauf die ausgesprochenen Traber unter den Pferden. Wenn auch hier die anatomischen Verhältnisse anders liegen, so bestehen doch die gleichen physikalischen Gesetze. Für die Länge des Oberschenkels mißt man seine Knochenlänge. Die Beinmaße der Frau sind kleiner.

f) Bauchumfang. Horizontale Anlage des Meßbandes in Nabelhöhe. Dieses Maß dient zur Beurteilung des Ernährungszustandes bzw. des Fettpolsters. Auch die Dicke der Bauchfettfalte mit Tastermesser oder zwischen zwei Fingerspitzen und Vergleich am Bandmaß gemessen dient dazu. Frauen setzen das Fett mehr am Hüftgürtel und Oberschenkel, Männer mehr am Bauch, doch auch am Nacken und Schultergürtel an.

Einschätzung und Abstand zum Bauchumfang gewinnt man durch den Vergleich mit dem

g) Brustumfang (siehe Atmung). Er wird horizontal in Brustwarzenhöhe (bei Frauen oberhalb der Brustdrüse) bei tiefster Aus- und Einatmung gemessen. Dann steigen unter normalen Verhältnissen die Umfänge um etwa je 10 cm. Also z. B.

Bauchumfang . . . . 60 cm
Brustumfang, Ausatmung . . . . . 70 cm
Brustumfang, Einatmung . . . . . 80 cm

Je mehr sich der Bauchumfang dem Brustumfang nähert, oder über ihn hinauswächst, um so mehr Fettansatz sollte der Bauch aufweisen.

h) Oberarmumfang. Bei schlaff herabhängendem Arm an der dicksten Stelle gemessen, bestimmt er den beruflichen und sportlichen Typ, gibt im Vergleich zwischen links und rechts Aufschluß über Linkser und Rechtser und erläutert gleichzeitig den Wert der Sportart unter der Berücksichtigung einer beidseitig gleichmäßigen Ausbildung. So fallen die gleich großen Umfänge der Paddlerarme auf. Es muß daher stets beidseitig gemessen werden.

i) Beinumfang. Ebenfalls an der Stelle des größten Umfanges gemessen. Man kann die Wade oder die Oberschenkel wählen. Die Messung soll die sportliche oder berufliche Typisierung des Beinarbeiters aufdecken. Der größere Umfang des Sprungbeins wird an der Wade, das einseitige Schießbein des Fußballers, das Spurtbein des Radfahrers usw. am Oberschenkel deutlicher hervortreten.

Der Vergleich zwischen links und rechts spricht nicht so eindeutig wie am Arm, namentlich bei Springern. Im allgemeinen stimmen die beiden Seiten überein. Vom Fußballer wird heute gleichmäßige Ausbildung beider Beine gefordert. Jedoch bevorzugt auch hier der Linkser das linke Bein und Fuß. Bei der Frau ist durch den Fettansatz die vergleichende Messung des Oberschenkels erschwert.

k) Fußmaße. *Fußsohlenlänge, Fußumfang und Wölbung.* Größe und Formung des Fußes sind für den Schwimmer wichtig. In den anderen Sportarten entscheidet nur die Formung. Die 3 Maße geben einen Überblick. Man mißt die Wölbung von der Standebene bis zur Innenkante der Fußsohle. Über 2 cm dürfte die Wölbung als normal oder hoch angesprochen werden. Unter 2 cm beginnt der Senkfuß.

Mit der Messung des Fußumfanges erfaßt man teilweise den *Spreizfuß*. Das Fußskelet besitzt die doppelte Wölbung von Ferse zu Zehen die *Längswölbung* und quer am Fußknöchelballen die Querwölbung. Die *Stöckelschuhe* bilden wohl die Wade, aber gleichzeitig den Spreizfuß, indem sie die *Querwölbung* durchdrücken den Fuß dort breit gestalten. Namentlich, wenn sie zu kurz sind, erzeugen sie die entstellenden Überlagerungen der Zehen. Die starre Sohle, auch bei Kreppgummisohlen als Brandsohle fördert den leider heute auch in Sportkreisen (außer den Fußballern) so verbreiteten Plattfuß.

l) Die Breitenmaße. Gemessen mit den Knopfarmen des MARTINschen Schiebers. Die *Schulterbreite* bildet die Entfernung zwischen den beiden Akromien (am Oberarmbeinkopf) in ungezwungener Haltung und die *Hüftbreite* ist der größte Abstand der beiden Oberschenkel in Höhe der Trochanter (seitlicher Vorsprung am Oberschenkelkopf).

Das Verhältnis zwischen beiden Maßen bestimmt die *Tropfenform*. Beim Manne soll die Hüftbreite 8—10 und mehr Zentimeter unter der Schulterbreite liegen. An den Füßen aufgehängt unter Muskelpackung und geringem Fettansatz bildet so der Körper einen Tropfen.

In älteren Konstitutionsbestimmungen finden sich breitere Hüft- als Schultermaße der Frau. Die Ursache liegt an der Vernachlässigung des Frauenschultergürtels. Unter dem Beruf (Arbeiterinnen besitzen oft breitere Schulter- als Hüftgürtel) war dies schon anders, und im Sport kommt es wieder.

Darunter leidet weder der Hüftgürtel noch die Eignung der Frau zur Trägerin des keimenden Lebens. Die Darmbeinschaufeln mögen hierfür die nötige Breite behalten, wenn nur die Schultern ebenfalls wieder breiter werden. Der sportliche Konstitutionstyp der körperlich nicht berufstätigen Frau dürfte sich darum dem des Mannes heute nähern.

Wenn sich zu diesen noch der Breitendurchmesser des Brustkorbes gesellt, so nur aus dem Grunde, um das Konstitutionsbild durch das *Brustkorbkreuz* zu ergänzen. In Brustwarzenhöhe (bei der Frau eventuell sinngemäß) kreuzt sich der Breiten- mit dem

m) Tiefendurchmesser. Wir erinnern aus der Atmung den sportlichen Wert dieses Maßes als Mittel seines Spielraums. Je größer es ist, um so leichter arbeitet die Tiefatmung.

Konstitutionsindex.

Aus allen Messungen formt sich die äußere Konstitution, aufgebaut von Knochen, Gelenken, Sehnen, Muskeln, Fettansatz, Haut und Haaren, das Rasterbild als Typ des einzelnen. Um jedoch die Mehrzahl, ein Volk oder eine Rasse zusammenzufassen, um Geschlecht, Alter oder Art und Entartung zu vergleichen, für solchen Zweck können nur die Messungen und diese wieder auf das Stärkste beschränkt herangezogen werden.

Das hat den Konstitutionsindex geprägt. *Wie sehr er Bedürfnis ist*, erhärtet die Tatsache, daß eine *ganze Anzahl dieser Indices geschaffen wurde*. Nur die einfacheren seien hier zusammengefaßt:

Die seitherigen Konstitutionsindices:
Größe in cm, Gewicht in kg.
1. MIES: Größe: Gewicht.
2. Größengewichtsverhältnis: Gewicht · 100: Größe.

Körpermessungen und Konstitutionsindex. 143

3. QUÉTÉLET: Gewicht: Größe (Linearindex).
4. KAUP: Gewicht: Größe · Größe.
5. ROHRER: Gewicht: Größe · Größe · Größe.
6. Index ponderalis LIVI: (1000 $\sqrt{\text{Gewicht}}$): Größe.
7. PIRQUET: Gewicht · 10: Sitzhöhe.
8. PIGNET: Größe — Brustumfang + Gewicht.
9. FLORSCHÜTZ: Größe: (2 · Bauchumfang — Größe).
10. LENNHOFF: Größe der vorderen Rumpfwand · 1000: Bauchumfang.
11. BORNHARDT: Gewicht — (Brustumfang · Größe: 240).
12. BROCA: Größe — 100 kg.
13. BRUGSCH: (für 155—164 cm): Größe — 100 kg, (für 165 bis 174 cm): Größe — 105 kg, (für 175—185 cm): Größe — 110 kg.

Die erste Indexforderung ist die der Einfachheit. Er soll sich auf möglichst wenig Faktoren aufbauen und leicht berechnen lassen. Daher scheiden von den genannten 13 Indices eine Reihe aus. Für die nähere Prüfung kommen nur QUÉTÉLET, KAUP und ROHRER in Frage.

Sie arbeiten mit dem Gewicht, das in verschiedener Art durch die Größe geteilt wird. Den einfachsten, dem von QUÉTÉLET, der als *Linearindex* das Zentimetergewicht feststellt (Gewichtsteil, der auf 1 cm Körpergröße trifft), haben namentlich die Schulärzte benutzt. Er besitzt den Nachteil der mangelnden Gleichmäßigkeit. Sobald er sich von den Mittelwerten der Größe entfernt, verändert er sein Verhältnis und paßt weder für die kleinen noch für die großen Menschen. Diesen Mangel haben anscheinend KAUP und ROHRER damit ausgleichen wollen, daß sie den Divisor, nämlich die Körpergröße, entsprechend erhöhen. Hierdurch wurde bei KAUP auch ein gewisser Ausgleich erreicht, während ROHRER den Fehler des Linearindex in das Gegenteil ausbaute. Für den Wachsenden sind diese Indices nicht zu benutzen, weil der Gewichtsnormalwert für 1 cm Größenzunahme in den Altersstufen des Kindes zu stark wechselt. Daher blieb ein *neuer Index notwendig*.

Zunächst war es wichtig, *Ausgangspunkte* zu gewinnen. Man beobachtet, daß die kleinen Menschen zu schwer und die großen zu leicht sind, wenn sie in Vergleich gestellt werden. Beides ist nur bis zu einem gewissen Grade richtig. (Für den Boxer Carnera werden ohne zu starken Fettansatz 204 cm Größe und 115 kg Gewicht mitgeteilt.) Darum wurde von uns zunächst versucht, die normale Durchschnittszunahme zu finden, welche auf 1 cm Größendifferenz des Erwachsenen trifft. Die Befunde sind in der folgenden Kurventabelle zusammengestellt.

Aus den Kurven geht hervor, daß eine ziemliche Übereinstimmung mit der *Durchschnittszunahme von 0,7 kg auf 1 cm Größendifferenz* vorhanden ist. Unter Berücksichtigung der praktisch gefundenen Einseitigkeit nach unten und oben, die mit der Erziehung und Ernährung zusammenhängt, ist der Versuch eines theoretischen Ausgleichs berechtigt. Solange jedoch die Praxis

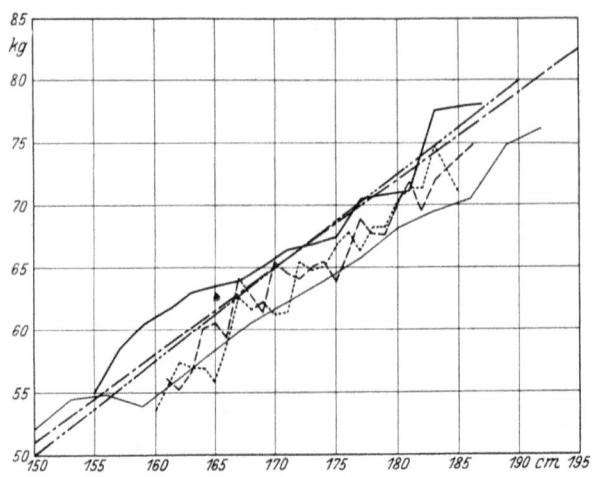

Abb. 6. Kurve A. Konstitutionskurven über Gewicht und Körpergröße.
Kurvenerklärung: .... = 311 Hamburger Sportsleute, 18—30 Jahre alt;
— — — — = 650 Hamburger Studenten, 18—25 Jahre alt;
─────── = 1200 Männer (BRUGSCH), 25 Jahre alt;
─────── = 1740 Münchener Studenten, 18—30 Jahre alt;
—·—·—·— = Normalkurve 0,7 kg Zunahme pro 1 cm;
—··—··— = Normalkurve 0,75 kg Zunahme pro 1 cm.

vorherrscht, darf er nicht überspannt werden. Darum wurde von uns nicht wie bei BRUGSCH eine Klassenteilung mit wechselnden Differenzen vorgeschlagen, sondern nur für die Erhöhung der Konstanze von 0,7 auf *0,75 kg für je 1 cm Körpergröße* gestimmt.

Ohne sich von der Praxis zu sehr zu entfernen, nähert sich dieser Vorschlag dem idealen Wunschwert. Er ist in der Formelberechnung brauchbar und gestattet die Zusammenfassung von Groß und Klein.

Auch in dieser Zusammenstellung bieten die 3 Studentengruppen genügende Sicherheit, um den körperlichen Typ nicht einseitig überwiegen zu lassen. Dem idealen Wert am nächsten kommen die Studenten der Hochschule für Leibesübungen. Es sind durch-

Körpermessungen und Konstitutionsindex.

trainierte Leute ohne Fettansatz, ohne zu athletische Muskelentwicklung und ebenfalls unter Berücksichtigung der geistigen Komponente. Auch die Männer von MARTIN und Soldaten von DAVENPORT unterstützen den Ausgangspunkt von:

65 kg Körpergewicht auf 170 cm Körpergröße.

Tabelle 35. Durchschnittswerte von Gewicht und Größe.

	Gewicht kg	Größe cm
Soldaten, 19 bis 22 jährig (SEGGEL) . . .	64,3	169,0
Deutsche in der amerikanischen Armee (DAVENPORT)	67,2	172,0
Soldaten (GOULD)	63,6	169,7
20 bis 34 jährige Männer (MARTIN) . . .	64,5	169,2
Studenten (MARTIN	62,8	172,2
Studenten (RAUTMANN)[1]	61,0	172,3
Studenten der D. Hochschule f. Leibes. (KOHLRAUSCH)	66,0	171,4
Mittel:	64,2	170,3

[1] Anscheinend nur junge Studenten der ersten Semester.

Der Vergleich mit Ausländern der weißen Rasse kann nur ergänzen. Das Alter spricht mit. MARTIN berichtet von einem Steigen des Körpergewichts mit zunehmenden Alter. Das Gewicht der Greise fällt wieder. Die Zunahme des mittleren Alters hat soziale Ursachen. Sie findet sich bei den Minderbemittelten und Körperarbeitern weniger. Wir müssen vom Index die Brandmarkung der ungesunden Überernährung fordern. Daher ist seine normale *Einstellung auf das 25. Lebensjahr* berechtigt, in dem auch das Breitenwachstum genügend berücksichtigt bleibt.

Die Universitätsstudenten von MARTIN und RAUTMANN sind zu jung und zu leicht. Der Konstitutionsindex muß jedoch den Ausgleich zwischen körperlichen und geistigen Einseitigkeiten anbahnen, ohne nach einer Seite zu verletzen und zu weit von den praktischen Lebenswerten abzuweichen.

Mit dem Ausgangspunkt von 65 kg auf 170 cm einerseits und der Zunahme von 0,75 kg auf 1 cm Größendifferenz andererseits kommen wir zu zwei weiteren Angelpunkten, die bei 50 kg auf 150 cm und 80 kg auf 190 cm liegen. Mit deren Hilfe wurde von mir der *neue Konstitutionsindex aufgestellt:*

Größe — Gewicht — (Größe — 150) . 0,25 = 100.

Tabelle 36. Vergleich von Indexwerten an Normalmaterial.

Körpergröße cm	Körpergewicht kg	Normal-Gewichtsabzug kg	Vergleichs-Indizes von 5 zu 5 cm ang.			Eigener Index
			Linear Gewicht*/Größe	KAUP Gewicht*/Größe²	ROHRER Gewicht*/Größe³	
150	50,00	0,00	3,33	2,22	1,48	100
151	50,75	0,25				100
152	51,50	0,50				100
153	52,25	0,75				100
154	53,00	1,00				100
155	53,75	1,25	3,47	2,24	1,44	100
156	54,50	1,50				100
157	55,25	1,75				100
158	56,00	2,00				100
159	56,75	2,25				100
160	57,50	2,50	3,59	2,25	1,40	100
161	58,25	2,75				100
162	59,00	3,00				100
163	59,75	3,25				100
164	60,50	3,50				100
165	61,25	3,75	3,71	2,25	1,36	100
166	62,00	4,00				100
167	62,75	4,25				100
168	63,50	4,50				100
169	64,25	4,75				100
170	65,00	5,00	3,82	2,25	1,32	100
171	65,75	5,25				100
172	66,50	5,50				100
173	67,25	5,75				100
174	68,00	6,00				100
175	68,75	6,25	3,93	2,24	1,28	100
176	69,50	6,50				100
177	70,25	6,75				100
178	71,00	7,00				100
179	71,75	7,25				100
180	72,50	7,50	4,03	2,24	1,24	100
181	73,25	7,75				100
182	74,00	8,00				100
183	74,75	8,25				100
184	75,50	8,50				100
185	76,25	8,75	4,12	2,23	1,20	100
186	77,00	9,00				100
187	77,75	9,25				100
188	78,50	9,50				100
189	79,25	9,75				100
190	80,00	10,00	4,21	2,22	1,17	100

* Die Indizes sind sinngemäß mit 10, 10000 und 1000000 zu multiplizieren.

Körpermessungen und Konstitutionsindex. 147

Hierbei ist der Faktor (Größe — 150) . 0,25 die Differenz der Normalwerte zwischen Größe und Gewicht. Sie könnte ebenfalls einer Tabelle entnommen werden. Die sofortige Errechnung mit der Formel ist praktischer.

Unser Index ist für die Normalwerte in Gewicht und Größe konstant = 100. Weder der Index von ROHRER noch der sonst brauchbarste von KAUP besitzt den gleichen Vorteil. Man kann eben durch Vergrößern des Divisors zwar einen Fehler verkleinern, nie beseitigen. Auch ist die Ausrechnung des neuen Index einfacher, weil sie nur drei Subtraktionen und eine Vierteilung enthält.

Dazu kommt. Die seitherigen Indizes bildeten Zahlen, welchen ein Vorstellungsbegriff fehlte. Der neue Index stellt den Normalvergleichswert von 100 auf und gibt ihm gleichzeitig eine praktische Vorstellung. Denn die Werte *unter 100 stellen das Übergewicht und die über 100 das Untergewicht in Kilogramm dar*. Lautet z. B. der errechnete Index auf 98, so sagt dies: Das Übergewicht liegt um 2 kg von dem Normalwert 100 entfernt.

Einem wird der vorstehende Index ebenfalls nicht völlig gerecht. Es handelt sich darum, daß bei gleichem Index der eine Mensch sein Übergewicht in Knochen und Muskeln der andere aber in Fett aufweist.

Um in diesem Sinne noch sporthygienischer zu wirken, wurde eine Erweiterung vorgeschlagen, die darin besteht, daß man die Dicke einer Bauchfaltenfettschicht von dem errechneten Index abzieht.

Der sportliche Konstitutionsindex lautet:
Größe — Gewicht — (Größe — 150) . 0,25 — Bauchfaltenfettschicht in Zentimeter = 100.

Die Überprüfung unseres Index an Hamburger Arbeiterinnen und Studentinnen zeitigte das Ergebnis, daß er auch dort anzuwenden ist. Beide Gruppen ließen eine Zunahme von 0,77 kg pro 1 cm Größendifferenz erkennen. Sobald es sich um sportlich trainierte oder entsprechend berufstätige Frauen handelt, ist die Übereinstimmung mit dem Manne eindeutig. Für die übrige einstweilen noch überwiegende Zahl der Frauen Deutschlands bleibt der leichtere Bau von Knochen und Muskeln sowie der größere Fettansatz bekannt.

Das genügt jedoch nicht, um die Frage mit einem *besonderen Index der Frau* zu belasten. Man kann einen Ausgleich schaffen,

148 Körpermessungen und Konstitutionsindex.

wenn bei der Frau der Abzug der Bauchfaltenfettschicht wegbleibt.

Der Vorteil unseres Index ruht in der Vergleichszusammenfassung für ein ganzes Volk, für Rassen, für Berufsarten und selbstverständlich auch für den Sport der beiden Geschlechter. Der Mensch erhält mit ihm die Zielrichtung. Sowohl die Ober-

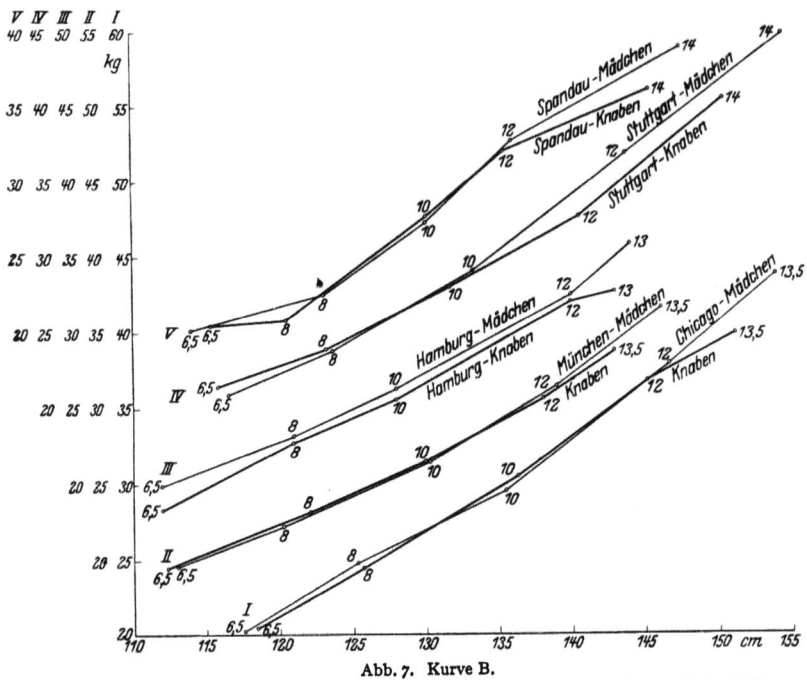

Abb. 7. Kurve B.
Unterschiede in den Gewichtszunahmen zwischen Knaben und Mädchen. Die angefügten Zahlen sind die Jahresgrenzen. Die Kurven sind um je 5 kg gehoben.

wie Unterwertigen streben beide auf die Normalzahl 100 zu. Für die Statistik werden die Abirrungen, welche durch Vererbung, Ernährung, Genußmittel, Unregelmäßigkeit, Beruf, Alter, soziale Lage und Sport bedingt sind, genügend gekennzeichnet.

Ungleich wichtiger sind die *Konstitutionsindizes des wachsenden Menschenkörpers*. Hier ist *mit einem Index nicht mehr auszukommen*, weil die Unterschiede in der Zunahme an Gewicht für 1 cm Größendifferenz infolge der Relativitätspraxis zu groß sind. Unter dem Druck des Weltkriegs und der Inflation (Quäkerspeisung

Körpermessungen und Konstitutionsindex.

der Schulkinder) war eine fast zwangsweise Einführung der Konstitutionsindizes zu beobachten. Immer wieder scheiterte die Sache an der Unbrauchbarkeit der seither vorhandenen Indizes. Unter diesen findet sich eine Trennung nach Alter und Geschlecht kaum durchgeführt. Bestehen doch schon große Unterschiede darin, daß die Aufstellung von Normalzahlen zwischen den in der Lebenspraxis gefundenen Werten und den theoretischen Wunschwerten stark schwanken muß.

Beim *Wachsenden* handelt es sich neben *Gewicht* und *Größe* noch um das *Alter*.

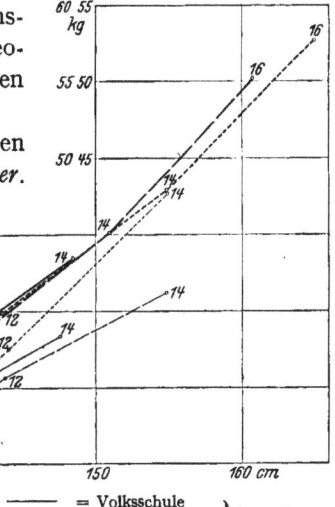

Abb. 8. Kurve C.
Soziale Unterschiede in Wachstum und Gewichtszunahme. Die angefügten Zahlen sind die gleichzeitigen Altersgrenzen.

Das Geschlecht spielt mit, und es muß der Anschluß an den Erwachsenen gefunden werden. Letzteres trennt 3 Perioden:
1. Vorzugsweises Längenwachstum = 1. bis 14. Jahr.
2. Mehr Längen- *und* Breitenwachstum = 14. einschließlich 18. Jahr.
3. Breiten- und Tiefenwachstum = ab 19. Lebensjahr.

Selbst hier mußten noch Übergangs- und Relativitätskompromisse geschlossen werden, um das Ganze nicht zu verwässern bzw. auf möglichst wenig Indizes beschränkt zu bleiben.

Sind die Geschlechter zu trennen? Nein. Beweis: die obenstehenden Kurven (Abb. 7).

Körpermessungen und Konstitutionsindex.

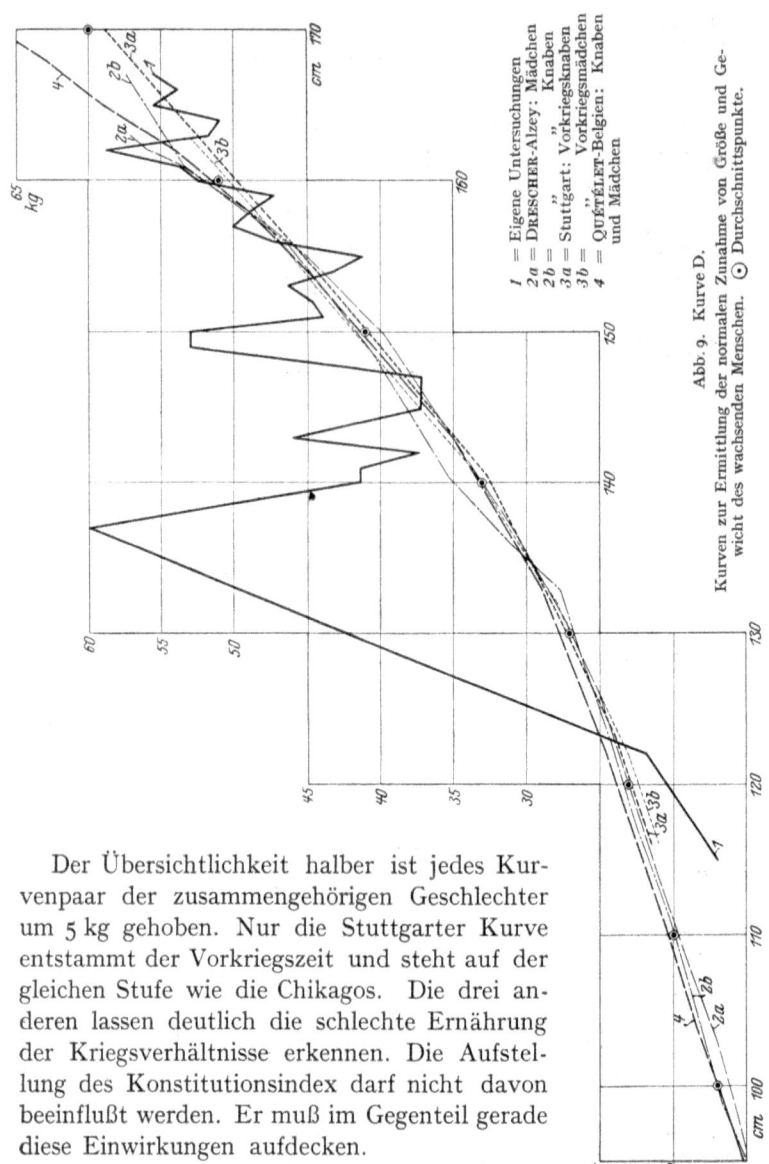

Abb. 9. Kurve D. Kurven zur Ermittlung der normalen Zunahme von Größe und Gewicht des wachsenden Menschen. ⊙ Durchschnittspunkte.

1 = Eigene Untersuchungen
2a = DRESCHER-Alzey: Mädchen
2b = „ „ Knaben
3a = Stuttgart: Vorkriegsknaben
3b = „ Vorkriegsmädchen
4 = QUÉTELET-Belgien: Knaben und Mädchen

Der Übersichtlichkeit halber ist jedes Kurvenpaar der zusammengehörigen Geschlechter um 5 kg gehoben. Nur die Stuttgarter Kurve entstammt der Vorkriegszeit und steht auf der gleichen Stufe wie die Chikagos. Die drei anderen lassen deutlich die schlechte Ernährung der Kriegsverhältnisse erkennen. Die Aufstellung des Konstitutionsindex darf nicht davon beeinflußt werden. Er muß im Gegenteil gerade diese Einwirkungen aufdecken.

Die Kurven zeigen weiter, *daß bis zu 12 Jahren kein nennenswerter Unterschied zwischen Knaben*

Körpermessungen und Konstitutionsindex.

und Mädchen besteht. Dann trennen sich die Wege. *Das Mädchen nimmt bis zum 14. oder 15. Lebensjahr schneller an Gewicht und Größe zu. Von da ab wächst das Mädchen nur noch sehr langsam, und es beginnt der Wachstumsschlußgalopp der Jünglinge.* Da sich jedoch die Gewichtszunahmen der Geschlechter in letzteren Zeiten nicht so unterscheiden, weil das Mädchen schon mehr in die Tiefe und Breite wächst, sowie größeren Fettansatz aufweist, und weil diese einseitige Beeinflussung des Konstitutionsindex praktisch wieder durch die schweren Knochen und Muskeln der Jünglinge ausgeglichen wird, so ist auch hierdurch *keine Trennung in einen männlichen und weiblichen Index* nötig.

Noch deutlicher ergeben sich diese Verhältnisse aus den umfangreichen Stuttgarter Schuluntersuchungen der folgenden Tabelle.

Die Tabelle beweist, daß 1. keine Trennung von Knaben und Mädchen notwendig ist, daß 2. Abweichungen zwischen den Epochen verschiedener Ernährung bestehen, und daß 3. auch innerhalb derselben *soziale Unterschiede* auftreten. Darum die Trennung in Volksschulen, Mittelschulen und höhere Schulen. Der Unterschied ist zwischen den Mittel- und den höhere Schulen nicht so groß wie zwischen den Volksschulen und den beiden anderen. Er betrifft vor allem das Größenwachstum, während in der Gewichtszunahme der Volksschüler, auf den Anstieg pro 1 cm berechnet, sogar ein Überwiegen erkennen läßt. Die Erklärung ruht wohl in hygienischen Ursachen: Ernährung, Wohnung, Kleidung, Körperpflege, sowie zu frühe und starke Einspannung in berufliche oder sportlich einseitige Körpertätigkeit. Für die Aufstellung des Index werden hierdurch die Richtlinien ebenfalls nicht beeinflußt. Nur umgekehrt.

Die nächste Kurve und Tabelle verfolgt den Zweck, die *Markierungs- und Ausgangspunkte für die Indexaufstellung zu schaffen* (s. Kurve D S. 150 und Tabelle 38 S. 154). Je größer die Zahlen einer Statistik sind, um so gleichmäßiger verlaufen ihre Kurven. Dennoch läßt sogar unsere eigene Kurve mit den Wenignuntersuchungen dieselbe Richtung der Vieluntersuchungen erkennen. Wählt man aus den Kurven die mittlere Linie und bestimmt von 100 cm aufwärts die Gewichtszunahme pro 10 cm, so kommt man auf 1 cm zurückberechnet zu Tabelle 39 S. 157.

Körpermessungen und Konstitutionsindex.

Tabelle 37. 500000 Stuttgarter Schuluntersuchungen verschiedener Altersklassen.

	Jahre 6(6½)—7				Jahre 8—8½				Jahre 10—10½				Jahre 12—12½			
	Größe		Gewicht		Größe		Gewicht		Größe		Gewicht		Größe		Gewicht	
	Knab.	Mädchen	Knab.	Mädchen	Knab.	Mädchen	Knab.	Mädchen	Knab.	Mädchen	Knab.	Mädchen	Knab.	Mädchen	Knab.	Mädchen
1913—1914[1]	115,9	—	—	—	120,9	120,0	22,7	21,8	129,9	129,5	26,9	26,4	138,5	140,5	31,7	32,6
1913—1914[2]	118,4	116,6	21,3	20,8	123,2	123,7	23,8	23,5	131,8	133,3	27,9	28,9	140,6	143,8	32,3	35,6
1913—1914[3]	—	119,2	21,7	22,6	125,6	125,9	24,7	25,4	134,0	135,6	29,8	30,2	146,6	147,3	34,9	37,4
1915—1916[1]	112,1	112,8	20,0	19,6	120,2	119,5	23,4	22,3	130,5	128,9	27,2	26,4	139,0	140,5	31,6	32,3
1915—1916[2]	116,8	—	21,1	20,4	123,9	121,3	23,6	23,7	133,0	130,6	27,5	27,7	139,4	144,3	32,2	35,5
1915—1916[3]	118,6	119,7	21,6	22,0	126,7	126,8	24,7	25,3	135,0	135,2	29,1	29,6	144,9	147,3	34,9	36,9
1916—1917[1]	112,0	112,0	19,4	19,1	120,0	120,0	22,8	22,1	129,0	129,0	26,9	26,3	140,0	140,0	31,2	32,5
1916—1917[2]	115,0	115,0	20,7	20,5	123,0	122,0	23,7	22,9	132,0	133,0	28,1	27,7	140,0	145,0	31,6	33,4
1916—1917[3]	116,0	120,0	21,2	21,4	124,0	126,0	24,1	24,3	134,0	135,0	28,8	29,7	144,0	146,0	34,5	35,3
1917—1918[1]	111,0	117,0	19,4	19,7	117,5	117,0	21,0	20,6	128,0	128,0	26,5	26,3	138,0	138,0	31,7	31,0
1917—1918[2]	115,0	117,0	20,7	20,6	119,0	—	22,9	—	132,0	133,0	27,9	27,7	—	—	33,6	—
1917—1918[3]	117,0	118,0	21,3	21,0	125,0	124,0	24,3	23,0	134,0	135,0	28,2	28,9	141,0	145,0	32,8	32,4
1918—1919[1]	111,0	111,0	19,3	18,9	120,0	119,0	22,7	21,6	129,0	128,0	26,7	25,8	137,0	138,0	31,4	31,5
1918—1919[2]	116,0	115,0	20,6	19,9	121,0	122,0	23,4	23,1	132,0	131,0	27,5	27,2	140,0	141,0	32,2	33,8
1918—1919[3]	117,0	119,0	21,4	21,8	124,0	125,0	22,7	23,8	134,0	134,0	28,2	28,7	143,0	145,0	33,8	35,3
1919—1920[1]	112,0	112,0	20,3	19,4	120,0	119,0	22,6	22,6	128,0	128,0	27,6	26,3	137,0	138,0	31,7	32,4
1919—1920[2]	115,0	114,0	20,8	20,4	121,0	122,0	23,5	23,2	131,0	131,0	28,0	27,9	140,0	142,0	32,6	33,8
1919—1920[3]	116,0	116,0	21,3	20,9	124,0	121,0	24,3	24,0	133,0	133,0	28,8	28,2	142,0	144,0	33,9	35,4
1920—1921[1]	113,0	111,0	20,9	19,9	126,0	119,0	23,3	22,5	129,0	129,0	27,3	26,9	137,0	138,0	31,7	32,3
1920—1921[2]	115,0	114,0	21,1	20,6	122,0	121,0	23,8	23,2	130,0	131,0	27,6	28,9	139,0	141,0	32,7	33,7
1920—1921[3]	117,0	114,0	21,4	21,0	124,0	123,0	24,5	24,1	133,0	133,0	28,9	27,9	141,0	145,0	33,3	35,2
1921—1922[1]	115,0	113,0	20,8	20,2	120,0	120,0	23,0	22,7	130,0	130,0	27,2	26,9	138,0	141,0	31,7	32,8
1921—1922[2]	117,0	—	23,0	—	122,0	122,0	24,2	23,1	132,0	132,0	27,4	27,7	140,0	142,0	32,9	34,7
1921—1922[3]	120,0	118,0	22,3	21,8	127,0	125,0	25,0	24,7	134,0	134,0	28,9	29,1	143,0	144,0	34,5	35,5

Körpermessungen und Konstitutionsindex.

	Jahre 14—14½				Jahre 15½—16				Jahre 16½—17			
	Größe		Gewicht		Größe		Gewicht		Größe		Gewicht	
	Knab.	Mädchen	Knab.	Mädchen	Knab.	Mädchen	Knab.	Mädchen	Knab.	Mädchen	Knab.	Mädchen
1913—1914[1]	148,5	150,7	38,5	41,5	—	—	—	—	—	—	—	—
1913—1914[2]	150,0	154,5	40,0	44,4	160,8	158,8	50,1	49,3	—	—	—	—
1913—1914[3]	154,9	156,7	42,9	47,0	165,0	161,2	52,9	52,9	170,0	162,9	58,9	55,8
1915—1916[1]	146,9	150,7	37,1	41,5	—	—	—	—	—	—	—	—
1915—1916[2]	151,5	153,1	39,7	44,6	162,7	157,8	48,2	49,4	—	—	—	—
1915—1916[3]	157,8	156,8	42,7	44,2	167,4	160,6	52,9	50,8	170,3	162,3	56,5	52,3
1916—1917[1]	150,0	150,0	37,3	40,2	—	—	—	—	—	—	—	—
1916—1917[2]	152,0	153,0	40,5	43,8	159,0	156,0	46,7	48,3	—	—	—	—
1916—1917[3]	155,0	156,0	41,7	45,8	161,0	160,0	51,2	50,4	164,0	161,0	55,9	51,6
1917—1918[1]	143,0	147,0	34,9	37,7	—	—	—	—	—	—	—	—
1917—1918[2]	154,0	154,8	41,3	45,1	160,0	154,0	49,3	51,0	—	—	—	—
1917—1918[3]	156,0	156,0	46,3	45,5	164,0	—	51,6	51,3	169,0	163,0	57,0	54,8
1918—1919[1]	146,0	149,0	37,1	40,7	—	—	—	—	—	—	—	—
1918—1919[2]	149,0	152,0	38,0	43,2	159,0	160,0	47,1	49,3	—	—	—	—
1918—1919[3]	153,0	155,0	42,3	44,8	164,0	—	51,6	56,3	167,0	—	55,1	54,6
1919—1920[1]	147,0	150,0	37,8	41,2	—	—	—	—	—	—	—	—
1919—1920[2]	151,0	151,0	42,5	43,0	159,0	156,0	49,7	48,2	—	—	—	—
1919—1920[3]	153,0	152,0	42,3	44,2	162,0	159,0	50,6	51,3	168,0	160,0	55,9	53,6
1920—1921[1]	147,0	149,0	37,8	41,3	—	—	—	—	—	—	—	—
1920—1921[2]	149,0	152,0	39,3	43,6	159,0	157,0	47,8	49,6	—	—	—	—
1920—1921[3]	154,0	156,0	42,3	45,1	163,0	159,0	51,0	52,0	167,0	161,0	56,0	52,8
1921—1922[1]	147,0	150,0	37,2	41,3	—	—	—	—	—	—	—	—
1921—1922[2]	150,0	152,0	39,4	43,5	158,0	157,0	47,3	48,8	—	—	—	—
1921—1922[3]	153,0	155,0	42,4	45,4	164,0	162,0	51,6	51,7	169,0	161,0	56,6	53,8

Körpermessungen und Konstitutionsindex.

Tabelle 38. Zusammenstellung von Gewichts- und Größenzunahme des wachsenden Menschen.

Stadt (bez. Staat)	Belgien		England		Chikago (Amerika)		Königsberg		Hamburg			Spandau		Leizig	Löbau (Sachsen)	
Autor	QUETELET (n. MARTIN)		WOODBURY (n. MARTIN)		BALDWIN		GENZEN		LÜBKERT	LORENTZ		VERGEDES		Stadtamt		
Unters. Jahr und Schule	?		?		?		1922 Volksschule		1914 bis 1924	1921 bis 1928		1921		1918 bis 1921	1919	
Untersuch. Zahl usw.	?		?		Großes Material		4696		6×750 =4500	152		9825		60000	800	
	Knaben	Mädchen	Knaben	Mädchen	Knaben	Mädchen	Knaben	Mädchen	Knaben	Knaben und Mädchen		Knaben	Mädchen	Knaben und Mädchen	Knaben	Mädchen
70 cm	10,1	9,6	8,1		—	—	—	—	—	—		—	—	—	—	—
80 „	12,1	12,0	10,5	12,8	—	—	—	—	—	—		—	—	—	—	—
90 „	14,25	13,9	13,5	15,3	—	—	—	—	—	15,5		—	—	—	—	—
100 „	16,7	16,6	15,8	21,4	—	—	—	—	18,8	18,5		—	—	18,4	—	—
110 „	19,7	18,6	21,6	—	20,7	21,8	18,5	18,5	22,6	21,3		18,5	18,8	22,5	17,7	19,2
120 „	23,2	22,4	—	—	27,2	26,3	22,5	22,8	27,4	—		22,3	21,4	26,5	22,3	21,8
130 „	26,8	27,5	—	—	32,9	32,4	27,4	27,4	32,5	37,5		27,2	27,0	31,6	26,5	27,1
140 „	35,3	35,5	—	—	40,0	40,8	33,1	33,2	38,3	43,0		32,9	33,3	40,0	31,9	32,6
150 „	40,4	44,4	—	—	—	—	—	—	—	48,2		39,3	39,5	—	—	—
160 „	52,0	—	—	—	—	—	—	—	—	54,4		—	—	—	—	—
170 „	61,26	—	—	—	—	—	—	—	—	66,0		—	—	—	—	—
180 „	—	—	—	—	—	—	—	—	—	—		—	—	—	—	—

Körpermessungen und Konstitutionsindex. 155

Tabelle 38 (Fortsetzung).

Stadt (bez. Staat)	Alzey (Hessen)		Mannheim		Augsburg		Mühlhausen (Thüringen)		München		Stuttgart						
Autor	DRESCHER		STEPHANI		BACHAUER		SAUER		MARTIN		GASTPAR						
Unters.Jahr und Schule	1921?				1922		1921		1921		1913—1922						
Untersuch. Zahl usw.							5150		2000 (nur Bayern)		506000						
											Volksschule		Mittelschule		Höhere Schulen	
	Knaben	Mädchen	Knaben	Mädchen	Knaben	Mädchen	Knaben	Mädchen	Knaben	Mädchen	Knaben	Mädchen	Knaben	Mädchen	Knaben	Mädchen
70 cm	—	—	—	—	—	—	—	—	—	—	—	—	—	—	—	—
80 „	—	—	—	—	—	—	—	—	—	—	—	—	—	—	—	—
90 „	13,7	13,5	—	—	—	—	—	—	—	—	—	—	—	—	—	—
100 „	16,8	16,1	—	—	—	—	—	—	—	—	—	—	—	—	—	—
110 „	20,5	19,6	19,1	19,0	18,9	18,5	19,2	19,0	18,6	18,6	19,3	19,0	19,8	19,0	19,5	19,2
120 „	23,7	23,0	22,7	22,4	22,0	21,8	22,9	22,7	22,0	22,0	22,6	22,1	22,8	22,4	22,2	22,3
130 „	27,5	27,0	27,0	26,7	26,7	26,3	27,1	27,4	26,5	26,4	27,4	27,2	27,0	27,0	26,6	26,4
140 „	33,2	33,0	32,1	32,4	32,3	33,2	32,5	33,6	31,7	31,2	32,4	32,6	32,3	32,2	31,7	31,2
150 „	41,0	40,0	38,3	39,6	40,0	—	39,0	41,2	—	—	40,0	41,1	39,0	41,1	38,8	39,8
160 „	51,2	42,0	—	—	—	—	50,1	49,5	—	—	—	—	48,8	51,6	48,6	52,0
170 „	66,0	—	—	—	—	—	—	—	—	—	—	—	—	—	57,5	—
180 „	—	—	—	—	—	—	—	—	—	—	—	—	—	—	—	—

156 Körpermessungen und Konstitutionsindex.

Tabelle 38 (Fortsetzung).

Stadt (bez. Staat)	Freiburg i. Br.								Die Durchschnittswerte			Durchschnitt aller Werte	Zunahme	Die Höchstwerte		Die Niedrigstwerte		Erreichtes Jahr abger.
Autor	Gerber		Gerber		Gerber		Stein					Knaben und Mädchen	Knaben und Mädchen					
Unters.Jahr und Schule	1913		1919		1920		1924											
Untersuch. Zahl usw.	6494		5323		5693		4800											
	Knaben	Mädchen	Knaben	Mädchen	Knaben	Mädchen	Knaben	Mädchen	Knaben	Mädchen	Knab. und Mädch.			Knaben	Mädchen	Knaben	Mädchen	
70 cm	—	—	—	—	—	—	—	—	10,1	9,6	9,8	9,5		10,1	9,6	10,1	9,6	1.
80 „	—	—	—	—	—	—	—	—	12,1	12,0	12,0	12,0	2,5	12,1	12,0	12,1	12,0	2.
90 „	—	—	—	—	—	—	—	—	13,8	13,4	13,6	13,6	1,6	14,25	13,9	13,5	12,8	3.
100 „	—	—	—	—	—	—	—	—	16,4	16,0	16,2	16,0	2,4	16,8	16,6	15,8	15,3	4.
110 „	—	—	18,9	18,2	19,3	18,5	19,2	18,5	19,2	19,0	19,1	18,9	2,9	20,5	21,4	17,7	18,5	6.
120 „	21,7	20,7	22,6	21,7	22,4	22,1	22,4	22,1	22,4	22,1	22,2	22,0	3,1	23,7	23,0	20,7	20,7	8.
130 „	26,0	25,1	26,8	25,9	27,1	27,3	27,3	26,4	27,0	26,8	26,9	26,9	4,9	27,5	27,5	26,5	25,1	10.
140 „	31,0	30,4	32,5	31,5	32,3	33,0	32,3	32,0	32,5	32,5	32,5	32,5	5,6	35,3	35,5	31,0	30,4	12.
150 „	38,5	37,3	—	39,3	—	39,5	40,5	40,0	39,5	40,3	39,9	39,9	7,4	41,0	44,4	38,3	37,3	14.
160 „	—	—	—	—	—	—	—	—	50,1	51,2	50,6	50,5	10,6	52,0	52,0	48,6	49,5	16.
170 „	—	—	—	—	—	—	—	—	61,9	—	61,9	59,9	9,4	66,0	—	57,5	—	18.
180 „	—	—	—	—	—	—	—	—	—	—	—	66,0	6,1	—	—	—	—	—

Körpermessungen und Konstitutionsindex. 157

Tabelle 39. **Berechnung der Gewichtszunahme auf je 10 cm Körpergröße.**

100—120 cm = 0,3 kg Gewichtszunahme
120—130 cm = 0,4 kg ,,
130—150 cm = 0,8 kg ,,
150—160 cm = 1,0 kg ,,
160—170 cm = 0,8 kg ,,

In der Art dieser Zunahme läßt sich ein gewisser Anstieg beobachten, der jedoch bei 130 cm eine deutliche Abknickung erfährt, indem hier die Kurven steiler ansteigen. Das berechtigt dazu, eine *Trennung der einzelnen Wachstumsabschnitte* durchzuführen und dort, wo das Zentimetergewicht zu stark steigt, *fließende Übergänge* zu schaffen.

Aus der folgenden Tabelle und den vorausgehenden Kurven gehen deutlich zwei solcher fließender Abknickungsstellen hervor. Sie liegen im 7. und 13. Lebensjahr, etwa zu Beginn und Schluß der Volksschulzeit. Die Tabelle liefert ferner zwischen 110 und 150 cm (großes Material) brauchbare Durchschnittswerte und versagt etwas unter 110 oder über 150 cm (kleines bzw. einseitiges Material). Aus der Gegenüberstellung der Höchst- und Niedrigstwerte sind keine zu großen Unterschiede aufzudecken. Die Errechnung der Lebensjahre für die runden Zehnerwachstumspunkte liefert einen harmonischen Anstieg:

Tabelle 41. **Tabelle der Wachstumszeiten.**

Es wächst der Körper vom 1. bis 4. Jahr   10 cm pro Jahr
Es wächst der Körper vom 4. bis 14. Jahr   4 bis 5 cm pro Jahr
Es wächst der Körper vom 14. Jahr ab   im individuellen Schluß.

Der Bestimmung der Wachstumspunkte diente die Tabelle 38. Zur besseren Übersicht wurde eine Beschränkung von 2 zu 2 Jahren auferlegt. Die Unterschiede zwischen den Höchst- und Niedrigstwerten sind bei den Wachstumspunkten größer. Die so schnell erhaltenen Wachstumspunkte bilden die Grundlage zur Berechnung der:

4 Altersindizes des wachsenden Körpers in Zentimeter und Kilogramm.

    I. Fortgesetzter Säuglingsindex: $0—2^1/_2$ Jahre: Zunahme je 1 cm = 0,25 kg.

       Größe — Gewicht + 65 — (Größe — 34) · 0,75 = 100.

    II. Schul-Vorindex: $2^1/_2—6$ Jahre: Zunahme je 1 cm = 0,3 kg.

       Größe — Gewicht — (Größe — 123) · 0,7 = 100.

Tabelle 40. **Zusammenstellung der erreichten Körpergrößen an verschiedenen Alterspunkten des wachsenden Menschenkörpers.**

Stadt (bzw. Staat)	Belgien		England		Königsberg		Hamburg						Spandau					
Autor	QUÉTÉLET (nach MARTIN)		WOODBURY (n. MARTIN)		GENZEN		LÜBKERT						VERGEDES					
Untersuch.-Jahr							1914	1915	1916	1917	1918	1924	1921					
Unterszahl usw.							$6 \times 750 = 4500$						9825					
	Knab.	Mäd.	Knab.	Mäd.	Knab.	Mäd.	Knab.	Knab.	Knab.	Knab.	Knab.	Knab.	Knab.	Mäd.	Knab.	Mäd.	Knab.	Mäd.
2 Jahre	79,9	78,0	80,0	81,3	—	—	—	—	—	—	—	—	—	—	—	—	—	—
4 „	93,2	91,0	100,2	90,1	—	—	—	—	—	—	—	—	—	—	—	—	—	—
6 „	104,6	103,2	114,3	113,1	110,0	109,3	115,0*	114,0	115,0	114,0	114,0	115,4	115,4	114,0	—	—	—	—
8 „	117,0	113,9	—	—	120,0	119,3	130,0	127,0	129,0	124,0	124,0	129,0	120,5	123,0	126,0	129,0	126,9	128,9
10 „	128,2	124,8	—	—	129,6	128,7	140,0	138,0	141,0	137,0	136,0	138,0	130,1	130,0	134,6	133,0	133,7	132,8
12 „	135,9	132,7	—	—	136,8	137,8	147,0	149,0	150,0	144,0	144,0	146,0	135,5	136,0	141,0	143,8	142,3	143,8
14 „	148,7	144,7	—	—	145,0	148,2	158,0*	157,0*	160,0*	153,0*	152,0*	154,0*	145,5	147,5	152,5	154,9	152,5	154,8
16 „	161,0	150,0	—	—	—	—	—	—	—	—	—	—	—	—	—	—	—	—
18 „	170,0	156,2	—	—	—	—	—	—	—	—	—	—	—	—	—	—	—	—

Körpermessungen und Konstitutionsindex.

Tabelle 40 (Fortsetzung).

Stadt (bzw. Staat)	Leipzig		Löbau (Sachsen)		Mühlhausen (Thüringen)		Alzey (Hessen)		Augsburg		München		Stuttgart					
Autor	Stadt-Amt		—		SAUER		DRESCHER		BACHAUER		MARTIN		RASTPAR					
Untersuch.-Jahr	1918 bis 1921		1919		1921		1921?		1922		1921		1913—1922					
Untersuch.-Zahl usw.	50000		800		5150		—		—		2000 nur Bayern		506000					
													Volksschule		Mittelschule		Höhere Sch.	
	Knab. und Mädch.		Knaben	Mädch.	Knaben	Mädch.	Knab.	Mäd.	Knab.	Mäd.	Knaben	Mäd.	Knab.	Mäd.	Knab.	Mäd.	Knab.	Mäd.
2 Jahre	—		—	—	—	—	—	—	—	—	—	—	—	—	—	—	—	—
4 „	—		—	—	—	—	99,0	98,0	—	—	—	—	—	—	—	—	—	—
6 „	110,0		110,5	110,5	110,1	110,3	110,0	108,0	109,5	108,4	113,1	110,0	112,0	111,8	115,7	115,3	117,5	118,0
8 „	120,0		121,0	121,0	121,4	120,9	122,0	120,0	120,4	119,3	122,0	120,2	121,0	119,2	122,2	122,0	125,0	125,0
10 „	129,0		128,0	128,0	131,1	128,6	133,0	131,0	128,2	128,7	130,5	130,4	129,5	128,8	131,7	131,9	133,1	134,4
12 „	137,0		140,0	140,0	138,6	140,5	144,0	144,0	137,2	137,9	138,0	138,4	138,1	139,3	140,3	142,8	143,8	145,4
14 „	146,0		148,0	149,0	149,5	151,5	153,0	155,0	146,6	—	146,4*	150,0*	146,9	149,6	150,9	153,2	154,6	154,5
16 „	—		—	—	167,8*	—	162,0	160,0	—	—	—	—	—	—	159,7	157,1	165,9	160,5
18 „	—		—	—	—	—	170,0	162,0	—	—	—	—	—	—	—	—	—	—

Tabelle 40 (Fortsetzung).

Stadt (bzw. Staat)	Freiburg i. Br.										Durchschnittswerte		Dasselbe nur für Stuttgart		Höchst- und Niedrigstwerte		Abgerundete Werte
Autor	Gerber						Stein										
Untersuch.-Jahr	1913		1919		1920		1924										
Untersuch.-Zahl usw.	6494		5323		5693		4800										
	Knab.	Mäd.	Knab.	Mäd.	Knab.	Mäd.	Knab.	Mäd.			Knab.	Mäd.	Knab.	Mäd.	Knab.	Mäd.	Knab. und Mäd.
2 Jahre	—	—	—	—	—	—	—	—			79,9	79,2	—	—	80,0	81,5	80,0
4 „	—	—	—	—	—	—	—	—			97,6	96,0	—	—	79,7	78,0	95,0
															100,2	99,1	
6 „	111,0*	112,0*	109,0*	107,0*	111,0*	111,5	111,9	111,7			112,3	110,9	115,1	115,0	93,2	91,0	115,0
															117,5	118,0	
8 „	123,0	122,0	119,0	119,0	119,0	118,5	121,4	120,1			122,6	121,5	122,7	123,1	109,5	103,2	122,5
															130,0	129,0	
10 „	132,5	132,0	128,0	129,0	128,0	128,0	129,4	129,7			132,6	130,0	131,4	131,7	117,0	113,9	131,0
															141,0	134,4	
12 „	140,0	141,0	136,0	137,0	136,0	137,0	136,6	139,7			140,9	139,8	140,7	142,5	128,0	124,8	140,0
															150,0	145,4	
14 „	148,0	151,0	144,0	147,0	144,0	148,0	147,3	149,1			150,3	149,9	150,8	152,4	135,5	132,7	150,0
															153,0	155,0	
16 „	—	—	—	—	—	—	—	—			163,3	157,1	—	—	144,7	144,7	160,0
															162,0	160,5	
18 „	—	—	—	—	—	—	—	—			170,0	159,1	—	—	159,7	150,0	—
															170,0	162,0	
															170,0	156,2	

Sportliche Ernährung. 161

III. Schul-Hauptindex: 6—14 Jahre: Zunahme je 1 cm = 0,5 kg.
Größe — Gewicht — (Größe — 125) · 0,5 = 100.
IV. Schul-Nachindex: 14—18 Jahre: Zunahme je 1 cm = 1 kg.
Größe — Gewicht — 10 = 100.

Die Berechnung der 4 Formeln erfolgte aus den Wertungspunkten eines Materials von nahezu 1 Million Untersuchungen. Die Teilung in 4 Altersklassen berücksichtigt die *Wachstumszeit*. Daher war auch so die Beschränkung auf nur zwei veränderliche Größen (Gewicht und Körpergröße) möglich. Die Konstanzen der Formeln richten sich auch nach den 4 Zunahmewerten der Wachstumsgröße pro 1 ccm. Formelberechnung bleibt mit Addition und Subtraktion einfach. Die Multiplikation durch 0,75 ($^3/_4$), 0,7 oder 0,5 ($^1/_2$) kann im Kopf vorgenommen werden. Eine Logarithmentafel ist überflüssig.

Der Wichtigkeit entsprechend seien die 4 Indizes in ihren *Normalwerten* tabellarisch zusammengestellt. Das kann die Errechnung der Normalwerte erübrigen. Tabelle 42.

Auch hier bedeuten die *Zahlen unter 100 das Übergewicht und die über 100 das Untergewicht in Kilogramm. Nur für den fortgesetzten Säuglingsindex ist mit Rücksicht des Kleinkörpers anstatt der Kilogramme der Begriff des Pfundes* = $^1/_2$ *kg gewählt worden. Jedenfalls sind wir so zum ersten Male in der Lage, einen Indexvergleich zwischen allen Altersklassen zu ziehen.*

Wenn wir z. B. die Einwirkung der Gymnastik auf den Körper beobachten wollen, so kann diese Zusammenstellung von der Wiege (Säuglingsgymnastik NEUMANNS) bis zur Bahre in eine einzige Zahl gefaßt werden. Diese Zahl enthält dazu einen *festen Vorstellungsbegriff*. Für den Turnunterricht entstehen Vergleichswerte, die früher unmöglich blieben. Doch auch andere Probleme der Hygiene (Ernährung, Beruf, Krankheit usw.) erhalten eine Beurteilungseinstellung. Im Vergleich ganzer Völker und Rassen können jetzt alle Kinder einbezogen werden.

Sportliche Ernährung.
Einführung.

Bei Weidekühen, die plötzlich eingestallt und dort nur mit dem fortwährend frisch gemähten Gras derselben Wiese reichlich weiter gefüttert werden, geht trotzdem innerhalb weniger Tage der Milchertrag in Menge und Güte stark (nach DE VRIES

Sportliche Ernährung.

Tabelle 42. Normalwerte mit den

I. Fortgesetzter Säuglingsindex				II. Schul-Vorindex			
Größe — Gewicht — (Größe — 34) · 0,75			= 100 (kg über oder unter 100)	Größe — Gewicht — (Größe — 123) · 0,7			= 100 (kg über oder unter 100)
Alter	Größe cm	Gewicht kg	Index	Alter	Größe cm	Gewicht kg	Index
1. Lebensjahr	50	3,00	100	3. Lebensjahr	90	13,1	100
	51	3,25	100	↓	91	13,4	100
	52	3,50	100		92	13,7	100
	53	3,75	100		93	14,0	100
	54	4,00	100		94	14,3	100
	55	4,25	100	4. Lebensjahr	95	14,6	100
	56	4,50	100	↓	96	14,9	100
	57	4,75	100		97	15,2	100
	58	5,00	100		98	15,5	100
	59	5,25	100		99	15,8	100
	60	5,50	100	5. Lebensjahr	100	16,1	100
	61	5,75	100	↓	101	16,4	100
	62	6,00	100		102	16,7	100
	63	6,25	100		103	17,0	100
	64	6,50	100		104	17,3	100
	65	6,75	100	6. Lebensjahr	105	17,6	100
	66	7,00	100	↓	106	17,9	100
	67	7,25	100		107	18,2	100
	68	7,50	100		108	18,5	100
	69	7,75	100		109	18,8	100
	70	8,00	100	7. Lebensjahr	110	19,1	100
	71	8,25	100	↓	111	19,4	100
	72	8,50	100		112	19,7	100
	73	8,75	100		113	20,0	100
	74	9,00	100		114	20,3	100
2. Lebensjahr	75	9,25	100				
	76	9,50	100				
	77	9,75	100				
	78	10,00	100				
	79	10,25	100				
	80	10,50	100				
	81	10,75	100				
	82	11,00	100				
	83	11,25	100				
↓	84	11,50	100				
3. Lebensjahr	85	11,75	100				
	86	12,00	100				
	87	12,25	100				
	88	12,50	100				
	89	12,75	100				
↓	90	13,00	100				

Sportliche Ernährung. 163

4 Konstitutionsindexen des Wachsenden.

III. Schul-Hauptindex				IV. Schul-Nachindex			
Größe — Gewicht — (Größe — 125) · 0,5		=100(kg über oder unter 100)		Größe — Gewicht — 10 =		100	(kg über oder unter 100)
Alter	Größe cm	Gewicht kg	Index	Alter	Größe cm	Gewicht kg	Index
7. Lebensjahr	110	17,5	100	14. Lebensjahr	140	30	100
	111	18,0	100		141	31	100
	112	18,5	100		142	32	100
	113	19,0	100		143	33	100
	114	19,5	100		144	34	100
8. Lebensjahr	115	20,0	100	15. Lebensjahr	145	35	100
	116	20,5	100		146	36	100
	117	21,0	100		147	37	100
	118	21,5	100		148	38	100
	119	22,0	100		149	39	100
9. Lebensjahr	120	22,5	100	16. Lebensjahr	150	40	100
	121	23,0	100		151	41	100
	122	23,5	100		152	42	100
	123	24,0	100		153	43	100
10. Lebensjahr	124	24,5	100		154	44	100
	125	25,0	100	17. Lebensjahr	155	45	100
	126	25,5	100		156	46	100
	127	26,0	100		157	47	100
11. Lebensjahr	128	26,5	100		158	48	100
	129	27,0	100		159	49	100
	130	27,5	190		160	50	100
	131	28,0	100		161	51	100
12. Lebensjahr	132	28,5	100	18. Lebensjahr	162	52	100
	133	29,0	100		163	53	100
	134	29,5	100		164	54	100
	135	30,0	100		165	55	100
13. Lebensjahr	136	30,5	100		166	56	100
	137	31,0	100		167	57	100
	138	31,5	100		168	58	100
	139	32,0	100		169	59	100
14. Lebensjahr	140	32,5	100		170	60	100
	141	33,0	100		171	61	100
	142	33,5	100		172	62	100
	143	34,0	100		173	63	100
	144	34,5	100		174	64	100
15. Lebensjahr	145	35,0	100				
	146	35,5	100				
	147	36,0	100				
	148	36,5	100				
	149	37,0	100				
	150	37,5	100				

11*

23,3 %) zurück.. Das bedeutet: In der Ernährung geben nich nur die Menge und Güte der Speisen, nicht die verschiedene Ver dauungseignung den Ausschlag, sondern noch drei weitere Punkt spielen eine Rolle:
1. *Die Leibesübung.*
2. *Die Körperpflege.*
3. *Der Einfluß von Licht und Luft bzw. das Klima.*

Leibesübung verbraucht die Nährstoffe, regt zu frischem Nach schub und Stoffwechsel an und reißt so außer den Muskeln aucl die übrigen Körperprovinzen mit. Dadurch wird erst die Verar beitung der Nahrungsmittel in den Vollgang geschaltet.

Die Kavallerie besitzt den alten Spruch: „Gute Pferdepflege er setzt die halbe Fütterung." Körperpflege bedeutet Konstitutions verbesserung, somit doppelte Ausnutzung derselben Nahrung Auch die Massage greift hier ein.

Wie sehr jedoch das Licht mit den Fragen der Ernährung zu sammenhängt, wird schon durch das Wort „Vitamine" = Lebens stoffe beleuchtet.

Mehr als jeder andere Mensch muß der Sportmann mit der Kräfteumsatz in seinem Körper rechnen. Nur soviel, wie di Organe an Nahrung benötigen, soll er ihnen zuführen. Jede *Überangebot* bedeutet unnütze Belastung. Frühzeitige Abnutzun der Organe (Diabetes, Gicht, Schlaganfall usw). drohen. Auc das *dauernde Unterangebot* schädigt die Gesundheit und vermir dert die Sportleistung.

Für den Sport sollte dreierlei bekannt sein:
1. Die persönliche Anlage der Verdauungsorgane.
2. Die Berechnung der Speisewerte.
3. Die Beurteilung des Nahrungsbedarfs bei der wechselnde Sportanstrengung.

In Verbindung mit einem täglichen längeren Aufenthalt i Freien bei Gymnastik, Turnen oder Sport wäre eine volle E nährungsausnutzung als beste Körpergrundlage erreicht.

Für die Verdauung ganzer Volksstämme sowie der einzelne Menschen sind durch Vererbung, Gewohnheit und Geschmac Sonderheiten entstanden, die es unmöglich machen, daß die gle ehen Speisen bei allen Menschen auch die gleiche *Ausnutzur* findn. Die Darmlänge der einseitig vegetarisch lebenden Völk

Sportliche Ernährung. 165

ist größer als die eines sich mit gemischter Kost ernährenden Menschenstammes.

Körpergröße, Gewicht, Klima, Lebensweise, Geschlecht, Alter und dergleichen verändern die Ernährungsanforderungen. Man wird hier also Spielraum gestatten müssen. Jeder kann das für ihn Richtige selbst finden, wenn er genügend Übersicht in Ernährungsfragen besitzt.

Sie scheiden sich in die äußere und innere Ernährung.

Äußere Ernährung.

Die äußere Ernährung besteht aus Erzeugung, Heranführung, Zubereitung, Auftischung und schließlich in der abbauenden Verdauung der Nährmittel. Mit der Aufnahme in das Blut und dessen Zuleitung nach den Zellen des Körpers beginnt erst der Abschnitt der inneren Ernährung. In ihr spielen sich jene Vorgänge ab, durch welche die Zellen der Organe leben, wachsen, sich mehren und die eigene Arbeit erfüllen.

Es ist nicht möglich, hier alle Wege zu durchlaufen, auf welchen Lebensmittel erzeugt und befördert werden.

Im Krieg haben wir die bittere Erfahrung hinnehmen müssen, daß ein Volk, welches sich nicht aus eigenem Lande ernähren kann, rasch siegen oder verderben muß. In solchen Ländern sollte darum die Ausnutzung des Bodens sowie die technische Verwertung der Nährmittel auf höchster Stufe stehen. *Unsere Produktion muß gehoben werden.* Die Ausnutzung des Luftstickstoffs zur Herstellung von Stickstoffdünger schuf so einen überschüssigen Ernteertrag, der, praktisch genommen, als eine Umwandlung der Luft in Nahrung angesehen werden darf.

Unsere eigentlichen Nährmittel setzen sich aus 3 Hauptgruppen zusammen:

1. *Eiweiße:*
    a) *Tierische:* Fleisch, Eier, Käse.
    b) *Pflanzliche:* Bohnen, Linsen, Erbsen, auch Getreide, Kartoffel und andere Gemüse enthalten Eiweiß, Getreide sogar ziemlich viel, nur sitzt es in der Zelluloseschicht und kann von der Verdauung nicht aufgeschlossen werden.
2. *Fette:*
    a) *Tierische:* Butter, Schmalz, Talg.
    b) *Pflanzliche:* Margarine, Öle.

3. *Kohlehydrate:*
   a) *Tierische:* Glykogen, Blutzucker.
   b) *Pflanzliche:* Mehl, Brot, Stärke, Zucker.

Diese 3 Hauptgruppen fügen sich als in unserer Ernährun *unentbehrliche Begleiter* an:
4. *Wasser.*
5. *Salze.*
6. *Lebenslichtstoffe = Vitamine.*
   Als letzter Begriff kommt noch
7. *Ballast:* die unverdauliche *Restsubstanz* (Faserstoffe, Sehnei Aschenrückstände und dergleichen) hinzu.

Die Bezeichnung Kohlehydrate erklärt sich aus der im Vei hältnis von 2 Teilen Wasserstoff (H) zu 1 Teil Sauerstoff (O) a Wasser = H_2O erfolgten chemischen Bindung. Kohlehydrate un Fette liefern in erster Linie Kraft und Wärme, während Eiwei mehr zum Ersatz und Aufbau der Zellen dient. Bei einseitige Fleischkost besteht Hunger nach Kohlehydraten.

Wasser.

Aus den 3 Hauptgruppen der Nährmittel erhalten wir d eigentlichen Stoffe. Als ihr unentbehrlicher Begleiter steht vora das *Wasser*. Es ist im Haushalt des Körpers wie in dem dt Natur der Träger der Stoffe. Im Trinkwasser spielen zugleich d Salze eine Hauptrolle. Da hierbei vom Körper durch Nierei Lungen und Haut dauernd große Mengen Wasser abgegeben we den, so ist deren Wiedereinnahme notwendig, wenn nicht Zelle und Körper eintrocknen sollen.

Jede Ausgabe muß ersetzt werden, nicht aber mehr. Die B lastung durch überflüssiges Trinken wurde bereits beim Herze besprochen. Darum genügt hier der Hinweis, daß wir mit *2 Lit Wasser pro Tag* auskommen können, und daß dieser Teil *in de üblichen Nahrungsmitteln* enthalten ist.

Salze.

Die *Notwendigkeit der Salze* in der Nahrung geht aus de physiologischen Vorgängen im Nerven- und Muskelgebiet hervc Sie wird in der Verdauung ergänzt. Ein kochsalzfrei gefüttert Hund stirbt eher, als wenn er nichts anderes wie Wasser m Kochsalz erhält.

Sportliche Ernährung. 167

Wenn heute vor einer Überfütterung mit Kochsalz gewarnt wird, weil sie ein Begünstigungsfeld für Krankheiten vorbereiten soll, so ist das nur für das Übermaß richtig. Eine Umstellung des Salzstoffwechsels gleicht Einseitigkeiten aus und wird, auf den einzelnen angepaßt, auch im Sport dessen Leistung unter Umständen heben. Andererseits sehen wir an den Meeresküsten und bei den Seefischen trotz lebhafter Kochsalzaufnahme durch Luft und Wasser keine Schäden auftreten. Im Gegenteil blühen die Inlandmenschen unter dem Einfluß des kochsalzreichen Meerwassers auf.

Die Pflanzenfresser lecken gerne Salz. Raubtiere finden genügend Salz im Fleisch ihrer Nahrung. Ähnlich geht es den Jägervölkern gegenüber dem Ackerbau.

Neben dem Kochsalz (Natrium) *führen wir dem Körper alle anorganischen Stoffe in Salzform zu*, die seine Lebensfähigkeit fordert. Kalzium (Kalk), Kalium, Phosphor, Magnesium, Schwefel, Eisen, Brom und Jod seien hinweisend, nicht erschöpfend genannt.

Den *Jodstoffwechsel* regelt die Schilddrüse. Wir müssen in Wasser und Nahrung täglich 5/100 mg Jod in organischer oder anorganischer Bindung aufnehmen. Sonst droht Kropfbildung und Degeneration.

Der Salzform bedient sich die Natur wegen der leichten Wasserlöslichkeit. Dabei sind die angeforderten Mengen meist sehr gering und wie bei den Tieren in Wasser und Nahrung vorhanden. (Auch in der Luft z. B. an Meeresküsten.) Der Salzgehalt des Trinkwassers greift nicht nur in Gesundheit und Sport, sondern auch in wirtschaftliche Fragen ein.

Ähnlich verhält es sich mit den *Vitaminen*. Auch hier hat deutsche Forschung die Aufklärung gebracht. Früher wußten wir nur, daß in unserer Nahrung lebenswichtige Stoffe vorhanden seien, deren Natur wir nicht kannten, deren Fehlen aber Krankheit und Tod bedeutet. Es sei an Rachitis, Skorbut, Beri-Beri und ähnliche weniger bekannte Krankheitsbilder erinnert. Daher auch die Bezeichnung: *Lebenslichtstoffe*. Je nach Löslichkeit und Bindung an bestimmte Nährmittel (auch Krankheitsursache) hat man verschiedene Arten von Vitaminen getrennt.

Der Vitaminteil der Nährmittel ist durch den Aufenthalt in der Sonne oder Höhensonne zu ersetzen. Die *Vitaminanreicherung*

Tabelle 43. **Gegenwärtiger Stand der Vitaminforschung.**
(Zusammengestellt von LAGNER.)

Bezeichnung	Biologische Wirkung	Kommt am häufigsten vor in	Nachweis im Tierversuch	Chemische Natur
I. Fettlösliche Vitamine.				
Vitamin A	Antixerophthalmisch, Wachstumsfaktor	Lebertran, grüne Pflanzen	Ratten-Xerophthalmie, Wachstum	Unverseifbar, empfindlich gegen O_2, Carotinen nahstehend.
Vitamin D	Antirachitisch	Bestrahltem Ergosterin, Lebertran,	Ratten-Rachitis	Unverseifbar, wenig empfindlich gegen O_2. Umwandlungsprodukt des Ergosterins, typische Ultraviolettabsorption.
Vitamin E	Sterilität verhütend	Getreidekeimlingen	Zuchtversuche mit Ratten und Mäusen	Unverseifbar.
II. Wasserlösliche Vitamine.				
Vitamin B_1	Antineuritisch	Hefe, Reiskleie	Tauben-Beri-Beri	Kristallinischer Körper: $C_6H_{10}ON_2$ hitzeunbeständig.
Vitamin B_2	Wachstumsfaktor, Pellagra verhütend	Hefe, Getreidekeimlinge	Rattenwachstum	Löslich in Wasser und Alkohol Relativ hitzebeständig.
Vitamin C	Antiskorbutisch	Zitronen	Meerschweinchenskorbut	Löslich in Wasser u. verdünntem Alkohol, empfindlich gegen Alkali, O und Erhitzen.

der Nahrung stellt den indirekten Empfang gegenüber dem durch die Haut dar. Dadurch wird gleichzeitig erklärt, daß die Milch und die Butter von besonnten Weidekühen im Werte steigt. Auch in der Produktion der Nahrungsmittel ist dies heute eingeführt *In den Gewächshäusern zieht man Pflanzen und Früchte unter künstlichem Blaulicht.* Für die Säuglinge wird die Kuhmilch mi

Höhensonne bestrahlt. Die Ställe des Schlachtviehes harren noch derselben. Hochgestellte, große und reine Stallfenster mit Ultraglas könnten vielleicht den Weidegang teilweise ersetzen. Vitamine sollen unter zu langer Konservierung und unter ausgiebigem Kochprozeß leiden.

Zubereitung der Speisen.

a) Rohkost. In neuerer Zeit, teilweise fanatisch in den Vordergrund geschoben, wurde den Rohkostlern durch wissenschaftliche Untersuchungen nachgewiesen, daß die gekochten Speisen nicht an Nährwert einbüßen. Und dennoch beide Lager haben recht. Beide genießen z. B. frische Butter, Obst und Salate, und dann gibt es Nahrungsmittel wie die Kartoffel und das Mehl, die selbst dem eingefleischtesten Rohkostler roh kaum genießbar dünken dürften. Dabei sind sie immer noch unsere Hauptnahrungsmittel.

Solange wir Wert auf ein gutes Gebiß legen, ruht hier der Vorteil der Rohkost. Sie ist wesentlich derber und stellt daher größere Forderungen an die Zähne. Dem sollte die gekocht zubereitete Speise auch gerecht werden. Das Fleisch, das wie Butter auf der Zunge schmilzt, muß nicht schmackhafter sein als ein derbes Stück. Es ist uns nur angenehmer, weil wir weniger kauen müssen und macht daher kaufaul.

b) Schmackhaftigkeit. Sie ruht ebenso wie im Speisemittel selbst, auch in dessen Zubereitung. Schon das Vorhalten von Fleisch läßt im Maul und Magen des Hundes die *Verdauungssäfte strömen.*

Der schön gedeckte Tisch regt ebenso an. Das fördert die Gründlichkeit der Verdauung. Wir nutzen die Speisen besser aus und erzielen mit weniger den größeren Erfolg.

Ähnlich wirkt die *Stimmung bei Tisch.* Experimentelle Versuche zeigten, daß der Gallenfluß aus der Leber für die Fettverdauung nachläßt bzw. aufhört, wenn Mißstimmungen auftreten. Der Zwang zu widerstehenden Speisen zieht Magen und Darm zusammen und hindert den Fluß der Verdauungssäfte. Die Nährstoffe werden un- oder schlecht ausgenutzt aus dem Darm wieder ausgeschieden. Kindern gegenüber aus Erziehungsgründen den Genuß wirklich widerstehender Speisen erzwingen zu wollen, kann so weit führen, daß aus Magenempörung Erbrechen eintritt.

Demnach sind Derbheit, Schmackhaftigkeit und möglichste

Erhaltung der Roheigenschaft zu vereinen. Das ist keineswegs leicht und erfordert Nachdenken und Liebe in der Kochkunst. Sie sollte uns nicht verwöhnen. Gerade die *sportliche Kost muß derb bleiben*. Auch im Knorpel schlummern noch bedeutende Nährkräfte, und die Knochen enthalten die so nötigen Kalksalze.

Wir sollten den Speisen den Grad gekochter oder gebratener Zubereitung geben, der von ihrer Schmackhaftigkeit verlangt wird. In diesem Sinne bleiben die Engländer Vorbild, die das Fleisch angebraten auf den Tisch bringen. Darum sind Konserven zu meiden. Die Nahrungsmittel müssen einer scharfen hygienischen Kontrolle unterliegen.

Es besteht die Gefahr, daß durch *rohe Nahrungsmittel* Trichinen, Würmer, typhusartige *Erkrankungen übertragen* werden.

Obst und Gemüse sollte man vor rohem Genuß kurze Zeit in kochendes Wasser tauchen. Zusatz von Essig- oder Zitronensäure kann die Ansteckung ebenfalls aufhalten. Ist man jedoch von der einwandfreien Quelle der Nahrungsmittel überzeugt, so bleibt jene Zubereitung immer die hygienischste, die die Nahrungsmittel roh und natürlich erhält und dabei eher versucht, ihre Schmackhaftigkeit noch zu steigern.

Unter diesem Gesichtspunkte sind auch die *Beigerichte* zu betrachten. Sie enthalten wie z. B. Spargel wenig Kalorien, sind oft teuer und behalten dennoch ihren Nährwert, weil sie erst durch die Geschmackssteigerung die volle Ausnutzung des Fleisches oder der beigegebenen Kartoffeln bewirken.

In der *Würzung* erfüllen ohne eigenen Nährstoff Pfeffer, Essig, Senf, Nelken, Paprika usw. eine ähnliche Aufgabe. Sie regen zur stärkeren Verdauungssaftbildung an und entsprechen besserer Nahrungsausnutzung. Essig hat noch einen Sonderwert, Muskatnuß ebenfalls. Nur muß auch im Würzen der Speisen jede einseitige Übertreibung als schädlich unterbleiben.

Manche Nährmittel (Brot und Kartoffeln) können wir täglich mit Appetit genießen. *Andere fordern Abwechslung*. Es sei an die Wette erinnert, nach der es unmöglich war, selbst unter den verschiedensten Zubereitungsarten den fortgesetzten täglichen Genuß einer Taube zu erzwingen.

Die *Abwechslung* betrifft *nicht nur die Speisen an sich, sondern auch ihre Zubereitung*. Im Kriege mußten die Truppen mitunter über längere Zeit täglich Büchsenochsenfleisch genießen. Man

Sportliche Ernährung. 171

konnte beobachten, daß der Ernährungszustand besser war, wenn sich der einzelne Mann sein Deputat in wechselnder Form selbst zubereitete (gekocht, gebraten, als Hackfleisch in Form von Klößen oder in Pfannkuchen usw.), als wenn mit dem gleichen Material die tägliche Fleischsuppe gemeinsam in der Feldküche gekocht wurde.

Verdauung. Mit dem Eintritt in den Mund beginnt der 2. Hauptabschnitt der äußeren Ernährung. Die Speisen sollen zerkleinert, durch Fermente abgebaut und in eine *neutrale und wasserlösliche Form* überführt werden. Hierzu gehört das *gute Gebiß*.

Ein Mann ohne Zähne ist nicht kriegstüchtig. Das Gleiche gilt für den Sport. Das gute Gebiß gewährt 3 Vorteile:

1. Größere *Zerkleinerung der Speisen* und die damit verbundene Vorverdauung im Munde, welche besonders dem Brot zugute kommt. Der Körper kann mit weniger Nahrung dieselbe Leistung erzielen. Er verteilt die Arbeit, vermeidet überflüssige Belastung der Bauchspeicheldrüse, verlängert so das Leben, und ist sparsamer für den Geldbeutel.

2. Man wird unabhängiger, weil der Wahlkreis der Nährmittel in Zahl, Charakter und Zubereitung größer und freier zu gestalten ist.

3. Die Vollständigkeit und der *harmonische Eindruck des Gesichtes* bleiben gewahrt.

Ob die Zähne zuerst durch Hitze und Kälte oder Absplittern infolge Schlag, Stoß und verhängnisvollem Zubiß, dann chemisch durch Gärung verzuckerter Brotreste bzw. deren Kohlensäure und schließlich durch Fäulnisbakterien unter einem ähnlichen Prozeß zerstört werden, ist weniger entscheidend, als ihre Schwäche, welche durch zu schlechte Benutzung, also mangelndes Kauen entsteht. Der gesunde, viel kauende Zahn wird durch seine Schmelzkappe und das fest an sie gelegte Zahnfleisch geschützt. Bei Nicht- oder zu wenig Kauen lockern sich die Zähne, das Zahnfleisch tritt zurück, Zahnbein wird frei, und jetzt entsteht der Angriffspunkt.

Kauen und wieder Kauen erhält die Zähne gesünder und blendender als alle Zahnputzmittel. Tiere behalten ebenfalls nur solange ihr gutes Gebiß, wie der Zwang zum harten Kauen vorliegt. Der Amerikaner FLETSCHER bucht doppelten Erfolg durch Kautechnik: Er verdaut besser und pflegt die Zähne.

Die im Sport von den Amerikanern übernommene Gewohnheit des *Gummikauens* mag ästhetische Bedenken erregen. Hygienisch hat sie große Vorteile:

1. Stellt sie *ausgezeichnete Zahnpflege* dar.

Die Zähne stehen unter starker Funktion. Der Mund wird durchspeichelt, und die Zähne werden von Speiseresten befreit.

2. WEITHARDT konnte nachweisen, daß durch Kaugummi *die Mundhöhle desinfiziert* wird.

3. *Kaugummi ersetzt Rauchen.*

4. *Während des Sports bleibt die Mundhöhle feucht.* Wir sind vom Trinken entlastet.

Nervösen trocknet beim Sport der Mund aus. Die Zunge klebt am Gaumen und die Sportbereitschaft leidet.

Die *Vorverdauung des Mundes* erstreckt sich nur auf die Kohlehydrate, weil sie den längsten Verdauungsweg benötigen. Als Ferment dient das Ptyalin. Es verwandelt die *Mehle* in *Maltose*. Der länger gekaute Weißbrotbissen wird süß und zergeht im Munde. Damit wäre schon die Wasserlöslichkeit, noch nicht die Form der geeigneten Zellaufnahme erreicht. Maltose ist *Poly-* und wir brauchen für die innere Ernährung ein *Monosacharid*, einen *Einfachzucker*, wie ihn der Blutzucker selbst darstellt.

Die Verdauung der drei Hauptnährstoffe ist zeitlich und örtlich im Magen und Darm auseinandergezogen. Dort müssen *literweise die Verdauungssäfte* von den vielen kleinen Drüsen der Magendarmwände geliefert werden, damit alle Speisen wie Zucker zergehen. Das erklärt die *Großleistung der Verdauung*. Sie bedingt die Verfügung über das Überschußblut. Die Verdauung muß in der Ruhe stattfinden. Weder körperliche noch geistige Arbeit darf stören, weil sie das Blut nach den Muskeln oder dem Gehirn anfordert. Sie stört sich selbst, da jetzt der Darm dieses Blut benötigt.

Die Verdauungssäfte enthalten Fermente (Stoffe, die unabhängig von der Menge volle Wirkungen ausüben), welche die Speisen abbauen. So liefern die Magendrüsen das *Pepsin, um Eiweiß in Albumosen und Peptone* zu spalten. Deren weiterer Abbau findet erst im Darm statt.

Sportliche Ernährung. 173

Außerdem wird vom Magen noch *Labferment für die Milchgerinnung* gebildet und dieser Vorgang durch die gleichzeitig dort stattfindende *Salzsäurebildung* gefördert. Diese Säure *schützt auch gegen Bakterien*, die sie nicht zur Entwicklung kommen läßt. Etwa 5 Minuten nach der Nervenanregung über die Geschmackszentren setzt die Saftbildung des Magens ein. Solange müßten wenigstens die ersten Bissen gekaut werden.

Der Magen bildet noch das *Steapsinferment*, welches die Fette in *Glyzerin* und *Fettsäuren* zerlegt. Glyzerin ist bereits wasserlöslich und indifferent. Die Fettsäuren noch nicht. Also auch hier arbeitet *der Magen nur im Sinne der Vorverdauung*.

Erst nach dem *Übergang in den Darm*, der *zeitlich verschieden* sein kann (Fette verweilen länger im Magen; von der Magenfüllung hängt das Gefühl der Sättigung ab; daher die Sättigung der Fette) setzt die *Hauptverdauung in dem* beim Erwachsenen etwa 5—6 m langen *Dünndarm* ein. Darum münden bereits in dessen ersten Teil als Zwölffingerdarm die Ausführungsgänge der beiden großen Verdauungsdrüsen, der Bauchspeicheldrüse und der Leber. Die *Bauchspeicheldrüse ist die Hauptverdauungsdrüse unseres Körpers*, länger und dicker als ein Zeigefinger zwischen Magen und Zwölffingerdarm liegend. Sie liefert:

1. *Ptyalin*, das wir schon vom *Speichel* kennen.
2. *Steapsin* wie der *Magen*.
3. *Trypsinferment*, das die vom Pepsin des Magens in *Pepton und Albumosen* gespaltenen Eiweißstoffe weiter *bis auf die Aminosäuren* abbaut. Erst in den *Aminosäuren* werden die Eiweißstoffe, welche durch Pepsin und Salzsäure nur die Wasserlöslichkeit erhielten, ihres *Ausgangscharakters entkleidet*. Jetzt ist nicht mehr zu erkennen, ob sie von Kuhmilch, vom Schweinefleisch oder von den Bohnen stammen. Der Körper kann seine Zellen mit dem Stickstoff der Aminosäuren nach eigener Art aufbauen. Denn das Eiweiß jeder Tierart besitzt spezifischen Charakter, an dem es auch aus dem Wurstgemisch noch zu erkennen ist.

Aus den Aminosäuren, die sich in einem stickstoffhaltigen und einen stickstofffreien Teil scheiden, erhalten die reinen Fleischfresser die *Möglichkeit, mit Hilfe* der im Körper vorhandenen *Kohlensäure Blutzucker* aus Kohlehydrate *zu bilden*. Hierdurch werden die großen Kraftleistungen der Raubtiere möglich.

Die *aus der Leber abfließende Galle vollendet die Fettverdauung*. Sie verseift die Fettsäuren unter Zuhilfenahme des von der Bauchspeicheldrüse und dem Dünndarm gelieferten Alkalis. Die hydrotropen Gallensäuren besitzen Einfluß auf die Wasserlöslichkeit der Fettsäuren. Hierdurch wird die Fettverdauung alkalischem und sauerem Darminhalt gerecht.

Das Hauptverdauungsorgan ist der Dünndarm. Die Größe seiner Wandung gewährt in Organisation und Funktion den Stoffwechsel mit, in und aus dem Blut. Sie sichert den Verdauungsabschluß, denn sie ist durch die Darmzotten bzw. deren Zellen an dem Abbau der 3 Hauptnährstoffe beteiligt. Die Darmzellen liefern:

1. *Erepsin, das Albumosen und Peptone in Aminosäuren zerlegt.*
2. *Lipase für die Fettverdauung.*
3. *Maltase führt den Malzzucker* (Disacharid) *in den Traubenzucker* (Monosacharid) über (Schlußverdauung des Brotes).
4. *Invertin verwandelt Rohrzucker in Traubenzucker* und andere Monosacharide wie Laevulose und dergleichen.

Im Vordergrund stehen die Kohlehydrate. Der lange (Polysacharid) *Abbau des Mehls* über Stärke als Vielfachzucker = viel $\cdot (C_6H_{12}O_6)$ zu Rohrzucker, Bienenhonig usw. (Doppelzucker) als $2 \cdot (C_6H_{12}O_6)$ bis schließlich in Einfachzucker wie Trauben-, Blutzucker, Laevulose und dergleichen als $1 \cdot (C_6H_{12}O_6)$ bildet einen langen Weg. Erst die einfachen Zuckerarten (Monosacharide), besonders der Traubenzucker, sind für Blut und Zellen verwertbar. Daher bei Ausdauersport nicht die gewöhnliche Form des Handelszuckers (Disacharide), sondern sofort Traubenzucker nehmen, um eine vorübergehende Schwäche zu bekämpfen.

Das berührt die *Verdaulichkeit*, ein Begriff, der beim kranken Menschen scharf hervortritt. Der Arzt setzt nach ihr seinen Diätzettel zusammen. Krankenhäuser gründen Diätküchen.

Im Darm findet noch eine weitere Art der Verdauung statt. Durch die *Einwirkung von Bakterien* werden die Kohlehydrate in Milch- und Essigsäure und in die Fette in Glyzerin und Fettsäuren *vergoren*. Dadurch sind die Verdauungsdrüsen entlastet.

An der Eiweißverdauung sind die Bakterien durch Fäulniszersetzung im Dickdarm beteiligt.

Sportliche Ernährung. 175

Mit dem Übergang in den Dickdarm erscheint die *Schlußverdauung* und damit die äußere Ernährung beendet. Im Dickdarm verwandelt sich der dünnbreiige, fast flüssige Inhalt des Dünndarms in geformten Kot, indem er den größten Teil seines Saftgehaltes in das Blut abgibt.

Resorption.

Doch schon vorher im Magen, selbst im Munde, findet eine Aufnahme in die Blutbahn (Resorption) statt.

Wir sehen:

a) *Magenresorption* für Salze, Zucker, Peptone.

b) Dünndarm als *Hauptresorption*.

c) Dickdarm zur *Stuhlformung*.

Wird durch die Darmmuskeln, die fortwährend den Inhalt des Darmes infolge entsprechend hintereinander gereihter Kontraktionen vor sich herschieben, der Kotgang im Dickdarm zu stark beschleunigt, so kann sich der Kot aus Zeitmangel nicht eindicken. Er muß breiig, ja dünnflüssig als *Durchfall* den Darm verlassen. Das hängt von der Art der Nahrungsmittel und der Getränkeaufnahme ab. Es kann auch noch durch entzündliche Reizzustände des Darms gefördert werden.

Für den Sportmann ist es ebenso wichtig, nicht infolge Durchfalls Kräfte zu verlieren, wie durch einen *regelmäßigen täglichen Stuhlgang* Platz für die Neuaufnahme zu schaffen. Daher ist die *Einhaltung* der *täglichen, regelmäßigen Stuhlgangstunde* anzuraten und gegen *Verstopfung* durch mehr Obst, mitunter etwas Öl und eine leichte Bauchmassage anzugehen. Gymnastik sowie jede durcharbeitende Leibesübung bilden gute Mittel.

Die gleiche *Regelmäßigkeit betrifft die Tischzeiten*. Zahl und Stunde kann verschieden sein, sollte aber stets regelmäßig eingehalten werden. Meist sind es noch zuviel *Tagesmahlzeiten*.

Die Kleinstadt liebt mit Recht getrennte Arbeitszeiten, legt die Hauptmahlzeit auf den Mittag. Der Großstädter kann sich keinen vierfachen Arbeitsweg leisten. Jedenfalls muß nach der Hauptmahlzeit 1—2 Stunden Ruhe gehalten werden. Während Arbeit und Sport sollten *nur kleinere und leicht verdauliche Speisemengen* die Kräfte ersetzen.

Somit zeigen die Hauptlinien der Verdauung, wie in hochkomplizierten Vorgängen die Nährmittel in wasserlösliche und indifferente Stoffe verwandelt werden. Der Körper arbeitet dabei ohne Umweg und geht keinen Schritt weiter, als es der Zweck verlangt.

Die innere Ernährung.

Das Blut hat die Nährstoffe aufgenommen und führt sie nun den Organen zu. Genau wie im Großen am Gesamtkörper vollzieht sich hier in der Kleinwelt der Zelle das Leben. Man kann es in 4 Teile trennen:

1. *Wachstum und Ersatz der Zellen:* der Stickstoffteil der Nahrung, die Kalksalze und dergleichen.

2. *Kraft- und Heizungsstoffe:* die Umwandlung in Blutzucker aus den Kohlehydraten, dem Eiweiß, den Fetten der Nahrung. Anlegung von Vorräten in Gestalt von Glykogen, Lipoiden (Fettstoffen) Fett usw. Rückführung dieser Vorräte in Blutzucker u. ä.

3. *Arbeitsprodukte* der Drüsen, der Muskeln, der Gehirnzellen usw.

4. *Abbau- und Verbrauchsprodukte.*

Weg und Träger für das Zelleben ist das Blut. Die ausgiebige Versorgung mit sauerstoff- und nährstoffreichem Blut ist darum für jedes Organ im Körper bestimmend.

Etwa 30 Billionen Zellen sollen als Bausteine für den Aufbau des Körpers dienen. Von ihnen werden allein 25 Billionen auf die roten Blutkörperchen berechnet. Innerhalb 20 Tagen müssen diese Blutkörperchen erneuert werden. Das ist nur eine der vielen Aufgaben der inneren Ernährung durch die blutbildenden Organe.

Im Blutserum kreist ständig ein bestimmter Gehalt an Trauben- oder *Blutzucker*. Fr. MÜLLER-München hat ihn mit *60—100 mg auf 1 ccm* Blut berechnet, insgesamt = 6—10% = 0,5 kg. Fällt dieser *Blutzuckerspiegel* durch den Verbrauch der Muskeln und Organe, so muß er auf zwei Arten ersetzt werden.

Der besondere Ernährungskreislauf der *Leber* hat dieses Organ *zur Vorratskammer des Körpers bestimmt.* Dort ist das nicht wasserlösliche *Glykogen* eingelagert. Ein Ferment der Bauchspeicheldrüse verwandelt den Blutzucker in Glykogen. Ein Leberferment vollzieht die Rückbildung, sobald der Blutzuckerspiegel unter die Norm gesunken ist. Sind auch die Vorräte an Glykogen der Leber erschöpft, so greift der Körper auf die an vielen Stellen und namentlich unter der Haut angelegten Fettvorräte zurück. Wir sehen die Verankerung mit dem *Fettstoffwechsel.*

Sportliche Ernährung. 177

In diesem Verbrauch spielt die *Fettemulsion der Lymphe* eine Rolle. In den Zellen finden sich verschiedene Fettformen. *Lezithine* für die Nervenhüllen, *Cholesterine* fast überall. Ob als Rückführung aus Glyzerin und Fettseifen oder Neubildung aus Kohlehydraten, der Fettstoffwechsel tritt vielleicht nicht so sehr in den Muskelzellen hervor, bleibt aber dem *Kohlehydrat- und Eiweißstoffwechsel* an Bedeutung gleich.

Der zweite Weg geht aus der unmittelbaren Zufuhr vom Darm hervor. Dieser Weg muß allerdings die Leber durchlaufen, ohne in diesem Falle dort die Nährstoffe abzulagern. Das tritt erst ein, wenn der Blutzuckerspiegel zu groß wird und über 10% hinausgeht.

Hungern.

Manche Sportleute hungern vor größeren Anstrengungen, um geistig bereiter und reizbarer zu bleiben. Gerade im Fußball, der außerordentlich schwere Anstrengungen an den Spieler stellt, wird dies berichtet. Das betrifft höchstens den unmittelbar vorhergehenden Tag.

Hört die äußere Ernährung auf, so muß die innere auf die im Körper angelegten Vorräte an Glykogen und Fett zurückgreifen. Gleichzeitig wird in den nicht mehr beschäftigten Magendarmzellen das Hungergefühl mächtig aufflammen. Erst mit der Erschöpfung aller inneren Vorräte tritt der *Hungertod* ein. Diese Zeit geht je nach den Vorratsmengen an Fett und dergleichen über Tage und Wochen. Das erklärt den Erfolg der Hungerkünstler und den langwöchigen Hungerstreik des Bürgermeisters von York. Der Hungertod trifft uns um so schneller, je näher die Konstitution an seiner Schwelle steht. Siehe Salze und Vitamine.

Überernährung.

Die *übermäßige Ernährung* hat 2 Folgen. Entweder werden ihre Stoffe besonders aus Kohlehydraten und Fett in der Form von eigenem Körperfett angelagert (sobald Muskeln und Leber mit Glykogen aufgefüllt sind), oder sie scheiden unverdaut wieder aus.

In beiden Fällen bedeuten sie eine unnütze *Überspannung* und *Belastung* der Organe. Wer wird eine Dampfmaschine auf 14 at Druck heizen, wenn sie mit 5 leistungsfähig ist? Auch unterschätze man nicht die unnütze Körperleistung, dauernd eine große *Fettlast*

Tabelle 44. Die Blutzuckerkurve als Indikator der körperlichen Leistungsfähigkeit. Untersuchungen bei 10000 m-Läufern von DEUTSCH und WEISS, Wien.

Platz-Nr am Ziel	Körperliche Verfassung während des Laufs	Körperliche Verfassung nach dem Lauf	Ob trainiert auf 10000 m?	Blutzucker vorher	Blutzucker nachher	Nahrungsaufnahme vorher	Nahrungsaufnahme während
5	gut	gut	nein auf 3000 m	0,110	0,183	keine	keine
6	gut	gut	nein auf 5000 m	0,114	0,229	abends Kola-Tabl.	nichts
7	gut	gut	nein auf 8000 m	—	0,265	abends Zucker	nichts
10	gut	gut	nein auf 5000 m	—	0,110	nichts	nichts
14	mäßig	mäßig	kurze Zeit auf 10000 m	0,106	0,106	keine	nichts
30	schlecht	erschöpft	nein nur Kurzstrecke	0,094	0,094	keine	keine
32	schlecht	erschöpft	nein (Ringer)	0,106	0,088	keine	keine

Aus diesen Untersuchungen von DEUTSCH und WEISS geht hervor:
1. Der Blutzuckerspiegel steigt während und nach der Dauerleistung.
2. Mit zunehmender Erschöpfung setzt eine rückläufige Bewegung ein.
3. Aus dem Verhalten des Blutzuckerspiegels ist auf den Trainingszustand zu schließen.

Sportliche Ernährung. 179

herumtragen zu müssen. Die *Überernährung* ist von diesem Standpunkte aus schädlicher als die *Unterernährung*.

Zusammenfassend darf man sagen: Die innere Ernährung baut aus den Lieferstoffen der äußeren Ernährung das Wachstum, den Ersatz der Körperzellen auf und liefert deren Arbeit. Da die Existenz von Zelleiweiß an das Vorhandensein des Stickstoffs gebunden ist, braucht sie in der äußeren Ernährung ein Eiweißminimum, das nicht unterschritten werden darf. Aus den 3 Nährstoffen Eiweiß, Kohlehydrate und Fett werden von der Verdauung Aminosäuren, Monosacharide, Glyzerin und Lipoidlösungen gebildet. Diese 4 Elemente sind die Bausteine der inneren Ernährung. Sie kann dieselben je nach Bedarf einsetzen, umformen bzw. wechselseitig ergänzen. Das eigentliche Kraft- und Brennmittel der Zellen ist der Blutzucker. Das Wasser spielt die Rolle, Löser und Träger der Stoffe zu sein und ermöglicht durch die Schweißbildung den Temperaturausgleich. Salze sind teils Baustoffe, teils elektrochemische Notwendigkeiten oder erfüllen noch andere für die Gesundheit notwendige Aufgaben. Ohne Vitamine bleibt das Leben gefährdet.

Bewertung der Nährmittel.

Von der Beurteilung und Bewertung der Nährmittel hängt die Bestimmung des Bedarfs ab. Für diesen Zweck ist ein vergleichender Maßstab nötig. Die Wissenschaft hat den Begriff der Wärmeeinheit oder Kalorie geprägt. Für die Ernährung genügt die *große Kalorie als die Wärmemenge, die 1 Liter Wasser um 1° C erhöht.*

Die *Kalorie mag das praktische Begriffsbild vermissen* lassen. Daher wurde versucht, für die Küche eine greifbare Nähreinheit zu schaffen. So hat PIRQUET hierfür 100 g Frauenmilch bzw. deren Nährwert als Einheitsmaß vorgeschlagen. Die Kalorie ist beweglicher, dazu wissenschaftlich derart erprobt und technisch durchgebildet, daß sich keines der seither versuchten praktischen Systeme durchsetzen konnte. Wer einen greifbaren Vergleich sucht, darf ihn sich unter *1 Kalorie den Nährwert von 1 g Kartoffel* vorstellen, der nach oben abgerundet ungefähr dem einer großen Kalorie gleichkäme.

RUBNER hat folgende Durchschnittswerte aufgestellt:

1 g Eiweiß oder Stickstoffsubstanz liefert 4,1 Kalorien
1 g Kohlehydrate liefert . . . . 4,1 ,,
1 g Fett oder Öl liefert. . . . . 9,3 ,,

Das Eiweiß wird im Körper nur bis auf Harnstoff verbrannt, dem noch Brennwerte innewohnen. Mit diesem würde der Brennwert des Eiweiß auf 5,7—5,9 Kalorien steigen. Bei Fett und Kohlehydraten ist das nicht der Fall, weil sie völlig zu Kohlensäure und Wasser abgebrannt werden.

Es genügt nicht zu wissen, wieviel Nährwert dem Eiweiß, Fett oder Kohlehydraten zukommt, sondern man muß über eine Abschätzung für den praktisch-sportlichen Gebrauch verfügen, aus der der Nährwert der einzelnen Speisen zu bestimmen ist. Daher sei hier eine Tabelle zusammengestellt, aus der zu ersehen ist

1. der Eiweißgehalt an Stickstoffsubstanz;
2. der Fettgehalt;
3. der Anteil an Kohlehydraten;
4. der Wassergehalt;
5. der Anteil an unverdaulichen Reststoffen.

Diese 5 Teile sind mehr oder weniger in fast jedem Nährmittel enthalten. Man muß also in der Tabelle Eiweiß und Kohlehydrate mit 4,1 und Fette mit 9,3 multiplizieren und die 3 Werte zusammenziehen, um für 100 g des jeweiligen Nahrungsmittels seinen Nähr- und Heizwert in Kalorien zu erhalten.

Tabelle 45. A. Tierische Nahrungsmittel.

	Eiweiß	Fett	Kohlehydrate	Wasser	Unverd. Substan
1. *Fleisch:*					
Rindfleisch, sehr fett	17,5	23,5	0	56,2	2,8
,, mittelfett	19,4	7,1	0	71,5	2,0
,, mager	19,9	2,6	0	75,5	2,0
Kalbfleisch, fett	19,0	7,0	0	72,0	2,0
,, mager	19,6	1,7	0	77,0	1,2
Hammelfleisch, sehr fett	15,8	27,0	0	53,0	4,2
,, halbfett	16,5	5,3	0	76,0	2,2
Schweinefleisch, fett	14,1	35,0	0	47,5	3,4
,, mager	19,5	3,1	0	72,5	1,9
Pferdefleisch	20,8	3,1	0	74,2	1,9
Kaninchenfleisch, fett	20,8	9,2	0	67,5	2,5
Gänsefleisch, sehr fett	15,5	42,8	0	38,0	3,7
Hühnerfleisch, mittelfett	20,4	4,2	0	73,5	1,9
Fleisch von Wild	20,8	1,4	0	76,0	1,8
2. *Schlachtabgänge:*					
Blut	17,5	0,2	0	81,0	1,3
Zunge	15,0	16,5	0	66,0	2,5
Herz	15,6	9,2	0	71,5	3,7
Lunge	13,5	2,3	0	80,4	3,8

Sportliche Ernährung.

Tabelle 45. (Fortsetzung).

	Eiweiß	Fett	Kohle-hydrate	Wasser	Unverdl. Substanz
Niere	16,3	4,1	0	76,0	3,6
Leber	17,8	3,7	0	74,4	4,1
Knorpel (Sehnen)	20,0	10,0	0	63,0	7,0
3. Fische:					
Lachs oder Salm	20,6	12,3	0	64,0	3,1
Flußaal	13,1	17,0	0	67,0	2,9
Karpfen	18,4	1,8	0	77,8	2,0
Schleie	17,0	0,4	0	81,4	1,2
Hecht	17,9	0,5	0	79,8	1,8
Seezunge	14,6	0,7	0	82,7	2,0
Scholle	16,0	1,4	0	81,0	1,6
Schellfisch bzw. Kabeljau	16,4	0,2	0	81,5	1,9
Lachs, geräuchert	23,6	10,8	0	51,8	13,8
Hering, mariniert	18,4	15,7	0	47,4	18,5
Bücklinge	20,4	7,7	0	69,3	2,6
Sardellen	21,6	2,0	0	52,2	24,2
Sprotten	22,3	14,6	0	60,5	2,6
Aal in Gelee	13,8	14,6	0	69,0	2,6
Stockfisch (getr. Schellfisch)	79,0	0,6	0	16,2	4,2
4. Fleischwaren u. Würste:					
Rauchfleisch vom Rind	26,2	14,1	0	47,5	12,2
Büchsenfleisch	18,9	12,7	0	64,5	3,4
Geräucherte Zunge	23,8	29,6	0	35,3	11,1
Geräucherter Schinken	23,8	34,3	0	28,5	13,4
Speck, gesalzen	8,7	68,6	0	10,0	12,7
Gänsebrust	20,8	30,6	0	41,5	7,1
Sülze	22,3	21,6	0	41,5	14,6
Mettwurst	18,4	38,5	0	35,5	7,6
Zervelatwurst	23,3	43,2	0	24,0	9,5
Blutwurst, beste	10,4	10,8	24,5	50,0	4,3
Leberwurst, beste	14,4	33,8	2,9	42,0	6,9
Eier	12,2	11,5	0	74,2	2,1
5. Milch u. Milcherzeugnisse:					
Frauenmilch	2,0	3,5	6,4	87,6	0,5
Ziegenmilch	4,1	4,4	4,3	86,0	1,2
Kuhmilch, voll	3,2	3,4	4,9	87,4	1,1
,, mager	2,9	0,5	4,8	90,9	0,9
Fettkäse	24,4	28,0	3,4	36,3	7,9
Halbfettkäse	27,4	23,2	2,1	40,2	7,1
Magerkäse	33,5	11,9	4,1	43,1	7,4
Kondens. Milch m. Zucker	9,8	9,6	51,0	26,4	3,2
,, ohne Zucker	10,5	10,8	13,9	61,5	3,3
Kuhbutter	0,5	81,5	0,5	14,0	3,5
Margarine, beste	0,5	84,4	0,5	9,1	5,5
Schweineschmalz	0,3	95,0	0	0,7	4,0
Rindertalg	0,5	93,8	0	1,3	4,4

B. Pflanzliche Nahrungsmittel.

	Eiweiß	Fett	Kohlehydrate	Wasser	Unverdl. Substanz
1. Samen und Mehle:					
Bohnen	16,8	0,6	44,0	12,5	24,1
Erbsen	16,4	0,6	44,4	13,8	24,8
Linsen	18,2	0,6	44,6	12,2	24,4
Reis, gekocht	6,4	0,5	77,0	12,5	3,6
Weizenmehl	8,7	0,7	73,6	12,6	4,4
Roggenmehl	8,4	1,0	66,6	14,0	10,0
Graupen	7,6	0,7	73,8	13,0	4,9
Hafermehl (Grütze)	10,0	4,0	64,0	10,0	12,0
Gerstengrieß	8,5	1,6	68,0	14,0	7,9
Buchweizenmehl	9,5	0,8	62,2	13,8	13,7
Hülsenfruchtmehl	20,0	1,0	56,0	11,0	12,0
Nudel und Makkaroni	9,0	0,8	73,3	12,0	4,9
2. Brot:					
Weizenbrot ff. (Semmel)	5,7	0,4	56,7	33,7	3,5
,, grobes	6,1	0,6	47,0	37,3	9,0
Roggenbrot, Graubrot	4,7	0,3	48,3	39,5	7,2
,, Schwarzbrot, Pumpernickel	4,4	0,7	41,7	42,0	11,2
Roggenbrot, Kommißbrot	4,3	0,4	47,3	39,0	9,0
3. Gemüse:					
Kartoffeln	1,5	0,2	20,0	75,0	3,3
Möhren	0,7	0,2	6,8	89,0	3,3
Kohlrabi	2,1	0,2	6,0	86,0	5,7
Grünkohl	3,0	0,4	9,0	80,0	7,6
Rosenkohl	3,4	0,3	5,0	85,6	5,7
Weißkohl	1,0	0,2	4,0	90,0	4,8
Sauerkraut	1,0	0,3	3,1	91,4	4,2
Rotkohl	1,4	0,2	4,0	90,0	4,8
Wirsing	2,3	0,3	4,0	87,0	6,4
Blumenkohl	1,8	0,2	3,5	91,0	3,5
Spinat	2,0	0,2	2,0	90,0	6,2
Spargel	1,5	0,2	2,2	93,5	2,6
Schnittbohnen	1,5	0,2	3,0	89,8	5,5
Grüne Gartenerbsen	4,5	0,2	10,0	77,5	7,8
Grüne junge Puffbohnen	3,9	0,2	5,8	84,0	6,1
Kopfsalat	1,0	0,3	1,8	94,3	2,6
4. Obst:					
Äpfel, frisch	0,5	0	11,3	85,0	3,2
,, getrocknet	1,6	0,7	52,8	30,0	14,9
Pflaumen (mit Kernen) getrocknet	1,8	0,6	44,4	28,0	25,2
5. Besond. Nährstoffe:					
Schokolade, gewöhnlich	3,0	21,0	62,0	1,6	12,4
Zucker, roh	0	0	99,0	0,3	0,7
Stärkemehl	1,0	0	83,7	13,5	1,8
Rüböl	0	95,0	0	1,0	4,0
Baumöl	0	95,0	0	1,0	4,0
Palmin	0	95,0	0	0,5	4,0

Sportliche Ernährung. 183

Die in der Tabelle mitgeteilten Prozentsätze an Eiweiß, Fett und Kohlehydraten bilden nur deren verdauliche Anteile. Die unverdaulichen (meist gering), ebenso der Rohfaserstoff und die Aschenrückstände sind unter den unverdaulichen Substanzen zusammengefaßt. Ihre Mengen bestimmen somit die Kotbildung.

Man kann mit der Tabelle den Nährwert gleichzeitig in sein Verhältnis zu den *augenblicklichen Marktpreisen* setzen. Um die Kalorienberechnung selbst zu vereinfachen ist nur der Fettprozentsatz zu verdoppeln, dann sind die 3 Nährwerte zusammenzuziehen und das Ergebnis mit 4 zu multiplizieren, indem man zugleich das Schlußergebnis nach oben etwas abrundet.

Drei einfache Beispiele sollen das erklären, zuerst an den Kartoffeln:

In 100 g Kartoffeln sind 1,5 g Eiweiß, 0,2 g Fett ($\times$ 2), 20 g Kohlehydrate = 21,9 Nährteile oder 90 Kalorien.

Ein gegenteiliges Beispiel:

100 g Fettkäse enthalten 24,4 g Eiweiß, 28 g Fett ($\times$ 2), 3,4 g Kohlehydrate = 83,8 Nährteile oder 340 Kalorien.

Ein extremes Beispiel:

In 100 g Palmin sind vorhanden: 0 g Eiweiß, 95,5 g Fett ($\times$ 2), 0 g Kohlehydrate = 191 Wertteile oder 780 Kalorien.

Vegetarismus.

Die *Sonderstellung*, welche *das Eiweiß* einnimmt, wurde bereits besprochen.

Der Mensch ist durch Bau und Funktion seiner Verdauungsanlage zur Mischkost bestimmt. Die abirrenden Theorien des Vegetarismus können weder der physiologischen noch der sportlichen Praxis standhalten.

Sie stehen mit der Entwicklung der letzten Zeitepochen in Widerspruch. Heute huldigen alle Kulturvölker dem Fleischgenuß, zweifellos oft zu ausgiebig. Dieses Übermaß bildet keineswegs einen Grund zur völligen Ablehnung.

Besonders für Sportleute und Körperarbeiter ist eine Kost ohne Fleisch abzuraten. Das lehren die Erfahrungen im *Kraftsport* und in der *Kriegsführung*.

Reinen Vegetarismus trifft man selten an. Auch Milch und Käse enthalten reichlich tierisches Eiweiß. Die urwüchsige Kraft der Älpler und Sennen strömt aus dieser Quelle.

In der ersten Lebenszeit ist die *Frauenmilch* unser einziges natürliches Nährmittel, sie besteht aus:
87,6% Wasser, 2% Eiweiß, 3,7% Fett, 6,4% Milchzucker. Damit weist sie uns einen *geringeren Eiweißprozentsatz* als z. B. den Rindern zu. In der Kuhmilch ist etwa das Doppelte an Eiweiß enthalten, ein Grund, für den Säugling die Kuhmilch entsprechend zu verdünnen und wieder Fett und Milchzucker zuzusetzen.

In der Säuglingszeit wird die Grundlage für die *spätere Sportkonstitution* gelegt. Darum bleibt es so wichtig, daß die Mädchen als zukünftige Mütter Sport treiben. Starke Mütter, starke Söhne, ist ein alter Erfahrungsspruch. Jeder Mutter wird es dann verständlich: Ihrem Kinde gehört die Mutterbrust.

Es liegt in der Natur der inneren Ernährung, daß der Vegetarismus für Dauerleistungen eine gewisse Eignung aufweist. Darauf wird aus dem Lager der sportlichen Vegetarianer immer wieder verwiesen. Dennoch sind diese Beweise vegetarischer Dauerläufer meist skeptisch zu werten, weil zu oft der Vegetarismus der strengen Nachprüfung nicht standhält.

Eiweißminimum.

Dem Eiweiß, gleichgültig ob aus tierischen oder pflanzlichen Stoffen bezogen, kommt eine weitere Sonderstellung zu. *Weil Fett und Kohlehydrate keinen Stickstoff enthalten, den unsere Zellen aber zum Aufbau ihrer eigenen Eiweißsubstanz benötigen,* so muß in der Nahrung ein Eiweißminimum enthalten sein. Eine Anzahl Forscher hat dessen Menge auf 25—30 g pro Tag berechnet. Andere erhoben die Bedenken, diese Zahl sei zu klein. R. O. NEUMANN konnte an sich selbst nachweisen, daß man mit: 74,2 g Eiweiß, 117 g Fett, 213 g Kohlehydraten = 2367 Kalorien pro Tag für 70 kg Körpergewicht auskommen kann und sich dabei allerdings ohne besondere Sporttätigkeit wohl und leistungsfähig fühlt.

Fraktionierter Eiweißgenuß.

Wir brauchen das Fleisch zur Deckung des Stickstoffhungers, weil die Lieferung aus Bohnen, Erbsen und Linsen vielleicht für den Geistesarbeiter genügen dürfte, für den Körperarbeiter aber eine zu große Verdauungsbelastung des Darmes darstellen müßte. Ein Übermaß von Fleisch (Gicht) kann auch dem Sport gefährlich werden. Dazu kommt, daß nur der *fraktionierte Fleischgenuß* die volle Ausnutzung des meist teueren Eiweiß sichert.

Sportliche Ernährung. 185

Ernährungsversuche an Rindern stellten bei *übermäßiger und einseitiger nur Eiweißfütterung* die ungenutzte Darmausscheidung des Eiweiß fest. Sobald man aber dieser Eiweißkost Heu und Stroh zusetzte, wurde jedoch das Eiweiß voll verdaut.

Auch wir sollen darum das Eiweiß bzw. Fleisch, Eier, Käse und dergleichen mit anderen Nahrungsmitteln vor allem Brot und Kartoffeln zusammen, also fraktioniert genießen.

Ähnlich gilt für Zucker und Fett die Regel, sie den anderen Nahrungsmitteln zur Erhöhung der Kalorien zuzumischen. Werden Zuckerspeisen zu viel und zu konzentriert genossen, so tritt unter Belastung der Bauchspeicheldrüse die Gefahr der Zuckerkrankheit auf.

Fettnotwendigkeit.

Auch von den Fetten und Ölen taucht zeitweise die Behauptung ihrer Entbehrlichkeit auf. HINDHEDE vertritt diese Ansicht mit Nachdruck. Die *Bewertung des Fettanteils unserer Nahrung* wird gerade durch den Sport eindeutig. Denn *Fett* ist *das konzentrierte Nahrungsmittel des Sportes*, welches in erster Linie für den Ersatz großer Kalorienverluste in Frage kommt. Sie können durch *Dauerleistungen* oder durch *große Wärmeabgaben* des Körpers bedingt sein.

Die *Hungerjahre des Krieges haben bewiesen, daß wir ohne Fett nicht auskommen können.* Ein *Eskimoleben* ist ohne *Tran* undenkbar, weil fortwährender Erfrierungstod droht. Fett ist reichlich in Frauenmilch vorhanden. *Zu welchem Zweck wäre* schließlich der umfangreiche *Apparat der Fettverdauung* in unserem Körper eingebaut? Die Behauptung HINDHEDES, sich auch ohne Fett wohlzufühlen und ohne Schaden zu bleiben, ist nur solange richtig, wie keine größeren Dauerleistungen und Wärmeabgaben vorliegen. Sie beweist lediglich, daß Fett durch Kohlehydrate oder Eiweiß ersetzt werden kann.

Die Kohlehydrate.

Die Kohlehydrate bilden den Grundstock der Ernährung. Roggen und Weizen besitzen im Mehlkorn die Nahrung, Die *Zellulosehüllen* des Korns schließen reichlich Eiweiß ein. Noch keinem Zertrümmerungs- oder Mahlvorgang ist es seither gelungen, im Verein mit dem Backprozeß das Eiweiß aus der Zellulose für unsere Verdauung aufzuschließen. Darum müssen wir leider fast den ganzen Teil der etwa 11% Eiweiß des Getreidekornes unverdaut aus unserem Körper ziehen lassen. Im Mehl selbst ist etwas Eiweiß vorhanden.

Das stark ausgemahlene, besser gesagt durch feine Siebung von seiner Kleie befreite Mehl eignet sich also *zur Mastkur*. Sie mag in manchen Sportarten von Nutzen sein. Der *sportlichen Richtung* sollte das Vollkornbrot oder *Schwarzbrot* mehr ent-

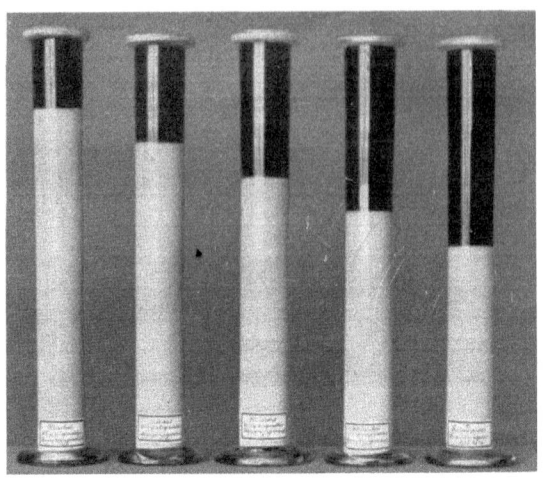

I. II. III. IV. V.
Abb. 10. Ausnutzungsverlust der Brote:
I. Weißbrot 60% ausgemahlen = 17% Ausnutzungsverlust (schwarz);
II. Graubrot 70% ,, = 22% ,, ,,
III. Schwarzbrot 82% ,, = 28% ,, ,,
IV. ,, 90% ,, = 35% ,, ,,
V. Pumpernickel 46% ,, = 46% ,, ,,

sprechen. In ihm ist die Kleie voll enthalten. Wenn auch nur ihr kleinster Teil von Eiweiß verdaut wird, so regt doch die Kleie unsere Darmtätigkeit als vermehrte Peristaltik der Darmschlingen an und bietet uns ihre Vitamine. Gleichzeitig bildet *Sättigungsgefühl* Schutz vor dem Ansatz überflüssiger Fettmengen.

Ballastnahrung.

Ballast in der *Nahrung* ist sportlich nötig. Gerade die Kohlehydrate können in verschiedener Form geboten werden, angefangen vom Vollkornbrot bis herauf zum hochwertigen Traubenzucker.

Die Verdauungsorgane fordern *in Zeit und Menge Regelmäßigkeit*, nicht einmal viel und das nächste Mal wenig. Der Vielesser

Sportliche Ernährung. 187

hat noch Hunger, wenn er seinen Kalorienbedarf nur in reinem Eiweiß, Fett und Zucker erhielte. Wir könnten theoretisch noch einen Schritt weiter gehen und die Nahrung in Gestalt von Aminosäuren, Glyzerin, Seifen und Traubenzucker einnehmen. Damit wären die Verdauungsorgane überflüssig, wir aber in engster Abhängigkeit.

Sportlich bleibt das *unmöglich, weil die Kalorienanforderungen* durch Muskeltätigkeit und Wärmeabgaben stark *wechseln*. Darum müßte sich bei den konzentrierten Nahrungsmitteln der Magen fortwährend bald auf viel und bald auf wenig umstellen. Das will er nicht. Er soll immer *die gleiche Menge an Nahrung* erhalten. Nur deren Kaloriegehalt muß auf die wechselnde sportliche Leistung abgestimmt werden. Als Mittel hierfür dient die Waage, nicht nur für die Speisen, deren Kalorie- und Eiweißwerte mit Hilfe der Tabelle zu errechnen sind, sondern das Wiegen des eigenen Körpers.

Nahrung und Körpergewicht.

Selbst bei gleichem Gewicht wird von zwei verschiedenen Personen die in Menge und Kaloriegehalt gleiche Nahrung verschieden ausgenutzt. Der eine nimmt dabei ab, der andere zu. Das liegt an der persönlichen Verdauungsanlage unter der Jodbeeinflussung der Schilddrüse. *Darum bestimmt:*

a) *Körpergewicht und Körpergröße bzw. Magengröße die Nahrungsmenge;*

b) *die Personenwaage die Zusammensetzung bzw. den Kaloriengehalt.*

In *Essen und Trinken* vermag die *Gewöhnung* viel. Der Vielesser braucht große Massen, bis bei ihm der Magen gefüllt bzw. Sättigung eingetreten ist. Die Magengröße richtet sich nach der Körpergröße und Muskelbildung. Wir kennen aber den Begriff der *Magenerweiterung,* bei welcher der Magen anstatt 1—2 Liter, 3—10 Liter auf einmal aufnimmt. Das ist kein Vorteil, sondern oft ein schweres Krankheitsbild, weil sich ein solcher Magen nur noch teilweise entleeren kann.

Für das Training kommt es darauf an, ein bestimmtes Körpergewicht in das Auge zu fassen. Diese Forderungen können bei den Rennreitern gesundheitlich stören. Um das Pferd vom lebenden Gewicht zu entlasten (totes bekommt es in der Form von bleibeschwertem Sattel wieder aufgebürdet), muß der Jockei sehr leicht sein. Er trainiert sein Gewicht unter das zulässige Maß. Auch die Boxer und Ringer arbeiten oft im gleichen Sinne. Manchmal allerdings auch umgekehrt. Daran trägt die teilweise falsche Klasseneinteilung die Schuld.

Nicht Leibesübung noch Schwitzbad wirken. Fett und Zucker machen dick und ihr Entzug dünn.

Jedenfalls erhält der Sportmann nur aus der täglichen Körpergewichtsbestimmung den Aufschluß über die Ausbalancierung zwischen Einnahme und Ausgabe seiner Nahrung.

Der sportliche Nahrungsbedarf.

Die Verschiedenheit in Größe und Gewicht des Körpers sowie seine innere und äußere Tätigkeit regeln den Nahrungsbedarf.

In der Kindheit treten die Anforderungen der inneren *Wachstumstätigkeit* in den Vordergrund. Daher benötigt der Säugling noch 107 Kalorien auf 1 kg Körpergewicht, eine Zahl, die stetig bis zur Beendigung der Wachstumszeit sinkt.

Für den Erwachsenen liegen folgende Zahlen vor:

46. Tabelle. Für den Kalorienbedarf des Erwachsenen.

Bei völliger Ruhe	kommen auf	1 kg Körpergewicht	22—25 Kal.
,, Zimmerruhe	,,	,, 1 ,,	,,	32—38 ,,
,, mäßiger Arbeit	,,	,, 1 ,,	,,	35—45 ,,
,, starker Arbeit	,,	,, 1 ,,	,,	50—70 ,,

Das Fettgewicht ist nach dem von uns angegebenen Konstitutionsindex abzuziehen, weil Fett nicht miternährt wird.

Die Herz- und Lungentätigkeit, die Verdauung selbst sowie die anderen Organe, auch das Gehirn nehmen somit einen bestimmten, keineswegs kleinen und ebenfalls wechselnden Teil der Kalorien in Anspruch. Für die äußere Arbeit der Muskeln hat TIGERSTEDT für *42 500 kg/m* einen Energieverbrauch von *500 Kalorien* berechnet (1 kg/m = das Heben von 1 kg 1 m hoch).

Damit wäre, abgesehen von der Disposition für jeden Menschen, der *Tagesbedarf des Erwachsenen* zu errechnen. Ein Mann von *65 kg und 170 cm Größe* hätte ohne ausgesprochene Körpertätigkeit *2700—3000 Kalorien* nötig. Wir sahen bereits, daß es wesentlich weniger sein darf. Bei einem Dauermarsch oder Dauerlauf steigt dieser Bedarf auf 10000 und und mehr Kalorien.

2700 Kalorien sind leicht aus einer vorzugsweisen Pflanzenkost zu decken. Das wird schwieriger, sobald über 10000 Kalorien

Sportliche Ernährung. 189

aufzubringen sind. Müßten dieselben z. B. *aus den niedrigwertigen Kartoffeln* bezogen werden, so wären hierzu die Zubereitung, das Kauen und Verdauen von mehr als 10 kg Kartoffeln nötig. Sowohl die Tätigkeit der Kaumuskeln sowie die Bildung und Ausscheidung derartig großer Mengen von Verdauungssäften und endlich die Bewegung durch den Darm und das Blut wären eine zu große Belastung. Darum sagt ZUNTZ:
„*Solche Nährmengen fressen sich bereits in der Verdauung schon wieder selbst auf.*"

Der andere Gegensatz wäre, wenn der gleiche Mensch bei völliger Bettruhe die für seine Tagesnahrung nötigen 1500 Kalorien nur mit 125 g Fett, 100 g Zucker und 30 g Eiweiß, als hochwertigen Nährmitteln, aufbringen wollte. Das wäre sehr *ökonomisch* und würde wohl den theoretischen Bedarf, doch mit diesem $^1/_2$ Pfund niemals die natürlichen und gewohnheitsmäßigen Verdauungsfunktionen erfüllen noch den Hunger stillen.

Man soll demnach dem *ruhenden Menschen* Nahrungsmittel bieten, bei denen sich die Nährkraft über ein größeres Gewicht verteilt, und die somit einen *reichlicheren Ballast* besitzen. Hierzu gehören Gemüse, Salat, frisches Obst, Kartoffeln und Schwarzbrot, Fleisch nur mager, doch wenig Fett, wenig Zucker und Süßigkeiten. So können Nahrungsmengen von 3—6 Pfund zusammengestellt werden, welche den Magen füllen ohne dem Körper überflüssige Nährkräfte zuzuführen.

Beim Sportler, der je nach der Sportart mehr Nährkräfte benötigt, wird dieser *Mehrbedarf* nicht dadurch gedeckt, daß man die gleiche qualitative Zusammensetzung wie die ohne Sport beläßt und tägliche Nahrungsmengen von 10—20 Pfund anbietet. Es soll bei den 3—6 Pfund bleiben, nur muß deren Kaloriengehalt entsprechend steigen. Das geht auch *durch Senken des Ballastes einerseits und mit Mehrgebot des hohen Nährwertes der Fette, Öle und Zucker andererseits.*

Sicherlich darf hierbei auch die Tagesmenge der Nahrung steigen. Doch nicht zu viel. Es sollte nie bis zu einer Verdoppelung der üblichen Tagesration im Gewicht der Nahrung kommen. *Gleichmäßige Mengen bei wechselnder Konzentration der Nahrung bleibt die Lösung.*

Man wird also je nach der Schärfe des Trainings die innere Kraft der Nahrung steigern. Auch muß der Eiweißgehalt durch

Fleisch, Eier und Käse erhöht werden. Hierdurch ist eine stärkere Ausnutzung im Sinne der Muskelleistung zu erzielen.

Für die Art der Steigerung diene ein erklärendes Beispiel: Ein Ruderer von 65 kg Gewicht und 170 cm Größe soll für die verschiedenen Trainingsabsichten den Kaloriengehalt und das Gewicht seiner Tagesnahrung zusammengestellt erhalten. Dabei sind die Werte namentlich für Obst, Salat und Gemüse je nach Charakter des Nährmittels und der Zubereitung (Mehl-, Fettzusatz u. dgl.) in der Richtungsabsicht verschieden eingesetzt.

Tabelle 47.
Tageskost eines Ruderers ohne besonderes Training.

Fleisch, Eier, Käse	250 g = 600	Kalorien
Brot	300 g = 750	,,
Kartoffeln	210 g = 200	,,
Fett, Butter, Öle	100 g = 800	,,
Obst und Gemüse	690 g = 450	,,
Zucker, Schokolade, süßes Gebäck	100 g = 350	,,
Milch	350 g = 230	,,
Die üblichen Getränke	2000 g = 3380	,,

Soll die vorstehende Tageskost jetzt auf ein Training mit Gewichtsverminderung ungestimmt werden, weil der Ruderer durch überflüssiges Fett die Bootslast beschwert, so ändert sich die Kost nachfolgend um:

Tabelle 48. Tageskost desselben Ruderers im Training zur Gewichtsabnahme.

Fleisch, Eier, Käse	750 g = 1800	Kalorien
Brot	150 g = 375	,,
Kartoffeln	105 g = 100	,,
Fett, Butter, Öle	25 g = 200	,,
Obst, Salat und Gemüse	620 g = 275	,,
Zucker, Schokolade, süßes Gebäck	0 g = 0	,,
Milch	350 g = 230	,,
Getränke: leichter Tee u. Kornkaffee (wenig)	2000 g = 2980	Kalorien

In der Traningskost sehen wir das tierische Eiweiß erhöht. Eine Vermehrung des pflanzlichen durch Erbsen, Bohnen und Linsen kann auch nichts schaden. Fett wird tief gehalten. Auch die Kohlehydrate sind gesenkt. Dadurch mindert sich die Zahl der Tageskalorien nur um 400, und erst die Trainingstätigkeit gibt für die Höhe der Minusdifferenz den Ausschlag. Wenig Getränke, auch keine Limonaden, die meist mit Zucker genossen werden.

Erfolg: Das Körpergewicht sinkt, obwohl sich die Leistung mindestens hält. Ist das gewollte Körpergewicht erreicht, so

Sportliche Ernährung.

kann in Fett, Brot und Zucker, namentlich auch in Milch wieder langsam zugelegt werden.

In der unmittelbaren Wettkampfvorbereitung und im Ausdauertraining müßte der Nährwert der Kost für denselben Ruderer folgendermaßen umgebaut werden:

Tabelle 49. Derselbe Ruderer im scharfen Training.

Fleisch, Eier, Käse	750 g = 1800	Kalorien
Brot	300 g = 750	,,
Kartoffeln	210 g = 200	,,
Fett, Butter, Öle	300 g = 2400	,,
Obst und Gemüse	640 g = 550	,,
Zucker, Schokolade	200 g = 850	,,
	2400 g = 6550	Kalorien
Milch	1000 g = 650	,,
zusammen:	7200	Kalorien

Bei dieser Kraftnahrung soll die Milch nur als Getränk betrachtet werden. Damit hat man eine ausgleichende Balancestange in Händen. Trotzdem das Gewicht der Tagesnahrung nur um 400 g zugenommen hat, ist eine Steigerung des Nährwertes um das Doppelte erzielt. In den Gemüsen wäre bei gleichem Gewicht der Nährwert noch zu erhöhen.

In einem strengen Training müßte für jeden einzelnen Sportler die Trainingskost in Menge und Zusammensetzung bestimmt werden. Das ist in der Praxis keineswegs so schwierig. Die beste Voraussetzung bleibt, daß der Sportmann selbst etwas von den Verdauungs- und Ernährungsvorgängen versteht und sich täglich mit der Waage beobachtet. Dann können auf der Trainingstafel schon Einheitsgerichte an Fleisch, Kartoffeln und Gemüse aufgetischt werden. Während der eine hier ein zu fettes Stück Fleisch verschmäht, das der andere nimmt, wäre vielleicht nur in der Zubereitung der Kartoffeln, Gemüsen und Tunken fettfreie und fetthaltige Kost getrennt anzubieten. Durch das Mischen der beiden lassen sich alle Übergänge schaffen. Der das Training überwachende Arzt kann nur raten. In der Hand des Sportmannes allein ruht die Durchführung.

Ernährung — Sport — Nationen.

Die Zusammenfassung dieser drei Worte wurde bereits mit dem *Hinweis auf die letzte Olympiade* betont. Dort lag die Absicht vor, keine Leistungsverminderung durch eine plötzliche Koständerung eintreten zu lassen, selbst wenn diese weniger den

Nährwert als die Zubereitungsart der Speisen betraf. Daher brachten sich die großen Sportnationen nach Amsterdam ihre Köche mit und kochten für ihre Olympioniken nach den heimischen Rezepten.

RUBNER hat bereits vor dem Weltkriege und unabhängig von der Frage der Leibesübungen Zusammenstellungen über *Nahrungszusammensetzung verschiedener Nationen* durchgeführt.

Tabelle 50. Nahrungszusammensetzung der Nationen vor dem Kriege.
Auf den Kopf der Bevölkerung in Prozenten der Kalorien.

	Italien	Frankreich	Deutschland	England
Mehl und Brot	63,70	55,24	40,76	37,70
Gemüse	5,35	4,27	4,77	1,54
Kartoffeln	1,90	6,72	12,02	6,31
Öle	5,13	3,98	2,03	?
Zucker	2,19	3,43	5,94	14,23
Fleisch, Wild	4,96	11,88	15,76	15,96
Milch	1,51	4,31	8,62	7,07
Käse	1,25	1,91	1,07	1,24
Butter	0,42	1,09	4,08	5,42
Fett und Speck	2,67	?	1,69	7,57
Eier	0,86	0,63	0,91	0,77

Das sind Vorkriegszahlen, die sich heute verschoben haben. Verschoben hat sich aber auch die Sportleistung, die vor dem Kriege ansteigend: Italien, Frankreich, Deutschland und England lief.

Damit liegt ein stichhaltiger Beweis für die Richtigkeit der Forderung vor, daß nur auf dem Boden der konzentrierten Kraftkost mit höherem Eiweißanteil durch Fleisch erstklassige sportliche Leistungen einer Nation zu erzielen sind. Dieser Gedanke spinnt sich ganz von selbst auch zur Kriegsleistung und dem beruflichen sowie politischen Erfolg weiter.

Für den Anteil des Fettes in der Nahrung der Nationen vor dem Kriege gibt RUBNER folgende Zahlen.

Tabelle 51. Fettanteil der Nationen vor dem Kriege aus der Gesamtnahrung auf den Kopf der Bevölkerung als Teilzahlen berechnet.

Japan	29	Frankreich	67
Rußland	43	Deutschland	81
Österreich-Ungarn	57	England	105
Italien	58	Amerika	127

Sportliche Ernährung. 193

Man kann mit dieser Tabelle ungefähr die *Siegespunkte der Nationen in den Olympiakämpfen* gleichsetzen. Nach dem Kriege sind Japan und Italien in den Vordergrund gerückt. Darum wäre es wert zu wissen, wie heute die Ernährung dieser Völker aussieht. Deutschland hat in und nach dem Kriege einen außerordentlichen Wechsel der Ernährung erlebt. Unter besseren Ernährungsbedingungen hätten wir vielleicht den Krieg nicht verloren. Überall war der Einfluß zwischen Ernährung und Leistung der Nation zu beobachten.

Jede Statistik ist mit einer gewissen Vorsicht einzustellen. Die Eskimos müssen Tran trinken und einen hohen Fettanteil in der Nahrung besitzen, nur um in ihrem kalten *Klima* die hohen Wärmeabgaben des Körpers wieder auszugleichen. Nationen, die wie Japan oder Italien in heißeren Zonen wohnen, geben weniger Wärme ab und können also mit geringerem Fettkonsum das Gleiche leisten.

Auch die Tischzeiten und die Gewohnheiten spielen in der Nahrungsausnutzung eine Rolle. Dennoch schält sich die Tatsache heraus, daß namentlich unter gleichen klimatischen Voraussetzungen die *sportlich erfolgreichen Völker bei reicher Fleischkost* die weitaus konzentrierteste Kraftnahrung (hoher Kaloriengehalt bei nicht hohen Nahrungsmengen) vorziehen. Das fällt an dem hohen Fettprozentsatz der Nordamerikaner sowie an dem großen Verbrauch von Fett und Zucker von seiten der Engländer auf. Deutschland stand vor dem Kriege lediglich im tierischen Eiweißverbrauch auf der Stufe Englands.

Nur solange in diesem Verhältnis zwischen Nahrungszusammensetzung und Sporterfolg auch der 3. Komponent, der *Konstitutionsindex*, auf 100 eingestellt bleibt, solange läuft die Kurve richtig. In den meisten Sportarten harmoniert Sporterfolg mit Körpergewicht insofern, als der Sporterfolg keinen Fettansatz duldet.

Zusammenfassung der sportlichen Ernährung.
a) Gemischte Kost.
b) Anpassung der Nährkraft an Gewicht und Körpertätigkeit.
c) Besondere Berücksichtigung des Eiweißprozentsatzes. In Zeiten sportlicher Anstrengung mehr Fleisch.
d) Sicherung der Vitamine.
e) Gründliches Kauen (Fletschern).

f) Regelmäßige zu Beruf und Sport richtig eingestellte Tischzeiten mit Rücksicht auf:
1. Verdauungsorgane selbst;
2. Ausnutzung der Nahrung;
3. sportliche Leistung;
4. Gesundheit und Lebensdauer.
g) Ruhe nach der Hauptmahlzeit.
h) Regelmäßiger täglicher Stuhlgang.
i) Ausgiebige Sporttätigkeit möglichst an frischer Luft und in Sonnenlicht.

Beispiel für sportliche Tageseinteilung.

7—8 Uhr: Morgentraining bzw. Gymnastik.
8—9 Uhr: Morgenfrühstück (und Weg); leichter Tee oder Kornkaffee mit Brot, Butter, Fleisch, Eier, Käse oder auch Obst bzw. Marmeladen und Hafergrütze.
9—16 oder 17 Uhr: Beruf.
12 oder 13 Uhr: Zweites Frühstück: Milch mit belegtem Brot oder kleiner warmer Gang.
16 oder 17 Uhr: Hauptmahlzeit.
18 oder 19 Uhr: Abendtraining.
20 oder 21 Uhr: Abendtee mit Beilage.

Die 3. und 4. Mahlzeit können je nach Bedarf gewechselt werden. Der Tee darf ganz ausfallen. Jedenfalls ist es zweckmäßig, *die Hauptmahlzeit in die Nähe der Nachtruhe zu legen*. Für den Sport bleibt die Hauptmahlzeit am Mittag zwischen 12 und 13 Uhr unzweckmäßig. *Wenn irgend möglich sollte die Hauptmahlzeit nach der sportlichen Anstrengung liegen.*

Haut- und Körperpflege.
Grund der Körperpflege.

Aus dem innigen Ineinandergreifen aller Körperfunktionen wird verständlich, daß die Pflege eines Organs mehr oder weniger auch den anderen Organen zugute kommt. Wir trennen die in den Körperhöhlen untergebrachten *Innenorgane* von den Knochen, Gelenken, Bändern, Sehnen, Muskeln und Haut als *Außenorgane*. Blutgefäße und Nerven nehmen eine *Mittelstellung* ein, da ihre Zentren innen liegen, während sich die vorgestreckten Endteile in Gestalt von Kapillaren oder den Nervenaufnahmeapparaten bis zu den Außenstationen unseres Körpers vorstrecken. An die

Haut- und Körperpflege.

Außenteile ist leicht, an die Innenorgane schwer und nur indirekt durch Pflege heranzukommen.

Auf vorderstem Außenposten steht die Haut. Ebenfalls ein *Körperorgan* und den Funktionsgesetzen unterworfen, ist sie an *Größe, Gewicht und Ausdehnung* namentlich unter dem Gesichtswinkel der Einheitlichkeit ein überragendes Organ des Menschen.

Auch in ihrer *Lebenswichtigkeit* bleibt sie hinter den anderen Organen kaum zurück. Wir können auf keinen größeren Hauptabschnitt verzichten, ohne das Leben zu gefährden bzw. Einschränkungen der Bewegungsfreiheit oder Krüppeltum drohen zu lassen.

Der Sportler, der nicht bewußte Hautpflege treibt, bringt sich um einen Teil des Erfolges. *Hautpflege* ist *Körperpflege*. Körperpflege *stärkt* die *Konstitution*, mit ihr die geistige und körperliche *Leistung*. Hautpflege erzielt längere Jugendlichkeit und Lebensdauer. Ein Volk wird durch größere Körperpflege nicht nur im Sport weiter kommen, sondern die auf den Kopf der Bevölkerung berechnete Arbeitsproduktion muß absolut und zeitlich steigen.

Bau und Tätigkeit der Haut.

a) **Vorgeschickte Abkömmlinge der Haut: Haare und Nägel.** Sie dienen zu *Schutz* und Wärme. Die empfindlichen Finger- und Zehenspitzen können unter dem Nagelschutz ihre vorfühlende Nerventätigkeit auch unter so *gröblichen Insulten*, wie sie gerade im Sport häufig vorkommen, durchführen.

Der *Wärmeschutz der Haare* zeigt sich deutlicher im Tierleben. An rumänischen Pferden war im Kriege zu beobachten, daß sie selbst bei —20° C im Freien ohne Schaden kampierten. Sie setzen im Winter nicht nur ein dichteres und bedeutend längeres Haarkleid an, sondern der *Haaraufrichtemuskel* stellt unter der Kältewirkung das Haar steiler und vertieft so die wärmenden Lufthüllen. Das ist auch am Menschenkörper der Fall, je nachdem, wie dort die Behaarung auftritt. Sie hebt die Kleidung etwas von der Haut ab. Da Luft als schlechtester Wärmeleiter stets wärmetechnisch in der Kleidung den Ausschlag gibt, so übernimmt dadurch die Behaarung einen Aufgabenteil der Kleidung bzw. wieder ihrer eigenen natürlichen Funktion.

Mit Rücksicht hierauf trägt auch der Kopf seine Haare. Bart

und Kopfhaar sind ausgesprochener Wärmeschutz. Gerade der Kopf mit dem empfindlichen Gehirn hat dies nötig. Die zunehmende Entkleidung der heutigen Zeit wird auch die Haarbildung des übrigen Körpers wieder stärker fördern. Namentlich die dünnen Seidenstrümpfe und der kurze Rock der Damen sollte sich bemerkbar machen.

Auf dem Kopf hat die Behaarung auch noch die wichtige Aufgabe des *mechanischen Schutzes* zu erfüllen.

Menschenhaare sind sehr elastisch und verlängern sich unter Feuchtigkeit bis um die Hälfte der Eigenlänge. Hierdurch dienen sie als Hygrometer zur *Feuchtigkeitsmessung*.

Die *Haarfarbe* hängt mit der Pigmentbildung der Haut zusammen. Meist sind blonde Haare dünner als schwarze. *Krauses Haar* soll gedreht sein und einen flachen, strähniges dagegen einen runden Querschnitt besitzen.

Die Behaarung bildet den äußersten Schutz der Oberhaut. Nur an der Innenfläche der Hände und an den Fußsohlen, zwischen Fingern, Zehen und an Augenlidern, eben dort, wo zu häufige und starke Berührungs- und Reibungsabsichten vorliegen, *fehlt die Behaarung*, könnte auch sportlich stören.

Die Haarzwiebel senkt sich tief in die Lederhaut.

b) Die Oberhaut. Der Aufbau der Oberhaut richtet sich ganz nach der Vermittlungsabsicht zwischen der Innen- und Außenwelt des Körpers: *Einerseits Schutz und dann fühlende Verbindung durch feinste Nerventätigkeit.*

Da die empfindlichen Nervenendigungen selbst wieder *geschützt* liegen müssen, aber dennoch so oberflächlich wie möglich enden sollen, ragen sie papillenumbaut bis in die oberste Schicht der Haut vor, die selbst als Oberhaut *empfindungslos*, d. h. ohne Nerven ist. Sie besteht wieder aus 3 Teilen:

von außen | 1. Der äußersten *Hornschicht*, darunter
nach | 2. das Stratum lucidum = *Hellschicht*, darunter
innen ↓ | 3. die *Keimschicht* (rete Malpighii).

Von der Keimschicht, in welcher die Zellen noch hoch sind und Kerne tragen, erneuert sich die Oberhaut fortwährend, indem sie ihre Zellen langsam nach außen vorschiebt. Wir häuten uns allmählich ständig und nicht auf einmal wie die Schlangen. Dabei flachen sich die Zellen ab, verlieren ihre Kerne und werden so in der Hellschicht klar. Ähnlich wie am Auge bildet die Horn- und

Haut- und Körperpflege. 197

Hellschicht eine durchsichtige Hornhaut. Erst die Färbung der Keimschicht bestimmt die Farbentönung der menschlichen Haut vom hellsten Nordländer bis zum schwärzesten Neger.
Unter dieser Haut wird das Aussehen der Menschen wieder gleich. Man kann sich davon an den *Hautblasen* überzeugen. Es hebt sich die Oberhaut ab, sammelt Flüssigkeit unter sich. Ein Schnitt oder Einstich bleibt ohne Schmerzempfindung und stellt die jeweilige Dicke der Oberhaut fest. An den *Augenlidern* ist sie zwecks deren Faltung *dünn*, an den *Fußsohlen* durch Gebrauch *dick*. Auch dort bestehen je nach dem Training Unterschiede. Der ungewohnte Wanderer läuft sich trotz der sorgfältigen Wahl von Strumpf und Schuh Blasen an die Füße. Ein Wanderbursche geht stundenlang barfuß über heiße harte Landstraßen. Durch Gewöhnung ist seine Fußsohle entsprechend verdickt und abgehärtet. Das wirkt hier zum Vorteil, kann aber auch Nachteil bedeuten, sobald feinere Nervenfühlung verlangt wird.

An den Händen bilden sich bei Rudern, Tennisspielen, Geräteturnen usw. Schwielen. Sie schützen uns, sind so nötig, wenn sie auch in feinmechanischer Handarbeit stören können.

Die Finger und Zehenspitzen bleiben auch im Sport die vorgestreckten Körperfühler. Daher dürfen weder Haare noch zu dicke Behornung an ihnen auftreten. In der Führung eines Tennis-, Kricket- oder Schlagballschlägers oder im Aufnehmen eines Balles mit Hand und Fuß werden rascheste und feinste Fühlungsaufnahmen gefordert. Aus diesem Grunde stehen dort die *Nervenendigungen* sehr *dicht*, und andererseits ersetzt der Nagel die Dicke der Hornhaut.

Die Keimschicht der Oberhaut besitzt noch eine weitere wichtige Funktion. Sie *ist das Lichtorgan unseres Körpers*. Diese Aufgabe hängt mit der Hautfärbung zusammen. Über die Nieren lagern sich kappenförmig die Nebennieren. Störung der *Nebennierenfunktion* erzeugt eigentümliche Hautverfärbungen durch Änderung in der Pigmentbildung.

Neben dieser inneren Beeinflussung, in der die Erbanlage für die Hauttönungen der Rassen zu erblicken ist, besitzen wir in den kurzwelligen Lichtstrahlen die zweite Einwirkung auf die Keimschicht. In der Skala der uns bekannten Strahlen unterscheiden wir etwa 60 Oktaven als Wellenlängen von 0,00000000004 mm (Gamma- und Röntgenstrahlen) bis 40 km (elektromagnetische

Wellen). Innerhalb derselben interessieren die Röntgen-, die Radio-, die Licht- und die Wärmestrahlen. Die sichtbaren Lichtstrahlen bilden nur eine Oktave.

Tab. 52. **Wellenlängen der Wärme- und Lichtstrahlen.**

Strahlencharakter	Strahlenart	Wellenlänge in mm	Sichtbarkeit
Lichtstrahlen	ultraviolette Strahlen	unter 0,0003	unsichtbar
„	violette Strahl.	0,00039	sichtbar
Licht- und Wärmestrahlen	gelbe „	0,00057	am besten sichtbar
Wärme- und Lichtstrahlen	rote „	0,00076	sichtbar
Wärmestrahlen	ultrarote „	über 0,0008	unsichtbar

Die *roten oder Wärmestrahlen* dringen bis in eine Tiefe von 2,5 cm in die Unterhaut vor, um dort erst ihre wärmende Wirkung zu entfalten. Mit geschlossenen Augen in die Sonne blickend trifft nur Rotlicht in das Auge. Das entspricht dem normalen Gefälle von drinnen nach draußen. Wir werden uns in äußerer Wärme solange wohl fühlen, als dieses Gefälle von innen nach außen vorliegt. Erst seine Umkehrung, welche bei zu langer oder zu starker Wärmebestrahlung der Haut eintritt, erregt unangenehme Gefühle und wirkt schließlich schädlich.

Die kurzwelligen *Ultraviolettstrahlen* dürfen nicht unter die Oberhaut gelangen, weil sie dort *Entzündungen hervorrufen*. Schon die Schleimhäute, besonders die der Augen, sind empfindlich gegen Blaulichtstrahlen. Sie werden von der Pigmentschicht abgefangen. Daher können dunkelhäutige und schwarzhaarige Tiere und Menschen starke Besonnung mit reichlich Blaulicht besser vertragen. Der blonde, weißhäutige Mensch muß die Lichtentwöhnung *seiner Haut* vorher ausgleichen.

Blaulicht regt die Zellen der Keimschicht zur *Bildung von Pigmentkörnchen* an, die sich wie eine *schützende Haube vor die Kerne* der Keimzellen legen. Sie fangen dort die Blaulichtstrahlen, die jetzt weiter auf die Haut treffen, absorbierend auf und schützen so nicht nur die empfindlichen Kerne, sondern auch das unter der Oberhaut liegende Gewebe. Dabei kann das *Pigment* selbst sehr *verschieden gefärbt* sein. Je dunkler, um so besser und leichter wird es seiner absorbierenden Aufgabe gerecht. Andererseits

Haut- und Körperpflege.

beobachtet man, daß namentlich die unter heller und anscheinend geringerer Pigmentbildung stehenden rothaarigen und *weißblonden* Menschen auch bei systematischen Sonnenbestrahlungen nur wenig bräunen und dennoch nicht mehr unter den Erscheinungen des Sonnenbrandes erkranken.

Der *Sonnenbrand* tritt nur dort auf, wo eine *pigmentarme Oberhaut* zu lange und zu stark von der Sonne bestrahlt wurde, also auch Blaulicht unter die Haut vordringt. Die Zeitdauer kann kurz sein, wenn die *Blaulichtstrahlung* der Sonne groß ist und umgekehrt. Man *mißt* sie mit der *Kadmiumzelle* und stellt fest, daß sie von der Reinheit und Dichte der zu durchbrechenden Luftschichten abhängt. Darum ist sie im Sommer und zwischen *10—13 Uhr am stärksten*, wächst in den dünnen Luftschichten des Hochgebirges und kann durch die Reflexion der weißen Eis- und Schneeflächen sowie des *Wasserspiegels* eine wesentliche Verstärkung erfahren.

Wir brauchen Blaulicht für die Gesundheit. Dies wurde bei der Ernährung bereits betont. Die *Aufnahme* desselben durch die Haut *in das* Blut und *Körperinnere* kann mehrfach nachgewiesen werden. Da einerseits kein Blaulicht durch die Oberhaut dringen darf, und andererseits die Aufnahme von Blaulicht in den Körper feststeht, muß man jener Theorie zustimmen, die behauptet, daß durch die Blaulichtstrahlen die Pigmentkörner selbst wieder losgelöst werden und in die Blutbahn eintreten.

Ob sie dort mit den Blutplättchen etwas zu schaffen haben, über deren Bestimmung noch wenig Sicherheit herrscht, mag dahingestellt bleiben. Neuere Forschungen behaupten, der Ergostearingehalt der Haut würde durch sie vitaminisiert. Jedenfalls war durch Versuche an Albinokaninchen die Lichtaufnahme in das Blut auf photographischen Platten nachzuweisen.

Ferner beobachten wir, daß die pflegliche Wirkung einer sonnengebräunten Haut auch noch dann anhält, wenn keine weiteren Bestrahlungen mehr stattfinden. Das gestattet den Schluß der *Lichtdeponierung* in Gestalt des Pigments einer sonnengebräunten Haut. Nur langsam verliert sich dieser Schutz gerade an jenen Hautstellen, die wir bedeckt unter der Kleidung tragen. Das würde die obige physiologische Ansicht decken und ferner erklären, daß sich unter der Einwirkung des diffusen Lichtes schneller die Gesichtspigmentierung wieder löse. Damit entsteht der Vorteil, die Wirkung der herbstlichen Sonnenbestrahlung in die lichtarmen Wintertage hinüberzutragen.

Erst mit der Umsetzung des Lichts in Leber, Milch, Muskelfleisch, Fett usw. wird die lebenswichtige Vitaminisierung dieser Organe erzielt. Damit bildet sie den Schlußstein für die Forderung, daß nur jener Sport seine Aufgabe erfüllt, der genügend Licht durch die Oberhaut dringen läßt, weil er ohne Kleidung im Sonnenschein stattfindet.

c) **Die Lederhaut:** Ober- und Lederhaut sind ineinander versenkt und verkittet, weil sich Papillen von der Lederhaut in die Oberhaut vorstrecken, und weil als Gebilde der Lederhaut die Haare und die Drüsengänge die Oberhaut durchsetzen.

Das Wort Lederhaut sagt, daß diese Haut aus sehr derben elastischen Gewebszügen (Fibrillen) zusammengeflochten ist. Das verleiht Festigkeit und Schutz, Eigenschaften, die wir in der Benutzung des Leders verwerten. Gleichzeitig wird so die elastische Dehnbarkeit und Nachgiebigkeit der Haut gewährt, ohne die wir weder die beugenden noch dehnenden Leibesübungen ausführen könnten, und ohne die der Wechsel zur Ausdehnung oder Verminderung des Fettansatzes nicht denkbar wäre. Auch die Schwangerschaftsausdehnung des Körpers setzt diese elastische Dehnbarkeit der Haut voraus.

Das derbe dehnbare Maschennetz der Lederhaut eignet sich gleichzeitig hervorragend, um die 4 Funktionsorgane der Lederhaut unterzubringen. Es sind:

1. Die empfangenden, also fühlenden *Nervenapparate*.
2. Das *Kapillarnetz* der Blutgefäße für den Temperaturausgleich.
3. Die *Hautdrüsen* zur Schweißbildung und Einfettung.
4. Die *Haarwurzel* mit den angeschlossenen Haarnerven und Haarmuskeln.

Die schnellere Erneuerung der Oberhaut, ihre nachfolgende Verdickung und Schwielenbildung und die Einfettung der Haut durch die Talg- und Schweißdrüsen arbeitet Schädigungen entgegen. Es entstehen durch sportliche Überanstrengung schmerzende und tiefe *schrundenartige Hautrisse an den Händen*. Man überklebt sie gerne mit Leukoplast, um so wenigstens sportfähig zu bleiben.

Haut- und Körperpflege.

Tabelle 53. Organe der Haut.

Organ	auf 1 qcm berechnet	auf ganze Haut berechnet
Nervenenden	3 000	60 000 000
Nervenfasern	2 m	40 km
Adern........	1 m	20 km
Schweißdrüsen ...	50	1 000 000
Talgdrüsen	10	200 000
Haar........	8	160 000

Die Berechnung stellt einen willkürlichen Durchschnitt dar. Sie soll lediglich als Hinweis für die außerordentliche Funktionsbedeutung der Haut dienen.

Die *drüsenmäßige Einfettung der Haut* bezweckt den *Schutz gegen Nässe*. Denn die Hornschicht der Oberhaut quillt in Wasser auf und wird weich. Eine so mazerierte Haut verliert ihre schützende Eigenschaft. Wir sollen besonders beim Schwimmen die Haut eher einfetten und dürfen sie vor Dauersportarten durch Seifenwaschungen nicht zu stark entfetten.

Weil an den Handflächen und Fußsohlen die *sportlichen Reibungen* am stärksten auftreten, so müssen die Schweißdrüsen ebenfalls an der Einfettung der Haut beteiligt sein. Trotzdem sollte ein Ruderer, der nach der Winterruhe wieder zum Riemen greift, seine Hände vorher einfetten. Der Oberhaut ist Zeit zur Schwielenbildung zu lassen. Umgekehrt gehen auch diese panzerartigen Verhornungen der Haut wieder zurück, wenn die Gebrauchsursache wegfällt.

Die dem Haarschaft angegliederten *Talgdrüsen* versorgen nicht nur das Haar, sondern auch dessen Hautumgebung mit Fett. Man kann das an der spiegelnden Glatze der Kahlköpfigen beobachten, weil hier die Talgdrüse auf Kosten der zugrundegegangenen *Haarzwiebel* vergrößert erscheint.

Die *Schweißdrüsen* sind als Knäueldrüsen mit einem korkzieherartig gewundenen Ausführungsgang tiefer in die Haut versenkt. Die zweite Aufgabe der Schweißdrüsen ruht in der *Schweißbildung*. Durch Schweißverdunstung wird Wärme frei, entsteht Abkühlung. Wir sind in der Lage, auch in einer Umgebungsluft von über 37° C diese gleichmäßige Körpertemperatur zu halten, doch nur so lange, wie die Außenluft nicht selbst zu feucht ist, weil sie sonst keine neue Feuchtigkeit aufnehmen, der Schweiß also nicht mehr verdunsten kann. Darum *dürfen wir in feuchter und warmer Luft überhaupt keinen Sport treiben.*

Für den *Temperaturausgleich* zwischen der kalten Außenluft und der gleichmäßig auf 37° C zu haltenden inneren Körperwärme dienen die *vielen Blutgefäßchen* der Lederhaut. Sie können vermöge ihrer weiten Ausbreitung in der Haut einen großen Blutteil aufnehmen, der dreierlei Verwendung erfährt.

a) Durch *Erweiterung der Hautkapillaren* wird ihr Blutgehalt vermehrt, die *Haut rötet sich.*

b) Die Muskeln der *Kapillaren ziehen sich zusammen,* pressen das Blut aus der *Haut.* Sie *wird blaß.*

c) Es tritt *Blutstauung* in der Haut auf, und sie läuft *blau* an.

Diese drei Zustände decken gleichzeitig die Absicht ihrer Funktion auf. Man hat in den letzten Jahren die Beschaffenheit der *Hautkapillaren mikroskopisch* beobachtet und gewisse Beziehungen zum Trainingszustand gefunden. Wie jede andere Muskeltätigkeit wächst auch die Leistung der Hautgefäße lediglich durch Übung, *Turnen der Kapillarmuskeln.* Wir nennen sie *Abhärtung.* Alle drei Reizwirkungen bilden die Antwort auf Temperaturwellen, die auf die Haut treffen. Nur die erste, die der Rötung ist pfleglich. Die blasse oder gar blaue, frierende Haut hat doppelt schädliche Folgen. Sie bedeutet eine *Herzbelastung* durch die starke Blutabdrängung nach dem Inneren, und sie führt zu den Erkältungskrankheiten. Der Blutstillstand der blauen Haut bedingt schon die Vorstufe zum Erfrieren.

Die Kinder sind stärker bedroht, weil sie im Verhältnis zur Körpermasse und besonders zur Blutmenge eine größere Hautfläche besitzen.

Ein wesentlicher Unterschied besteht darin, ob nur ein kleiner Teil oder die ganze Haut abkühlt. Ein Stückchen Eis auf die Haut gelegt, ruft zuerst dort Blässe und später Rötung hervor. Je schneller diese Rötung kommt, um so besser trainiert und abgehärtet ist die Haut *(Eisprobe).* Eine weitere Prüfung für den Abhärtungsgrad beruht in der *Temperaturmessung der Haut.*

An den unbekleideten Stellen, im *Gesicht und an den Händen* sind wesentlich *höhere Hauttemperaturen* als an den bekleideten Stellen vorhanden, selbstverständlich bei völliger Nacktheit. *Die stärkere Durchblutung der Haut übernimmt demnach die Aufgabe der Bekleidung.*

Haut- und Körperpflege.

Tabelle 54.

Temperatur unbekleideter Körperstellen bei einer Lufttemperatur von 12° nach RUBNER.	Temperaturen bekleideter Körperstellen (Winterkleidung) bei einer Temperatur von 15,4° nach RUBNER.
Nasenwurzel . . . 27,4° C.	Brustkorb . . . . 21,0° C
Nasenflügel . . . 28,0° ,,	Bauchgegend . . . . . 20,4° ,,
Nasenspitze . . . 25,1° ,,	Schulterblatt . . . . . 21,8° ,,
Augen . . . . . . 29,7° ,,	Oberschenkel . . . . . 21,4° ,,
Wangen . . . . . 27,2° ,,	Oberarm . . . . 22,1° ,,
Kinn . . . . . . 27,7° ,,	Unterarm . . . . 21,1° ,,
Hals . . . . 29,6° ,,	Fuß . . . . 22,1° ,,
Hohlhand . . . . 27,0—28,8° C.	
Mittel der nackten Teile 27,8° C.	
,, ,, bekleideten Teile 21,9° C.	

Es ist eine irrige Ansicht, zu glauben, daß der *kurze Rock und die dünnen Strümpfe* der heutigen Zeit die Erkältungskrankheiten förderten. Im Gegenteil werden hierdurch größere Hautteile, nämlich die der Beine, besser durchblutet. Das kommt zuerst der Haut, dann den Beinen, und nicht zuletzt der Abhärtung und Konstitution zugute. Wenn der Sport den Zwang für den kurzen Rock und die strumpffreie Mode dauernd erzwingen sollte, so dürfte er damit einen weiteren Erfolg auf dem Gebiet der Körperpflege buchen. Auch der männlichen Kleidung tuen Reformen not.

Das, was wir im Gesicht, an den Händen und heute an den Beinen der Frauen erreichen, dem vermag auch unter denselben Bedingungen die übrige Haut nachzukommen. Hier muß gerade der Sport immer wieder die Bresche legen. Unverständlich, daß Ruderer, Tennisspieler u. a. noch an unhygienischen Bekleidungsarten kleben. Wiederum haben die Frauen auch hier die Führung ergriffen; denn seitdem die amerikanischen Spitzenspielerinnen des Tennis ohne Strümpfe spielen, konnte das auch bei uns Eingang finden.

Eine *Totalabkühlung der Haut* wirkt erst dann pfleglich, wenn die stärkere Rückströmungsphase des Blutes in die Haut einsetzt. Bei der Teilabkühlung sind die zuerst nach innen abgedrängten Blutmengen so klein, daß sie keine Rolle spielen. Kälte im Gesicht und an den Händen ist darum nicht herzbelastend. Anders bei der Totalabkühlung, die im ersten Stadium große Blutmengen nach innen drückt. Dadurch tritt eine solche Herzbelastung ein, daß Herzstillstand durch zu großes Schlagvolumen bzw. Herzüberdehnung möglich wird. Darum darf dieses Stadium nie zur Entfaltung kommen.

Je *größer* hierbei der *Temperaturunterschied*, um so *größer* ist die *Gefahr*. In überhitztem Zustand in kaltes Wasser springen, Einbrechen auf dem Eis, ja selbst ungenügend bekleidet aus heißen Räumen in die Kälte gehen, hat schon vielen frühen Tod gebracht.

d) Die Unterhaut: Von lockerem Stützgewebe bildet sie den *beweglichen Übergang zwischen Haut und Körper*. Sie gestattet dadurch nicht nur in weitgehenden Grenzen den *Fettansatz*, sondern auch unter ihr die *Bewegungsgleitung der Muskeln*. Man kann sich von dieser Beweglichkeit überzeugen, wenn über den fest angespannten Bauchmuskeln die Hautschichten hin- und hergeschoben werden.

Sportlich bietet das *Fett* eine gewisse *Polsterung* gegen Druck, Hieb, Stoß und Schlag. Es hält auch warm. Die Dicken schwitzen leichter. Für den Schwimmer bedeutet die Fettpolsterung einen notwendigen Wärmeschutz. Naturanpassung fördert ihn, denn gerade die *Kaltwasserschwimmer* setzen trotz der hohen Kalorienverluste ein sportlich *auffallendes Fettpolster* an. Dennoch genügt dieser Trainingsschutz nicht für die Dauerschwimmer, die sich darum vor dem Start ihre Haut mit dicken *Fettkrusten* überziehen.

Richtlinien für die Körperpflege.

Aus der näheren Kenntnis vom Bau und Tätigkeit der Haut vermag man sich ohne weiteres die Richtlinien für die Körperpflege abzustecken. Die Oberhaut will sich abschilfern und einfetten. Geschmeidigkeit, Glanz, frisches neues Blühen bilden und fordern diesen Wechsel. Die Keimschicht liefert die neue Haut. Sie verlangt gleichzeitig nach Bestrahlung durch das Blaulicht. Nur infolge ständiger Übung ist die feine Fühlungnahme der Nervenendigungen zu fördern. Der nervendurchströmte Sportler wird stets das Übergewicht über den stumpfen Menschen behalten.

Der im Sport einerseits durch die Muskeltätigkeit und Erhitzung sowie andererseits namentlich im Winter- und Wassersport infolge der Abkühlung der Haut in ihr geförderte Blutwechsel bedeutet beste Körperpflege. Alle Wintersportarten erhalten so doppelten Wert.

Haut- und Körperpflege.

Doch gerade in der Körperpflege darf niemals die Zielrichtung fehlen. Wie der Sport an sich höchste Körperpflege darstellt und nur dann, wenn er nicht Teilgebiete, sondern den ganzen Menschen erfaßt, so muß dies auch mit jedem *speziellen Teil der Körperpflege der Fall* sein.

Wenn darum die Frau im Schlafe eine Gesichtsmaske auflegt, lediglich um die Falten zu verwischen, die dort ein unsportlicher Lebenswandel eingegraben hat, so ist das nur ein Versuch kultureller Verkünstelung, der mit Körperpflege wenig zu tun hat.

Haarpflege.

Wiederum drängt alles in 2 Sätzen zusammen:
1. *Die Schädlichkeiten meiden.*
2. *Man muß die Funktionen fördern.*

Die Schädlichkeiten für den Haarwuchs sind in Zahl und Wirkung nicht zu unterschätzen. Schon die vererbte Anlage macht sich frühzeitig geltend. Man kann weder leugnen, daß die frühe *Kahlköpfigkeit* eine erworbene Eigenschaft ist, noch daß ihre Anlage vererbt wird. Gut aber auch, weil durch frühzeitige und beharrliche Haarpflege die Nachlässigkeiten und Sünden der Voreltern wieder auszugleichen sind.

Bisher ist noch kein Mittel erfunden, um die einmal erledigte Haarwurzel zu neuem Leben zu erwecken. Daher sind *alle Wirkungen der Haarpflege nur vorbeugend.*

Der Hauptgrund für den Haarausfall des Kopfes ruht in der schlechten *Durchblutung der Kopfhaut.* Je nach der Stelle, an der die Kopfhaare zuerst ausfallen, fließt dort das Blut im Haarboden spärlich.

Bei *geistiger Arbeit* wird der Hauptblutstrom durch die Innenkarotis nach dem Gehirn gezogen. Die Kopfhaut erhält dabei weniger Blut. Umgekehrt fordert im Schlaf das Gehirn nur Aufladungs- jedoch kein Nachladungsblut an. Das kommt der Haarversorgung zugute, für die durch die Außenkarotis mehr Blut frei wird. Darum sind neben der vererbten Anlage die Gehirnarbeit und *schlafarmer, unregelmäßiger Lebenswandel die Hauptursachen der Kahlköpfigkeit.*

Zu ihnen gesellen sich die Nebenursachen der *mangelnden* oder *falschen Haarpflege.* Zu starke *Entfettungen* als Folge von *Seifen-* oder *Alkoholwaschungen* stellen einseitige Anforderungen an die

Haartalgdrüsen. Diese vergrößern sich auf Kosten der Haarzwiebel, erdrücken letztere und lassen an Stelle des großen kräftigen nur ein kümmerliches Ersatzhaar wachsen. So entstehen zwei Haartypen. Das Kleinhaar (Lanugo) wie am Körper mit relativ zu großer Talgdrüse für die Hauteinfettung und das Großhaar auf dem Kopf, im Gesicht, zwischen den Beinen und unter den Armen.

Der *Haarausfall* als normale Erscheinung vollzieht sich *regelmäßig in Zeitabschnitten von* $1/_2$ *bis 2 Jahren für das Einzelhaar* Innerhalb dieser Zeit muß demnach das Haarkleid wechseln *Je öfter dieser Wechsel eintritt, um so kräftiger wächst das Haar* Erst der seltenere *Haarwechsel des dünner werdenden und langsamer wachsenden Haares leitet den Haarschwund zur Glatzenbildung ein*

Damit hängt der Ernährungsstoffwechsel zusammen. Wie die Hautpflege die Ernährung ersetzt, so fordert eine gute Haarbildung auch die *Nährstoffdüngung des Haarbodens durch das Blut*

Aus diesen Überlegungen folgt von selbst die Art jeder *planmäßigen Haarpflege*. Vorbeugend und *negativ* sind die *Schädlichkeiten abzustellen*. Geistige Arbeit muß durch ein Mehr von Haarpflege ausgeglichen werden.

Die *positive* Haarpflege gipfelt in dem Satz:
Die Haare sind wieder unter die natürliche Funktionsbedingung zu stellen. Dazu gehört:

a) *Einwirkung von Luft und Licht*.
b) *Kopfwaschungen*.
c) *Mechanische Behandlung: Bürsten, Kämmen, Reißen, Massieren*.
d) *Einfettung*.

Funktionsbenutzung bedeutet auch für die Haare Organerstarkung. Dabei müssen wir weniger an den toten als an den lebenden Teil des Haares denken. Wir können das unempfindliche Haar unmittelbar über der Haut abscheiden. Sobald man aber an den Haaren reißt, treten Schmerzen auf. Das weist uns den Weg.

Der äußere Haarteil bleibt für die Pflege nachgeordnet. Er bildet nur ihr Ergebnis. Darum glaubten manche, durch den Kurzschnitt die Haare pfleglich zu behandeln. Falsch gedacht, denn abgesehen, daß man den Haarzweck nimmt und eine Art von Glatzenzustand schon vorher herstellt, besitzt dies nur den einen

Vorteil, schneller und leichter an den Haarboden zu gelangen. Dafür entbehrt es die unmittelbare Beeinflussung der Haarwurzel durch Reißen und Ziehen an den Haaren (fehlende Glatze beim langen Frauenhaar).

Die mechanische Haarpflege ist wegen ihrer ausgezeichneten Wirkung voranzustellen. Hier können alle Abstufungen eingesetzt werden, angefangen von *Vibrationsmassage* mit Hilfe der Fingerspitzen, über die weichen und harten *Haarbürsten* bis zur Stahlbürste und hinauf bis zu dem Ziehen und *Reißen, ja Ausreißen* der Haare. Wenn letztere Methode nicht der gleiche Vorwurf wie der des Kurzschnitts träfe, würde sie die beste Form der Haarpflege darstellen. Sobald an unerwünschten Körperstellen die Haare systematisch ausgerissen werden, kommen sie stets stärker wieder. Das Ausreißen muß dann in immer kürzeren Zeiträumen erfolgen.

Doch Ziehen und Reißen an den Haaren genügt auch schon. Ein mittleres Haar trägt 60 g Gewicht, bevor es durchreißt. Danach können 1000 Haare einen Mann von 60 kg an seinem Zopf aufgehängt halten. Tatsächlich haben sich Artisten vorgestellt, die einen ebenso üppigen Haarwuchs aufwiesen, wie sie mit demselben ungewöhnliche Lasten trugen.

Jede Behandlung, die ohne andere Schädigung vermehrtes Blut in den Haarboden wirft, ist pfleglich. Das gilt für die Sonne und für die *abkühlende Luftbewegung*. Der Hut hat nur dann einen Haarpflegezweck, wenn er so fest aufsitzt, daß eine Blutstauung entsteht.

In den Kopfwaschungen findet sich die mechanische mit der Temperaturbehandlung vereinigt. Heißes Wasser wirkt ähnlich der heißen Luft nur für die Behandlungszeit, indem mehr Blut an die Haare herankommt. Durch nachfolgende Abkühlung wird das Blut entsprechend abgedrängt. Da diese Phase gewöhnlich länger als die erstere anhält, so ist die heiße Kopfwaschung weniger zu empfehlen, zumal das heiße Wasser stärker als das kalte entfettet.

Bei der *kalten Kopfwaschung* bleibt es umgekehrt. Auf eine kurze Abdrängung folgt die längere Phase der Anlockung des Blutes. Das Haar wird nur wenig entfettet und dennoch sollte man auch nach ihr jedesmal zur Entlastung der Talgdrüsen den Haarboden mit etwas Fett oder Öl einreiben. Gleichzeitig besitzt die tägliche kalte Kopfwaschung auch ohne Seife ihren Reinigungswert.

Glaubt die Sportdame wegen der Lockung des Haares auf d[ie] seifenlose Tageswaschung verzichten und dafür die *zeitlich se[l]tenere Seifenwaschung* einführen zu müssen, so wäre zu empfehle[n] wenigstens das Haar nach der Einseifung sehr schnell und gründ[-]lich in mehrmals gewechselten heißen Wasser auszuwaschen, s[o]fort eine Kaltwaschung anzuschließen, die Haare durchzutrockne[n] und dann nur den Haarboden und nicht das Haar an den nac[h]folgenden Tagen etwas *einzufetten.* Die mehrmals täglich stat[t]findende gründliche Ausbürstung, die kleinflächenweise A[b]waschung der Kopfhaut und vor allem der Kopfschutz gege[n] Staub können erfolgreich jede Seifenwaschung ersetzen.

Die künstlichen Haarerzeugungs- und Haarpflegemittel ind[u]striellen Herkommens sind Legion. Sie besitzen lediglich de[n] Zweck, ganzen Industriezweigen Arbeit und Brot zu geben. Vo[n] dem Standpunkt der Haarpflege sind sie zu verwerfen, weil di[e] meisten schädlich sind. Nur im Anschluß an das Haarschneide[n] sollte man beim Friseur eine Kopfabwaschung mit 50% Alkoh[ol] verlangen, damit weniger Haar- und Hautkrankheiten übertrage[n] werden.

Hand- und Nagelpflege.

Das Aufeinandertreffen der Körper beim Sport (Ringen, Boxe[n] Rugby u. a.) oder die gemeinsame Benutzung der Geräte (Schwim[m]men, Turnen, Rudern, Handball, Schlagball u. a.) *fordert vo[n] den Sportleuten* eine doppelt *peinliche Reinhaltung* und Pfleg[e] des Körpers. In ihr nehmen Hand und Nägel eine Sonderstellun[g] ein, weil durch sie die Übertragung und durch die Nägel soga[r] die gegenseitige Verletzung stattfindet.

Die Nagelpflege ist heute zur Erwerbswissenschaft geworde[n]. Mögen die in der *Mani-* und *Pediküre* geübten Verfahren in erste[r] Linie dem äußeren Kulturbild dienen, sie enthalten jedenfall[s] zwei hygienische Kerne: Reinheit und ein gewisser Abschliff de[r] Nägel. Beides brauchen wir auch im Sport.

Durch den Abschliff wird die Verletzung vermieden. Die Näg[el] sollten nur so lang sein, daß sie die Finger- und Zehenkuppen ge[-]nügend schützen. Darum bedürfen die Nägel der *täglichen B[e]handlung mit einer Nagelfeile.* Sie werden abgerundet und de[r] äußeren Form der Fingerspitzen angepaßt. Die Nagelfalze sin[d] seitlich und nach unten durch Zurückschieben und Auskratze[n]

Haut- und Körperpflege.

zu reinigen. „Trauerränder" offenbaren mangelnde Reinlichkeit. Sie sind auch von der Hygiene gefürchtete Verbreitungsorte für *ansteckende Krankheiten*. Man sollte mit den Händen nicht an den Mund kommen, von der Unsitte des Nägelkauens gar nicht zu reden.

Bei täglicher Körperwaschung brauchen wir keine Seife. An den Händen ist sie nötig. Dieselben kommen mit zu vielem in Berührung. So werden sie die Überträger der Krankheiten. Nur Seife kann hier besonders bei dem häufigen Mangel an heißem Wasser und Bürsten rasche und gründliche Befreiung von Schmutz und Keimen erzielen. Sie löst die Fette und dringt tiefer vor. Jedesmal sollten sofort nach dem Betreten der eigenen Wohnung die Hände gründlichst mit Seife gewaschen werden.

Im *Sport* betrifft die *Reinigung* nicht nur die Hände, sondern den ganzen Körper. Besonders vor jeder Turnstunde müßte das geschehen. Hautkranke sind von jedem Gemeinsamkeitssport, in erster Linie dem Schwimmen auszuschließen. Bei den Ruderern mußten schon ganze Rennmannschaften wegen Gesäßfurunkulose der Haut ausfallen. Der Ruderer reibt sich die Furunkelstaphylokokken durch den Rudersitz in die Haut, je nachdem wie die Sitze von den vorher Rudernden infiziert wurden. Die Hautreinheit muß demnach auch auf die Sportkleidung übertragen werden. Sobald ansteckende Krankheiten auftreten, ist regelmäßige Desinfektion der Turn- und Sportgeräte anzuraten.

Die Teilabwaschung.

Wie bei der Kopfwaschung ist es auch am übrigen Körper. *Krasse Übergänge sind nicht physiologisch.* Dem noch nicht abgehärteten oder dem Schwachherzigen wären darum die Teilabwaschungen dienlich.

Man kann sie kalt und warm anwenden. Als sogenannte *Wechselteilbäder* nimmt man je eine Schüssel mit kaltem und heißem Wasser. Neben letzterer muß sehr heißes Wasser stehen, aus dem nach Bedarf das Warmbad nachgefüllt wird. Der Fuß kommt nach einiger Zeit aus dem Heißbad in die Kaltschüssel. Hier drängt das vorher in ihm vermehrte Blut jetzt schnell zurück. Geht man danach wieder aus dem kalten in das Heißbad, so stürzt das Blut wieder in denselben Fuß usw.

Diese Behandlung ist bereits forciert und eignet sich weniger für den Sportler. Die *einfache Kaltabwaschung* bedarf keiner großen Vorbereitungen und Zeitanforderungen. Für erhöhte Wirkung und gleichzeitig vorsichtigeres Vorgehen (Genesende) darf hier ein Drittel *Brennspiritus dem Waschwasser zugesetzt* werden. Dieses Gemisch verdunstet schneller, die Abkühlung wird größer, die Abtrocknung rascher und der Blutwechsel ausgiebiger.

Die *Waschzeit* selbst soll stets so *kurz* wie möglich sein. Sie hängt von dem Erhitzungsgrad des Körpers ab. Befindet man sich nicht erhitzt in kalter Luft, so darf die Waschung nur ganz kurz durchgeführt werden. Der Hauptnachdruck liegt auf der *sofort* folgenden Trockenreibung des abgewaschenen Körperteils.

Für den steigenden Abhärtungsgrad werden zunächst die Gebiete der Teilabwaschung erweitert. Wir nehmen beide Arme oder ein ganzes Bein auf einmal. Dann läßt man den Brennspiritus weg und beginnt nur mit kaltem Wasser wieder über kleinere Körpergebiete zu gehen.

Durch die Zweiteilung von ganzem Oberkörper und ganzem Unterkörper wird so der Übergang zur Vollabwaschung erreicht.

Die Vollabwaschung und Frottierung.

Bei dieser Behandlung liegt bereits ein *größerer Abhärtungsgrad* vor, wenn sie täglich und ständig durchgeführt werden soll. Wird erst einmal in unseren Schulen und Sportvereinen die Jugend zu der kalten Vollabwaschung erzogen, so müssen die Aufsichtsleiter diese Dinge beherrschen.

Die Abkühlung des Kindes ist durch seine größere Hautfläche wesentlich erhöht. Wie sehr dies steigt, beweist eine Gegenüberstellung mit Kleintieren:

RUBNER berechnet auf 1 kg Körpersubstanz an *Hautoberfläche*.

```
bei der Maus . . . . . . . . . . .  2296 qcm
bei der Ratte . . . . . . . . . . .  1650  ,,
beim Kaninchen . . . . . . . . . .   946  ,,
beim kleinen Hund . . . . . . . . .  726  ,,
beim großen Hund . . . . . . . . .   344  ,,
beim Durchschnittsmenschen . . . .   287  ,,
```

Der Säugling kommt dem Kaninchen bis Kleinhund nahe. Wir schützen auch badetechnisch seinen Wärmehaushalt durch warme Teilabwaschungen oder ein kurzes Warmbad im *heißen Zimmer*. Nur wenn gute Gewichtszunahmen vorhanden sind, dürfte auch hier schärfer vorgegangen werden.

Haut- und Körperpflege.

Das Körpergewicht bzw. der Fettansatz der Schulkinder und sportlich Jugendlichen gibt den Ausschlag für den Übergang zur Vollabwaschung. Wenn aber, dann je kälter und kürzer, um so besser. Der Hauptwert liegt auf der sofort folgenden *Frottierung.* Sie bildet die Vorstufe der Massage. Ja *die Frottierung ist eine Hautmassage.* Ihr Unterschied zur trocknen Abreibung beruht darin, daß sie über die Abtrocknung hinaus fortgesetzt wird. Durch sie soll die Wirkung des Kaltwassers als nachfolgende Heranlockung vermehrten Hautblutes noch erhöht werden. Zu diesem Zweck brauchen wir sehr harte und *rauhe Frottiertücher,* die besonders für den Rücken noch einen besonderen Zuschnitt erhalten.

Die *Frottierung* kann auch ohne vorausgehende Abwaschung, also *trocken* stattfinden. Je nach dem Abhärtungsgrad darf die Stärke der Reibungsfrottierung sehr verschieden ausfallen. Man erzielt so gleichzeitig bessere Abschilferung der obersten Hornhautschichten und Reinigung der Drüsenausführungsgänge. Die Bildung der sogenannten ,,Mitesser" (Comedo) bleibt vermieden oder geht zurück. Die *Frottierung ersetzt* auch die *Modeirrungen,* besonders im Gesicht alle Seifen, Salben und Pasten.

Griechen und Römer suchten sie durch die *Abschabung der Haut* mit Instrumenten zu ersetzen. Sie salbten dabei vor und nach dem Sport den Körper. Auch bei uns ist Salbung angebracht, wenn eine an sich zu fetthaltige Haut vorliegt. Hierdurch finden die Fettdrüsen Entlastung. Sie liefern allmählich weniger Fett. Der Sportler soll warten, bis sich seine Haut aus dem erhitzten Zustande erholt hat, um dann eine Frottierung für sich oder in Verbindung mit der Teil- bzw. Vollabwaschung des Körpers vorzunehmen.

Ähnlich der Frottierung wirkt die *Sandabreibung.* Mit trockenem Feinsand wie in den Dünen des Meeres erzeugt die Abreibung der Haut unter schnellerer Erneuerung ihrer Oberfläche ein Wohlempfinden.

Die Wasserdusche.

Wesentlich stärker in Anwendung und Wirkung gestaltet sich die Dusche. Auch hier bleibt die erste Frage wieder nach warm oder kalt.

Die *Heißdusche* findet ihre Hauptanwendung bei der *Reinigung.* Wird die Haut seltener gereinigt, so muß die Dusche heiß sein.

Wer aber durch eine andere Methode die Haut der täglichen Reinigung unterzieht, hat die Heißdusche nicht nötig, weil die Kaltdusche mit der nachfolgenden Frottierung zur Hautreinigung genügt.

Die *Kaltdusche* gestaltet ihre Benutzungsdauer kürzer als die Totalabwaschung. Sie muß 2 Bedingungen erfüllen:
1. Sie darf *keine zu kleinen Bohrungen* aufweisen.
2. Sie soll einen *starken Wasserdruck* besitzen.

Kleine Bohrungen verstopfen sich leicht. Dann läuft die Dusche dünn und spärlich. Man friert unter ihr. Mit einem *starken Druck* aus genügend *großen Bohrlöchern* wirkt die Kaltdusche gleichzeitig als Massage. Wir empfinden die Kälte weniger, und das Aufschlagen der Wasserstrahlen wirkt wie eine *Nadelmassage der Haut*.

Falsch wäre es, nach *heiß plötzlich kalt den ganzen Körper zu duschen*. Das Umgekehrte ist gestattet, weil es das Herz entlastet. Sobald aber von der Heißdusche rasch unter die Kaltdusche oder in das kältere Wasserbecken gewechselt wird, tritt durch die Blutzurückdrängung nach dem Inneren die Herzbelastung ein; namentlich bei dem Übergang in das kalte Vollbad, weil bei der Dusche doch nie ganz und auf einmal alle Hautteile erfaßt sind. Die Größe der plötzlich abgekühlten Hautfläche entspricht jedoch auch der Größe der Herzwirkung.

Die Kaltdusche darf ebenfalls nur *kurz angewendet* werden. Für die Warmdusche zur Vorreinigung beim Schwimmen sollte Einheitsregulierung vorliegen. Namentlich von seiten der Kinder und Jugendlichen dürfte nicht zu lange unter der Heißdusche verweilt werden. Der *allmähliche* Übergang zur Abkühlung wäre durch die Zwangspassage systematisch abkühlender Lufträume zu schaffen.

Das Vollbad.

Ein Wannenbad unterscheidet sich vom Schwimmbecken in der Halle durch die Körpertätigkeit in den beiden Vollbädern. Im Freien kommt noch die Wirkung durch Luftbewegung und Sonnenlicht, durch Wasserbewegung und schließlich durch die Zusammensetzung des Wassers (Meerwasser, Süßwasser und dergleichen) hinzu.

Die Möglichkeit der inneren und äußeren Bewegung überbrückt den zu jähen Wechsel in der Blutverschiebung, weil sie länger festhält oder früher anfordert. Allerdings bildet sie selbst eine

Haut- und Körperpflege.

Herzbelastung, die stets in die Wirkung des Bades mit einzustellen ist. So fügt es sich ganz natürlich, daß wir das Wannenbad heißer aufziehen.

Das heiße Wannenbad hat gerade in Sportkreisen eine Sonderstellung errungen. Der Grund beruht in der starken *Herzentlastung.* Im Anschluß an große sportliche Anstrengung löst es daher angenehme Empfindung aus, weil das Blut in die Außenbezirke abgeleitet bzw. festgehalten wird. In einer warmen Gegend z. B. Japan bringt das geringere Gefahr. Anders bei uns, wo immer wieder die herzbelastende Umgebungsabkühlung nach dem Verlassen des Heißbades droht. Sie wird durch die Wasserverdunstung auf der Haut noch erhöht.

Zweifellos besitzen Heißbäder für ihre Badezeit selbst pflegliche Wirkung. Sie hält auch noch nach dem Bade an, solange die Haut gerötet bleibt. Dann folgt aber die gefürchtete *Reaktionszeit,* in der das Blut aus der Haut nach innen abgedrängt wird, je schneller, stärker und schlimmer, je jäher und ausgedehnter die Abkühlung auftritt. Sie ist weder für die Haut noch *das Herz* wünschenswert.

Auch beim *kalten Vollbad* haben wir die zu rasche Abkühlung von Warmluft nach Kaltwasser. Das Bad wirkt stärker als die Dusche, weil es sofort allseitig umhüllt. Darum muß das kalte Vollbad *kurz* dauern und mit *wasserpeitschender* (Aufschlagen der Haut auf das Wasser) *Körperbewegung* verbunden bleiben. *Jede Behandlung der Körperpflege soll persönliches Wohlbefinden auslösen.* Höchstens darf eine kurze Übergangsüberwindung dazu gehören.

Dieselbe Person kann den Wechsel von der gleichen Lufttemperatur zur gleichen Wassertemperatur des Kaltbades verschieden empfinden und verarbeiten. Das hängt vom *augenblicklichen Temperaturzustand der Haut* ab. Geht man z. B. nackt nach längerem Verweilen in kalter Luft frierend in das kalte Wasser, so tritt hohes Mißbehagen ein. Würde man aus der gleichen Luft sehr rasch im Anschluß an das Entkleiden, also mit Kleider- oder *Bettwärme* der Haut in dasselbe kalte Wasser steigen, so wirkt das auf den abgehärteten Menschen erfrischend und angenehm.

Je kälter das Wasser und je wärmer die Luft, um so kürzer die Badezeit. Oft genügt zwei- bis dreimal untertauchen für den gewünschten Erfolg. Es kommt nur darauf an, den *Rückstrom des Blutes* in die Haut nach der Abdrängung aus ihr *zu fördern.*

Da wir die Badezeit immer in der Hand haben, da die Wirkung des vermehrten Rückstroms über die Badezeit anhält, wir demnach zeitlich entlastet sind, da auch die kurze Kaltwirkung des Bades abhärtend wirkt, indem sie die Ringmuskeln der Blutgefäße auf kurze Kraftanstrengungen trainiert, ohne daß Zeit zur Herzbelastung eintreten kann, so sind aus dem so angewandten kalten Vollbad ähnlich der Kaltdusche pflegliche Vorteile zu erwarten.

Krönend über allem steht das *Freibad*. Hier vereint sich Luft, Licht, Leibesübung und selbst das Wasser, um den Körper in den Brennpunkt der pfleglichen Behandlung zu stellen. Frei in der Natur, frei von der Kleidung, frei von aller Beschwerde der Seelenstimmung nimmt uns das Freibad auf. Der auf die jeweilige Temperatur von Luft und Wasser abgestimmte Aufenthalt leitet die Durchführung. Abwechslung in Gymnastik, Ruhe, Massage, Spiele und dergleichen bringen Belebung.

Abschließend wäre zu sagen. *Jede Wasserbehandlung muß persönlich zugeschnitten sein. Als allgemeine Einführung genügt die tägliche kurze Abbrausung oder Vollabwaschung, beides kalt mit sofort folgender Frottierung.*

Das Luftbad.

Ungleich wertvoller als das Wasser- ist das Luftbad. Wasser leitet nur die Wärme schneller, wir sparen also mit Wasser Zeit ein, um die gleiche Abkühlung oder Anwärmung zu erzielen.

Die Luft ist die natürliche Umgebung des Menschen. Infolge jäher Witterungsumschläge, besonders unter Regen, und weil gerade der Sport deren Überwindung fordert, müssen wir abgehärtet sein. Dieser *Zwang zur Abhärtung* darf als ein Vorteil des Sports verbucht werden.

Hieraus erhellt, daß ein Luftbad weniger tief in den Blutwechsel der Haut eingreift und milder wirkt, namentlich in ruhenden oder nur wenig bewegten Luftschichten. In der dünneren und trockenen Luft des windgeschützten Hochtales von *Davos* werden Temperaturen von — 10° C wenig kalt empfunden, während in den dichten Luftschichten der Meeresküsten bei scharfem Wind von + 10° C empfindliches Frieren einsetzt. Also die *Dichte der Luft, ihr Feuchtigkeitsgehalt und vor allem ihr Bewegungsgrad entscheiden neben der Temperatur die Wirkung des Luftbads.*

Haut- und Körperpflege.

Das Gasgemisch der Luft geht nur die Lunge und kaum die Haut an. Ein eigentlicher *Gaswechsel* findet durch die Haut kaum statt. Etwas Sauerstoff wird aufgenommen und schon mehr Kohlensäure abgegeben. Dagegen ist die *Abgabe von Wasserdampf* beträchtlich. Sie verändert sich mit der Temperatur und *Feuchtigkeit der Umgebungsluft* und hängt von der *Wärmeproduktion des Körpers durch Leibesübung, Verdauung* und dergleichen ab. So unterscheiden wir eine *unsichtbare Wasserdampfabgabe* durch einfache Hautdiffusion und eine *sichtbare* in der Form von *Schweiß*. Beide können nach der Hautgegend wechseln.

Im Schweiß finden sich *Salze und Fettsäuren*. Sportlich wichtig ist, daß der Schweiß auch die *Milchsäure* und die Hautatmung bei Leibesübung mehr Kohlensäure abgeben kann. Da der Mensch in der Ruhe schon *20—30 g Wasser pro Stunde durch die Haut* ausscheidet, und da diese Mengen nach WOLPERT bei hoher Temperatur und Muskeltätigkeit auf *60 und mehr Gramm steigen,* so läßt sich errechnen, wie schnell in einem Schulzimmer oder gar Turnhalle zusammen mit den von den Lungen abgegebenen Wasserdämpfen der *Feuchtigkeitsgehalt der Umgebungsluft* wächst. Alle Versammlungsräume und in erster Linie die Turnhallen sollten entweder genügend hoch oder entsprechend künstlich belüftet sein.

Gerade für das Luftbad der Haut kommt es auf den Feuchtigkeitsgehalt der Umgebungsluft an. Er kann je nach der Lufttemperatur wechseln. Heiße Luft nimmt viel und kalte wenig Feuchtigkeit bis zur Sättigungsgrenze auf. *So kommt der Begriff der relativen Luftfeuchtigkeit als Prozentgehalt ihrer jeweiligen Sättigungsmenge an Wasserdampf zustande.* Heizt man einen völlig geschlossenen, feuchten und kalten Raum an, dann wird er trocken. Läßt man den gleichen Raum ohne jeden Luftwechsel von außen wieder stark abkühlen, so schlägt sich der Wasserdampf, sobald die Temperatur des Sättigungsgrades unterschritten wird, an den Wänden als Wasser nieder.

Die Wasserverdunstung der Haut will den Körper entkühlen. Sobald die Luft keinen Wasserdampf mehr aufnimmt, wird dies unterbunden. Bei tiefen Temperaturen bleibt es belanglos. In Temperaturen über $37°$ C können wir nur leben, wenn sie nicht mit Wasserdampf gesättigt sind. Zwischen 25 und $35°$ C ist bereits der Feuchtigkeitsgehalt der Luft sportlich zu berücksichtigen.

Wir müssen Wärme abgeben können. In feuchter, warmer Treibhausluft tritt Mißbehagen und wenig Lust zum Sport auf. Rennen und Wettkämpfe, namentlich Dauerwettkämpfe sind hier abzusagen. Die Todesfälle durch Hitzschlag schrecken.

Jeder *Sport* und darüber hinaus der ganze *Tageslauf* soll den *Charakter eines Luftbades* erhalten. Dazu gehört:

1. Der Sport ist soweit wie möglich nackt zu betreiben.
2. In der Tageskleidung und Bettkonstruktion ist auf ausgiebige Luftumspülung des Körpers zu achten.
3. In der Anlage der Sportplätze, Bäder und Hallen der Leibesübung ist der Luftbeschaffenheit Vorsorge und Nachprüfung zu widmen.

Aus diesen Gründen steht der *Schwimmsport als Luftbad obenan.* Die Versuche, abgeschlossene *Nur-Luftbäderanlagen* ohne Anlehnung an ein Schwimmbad und dergleichen einzuführen, haben sich trotz ihrer hygienischen Absichten nicht gehalten. Sie sind sofort hinfällig, sobald genügend Sportgelegenheiten mit Nacktturnen auftreten.

Daher sollen die *Sportplätze in reiner Luft* liegen. Die Ausdünstungen industrieller Anlagen sind zu meiden. Da westliche Winde vorherrschen, gehe man damit möglichst in den Westen der Stadtanlagen.

Der *Sportplatz in der Stadt* verdient wegen seiner unter Zeit- und Geldgewinn stehenden Benutzbarkeit den Vorzug. Darum ist die Abnutzung der Sportplatzfläche durch die Sportler auch dort so groß, daß sich der staubbindende und fußschonende Rasen nicht halten kann.

So entstehen die *Sandplätze.* Ihre *Staubluft* schädigt und reizt die Lungen. Die Spielplätze müssen *Staubbindung* aufweisen.

Vor der Anlage von Sportplätzen sind stets die *Grundwasserverhältnisse* auch auf die *Anlage eines Freibades* hin zu erforschen. Wesentlich bleibt ein guter *Verkehrsanschluß*. An den *Windschutz* soll man denken. Viele Sportarten verlangen einen Hintergrund. Jedenfalls besitzen die *Sportplätze vor der Stadt* den Vorteil der reineren Luft und der Rasenfläche. Mit letzterer decken sie aber den großen Nachteil der selteneren Benutzungsmöglichkeit auf.

Haut- und Körperpflege.

Kleidung.

Der letzte Punkt, der den Tageslauf zu einem Luftbad gestaltet, betrifft die *Tageskleidung* und das *Bett*. Für die Tageskleidung sind wir trotz aller hygienischen Ratschläge an das *Diktat der Sitte und Mode* gebunden.

Nur sollte sich der Sport stets erinnern, daß er gegen sich selbst kämpft, wenn das, was er auf dem Sportplatz durch das Luftbad erreichte, von der Tageskleidung wieder vernichtet wird. Hier wie dort gelten die gleichen Kleidungsgesetze. Die Abhärtung und Verbesserung der Sportkonstitution muß auch im bürgerlichen *Tageskleid eine wirksame Unterstützung* und Ergänzung finden.

Diese Unterstützung betrifft sehr das *Tragen der Kleidung. Sie darf weder abschnüren noch durch ihr Gewicht drücken*, vor allem *im Sport nicht die Bewegung hemmen*. Das erfolgt durch lange Röcke und Hosen am Knie. Auch die Bewegungen des Schultergürtels können infolge falscher Sportkleidung (Hosenträger) behindert werden. Nasse (Schweißbildung, Regen), anklebende Kleidungsstücke verstärken diese Hemmung und bewirken Wundreiben der Haut.

Die leichte elastische Spannung von Wolltrikot eignet sich darum zum Tragen der Kleidung, unterstützt durch einen passenden Zuschnitt. Hosenträger, noch mehr Hosenstege (siehe Turnhosen) sind zu verpönen. Ein Hüftgürtel wird nicht immer zu umgehen sein. Für Frauen ist auf ein angepaßt sitzendes Mieder zu achten.

Die Frauen gingen, unterstützt und getragen vom Sport, wegweisend voran. Das Gewicht der heutigen Frauenkleidung beträgt noch nicht ein Drittel von dem der Männerkleidung. Das *befreit und härtet ab*, denn nur so kommen wir zu dem ersehnten Luftbad.

Im *Bett* verbringen wir den dritten Teil des Lebens. Um so mehr gilt auch hier das Gleiche. Sichere aber allmähliche *Luftumspülung* des Körpers durch Zutritt der Luft von unten. Darum die heutige Bettkonstruktion, welche den die Poren verstopfenden Staubfang der Matratzen vermeidet. Oben leichte, stark lufthaltige Decken, weniger mit einem schweren Stoff als mit Luft decken wir uns zu. Auch hier bilden alle Grade der allmählichen Abhärtung das Sportziel. Nur das offene Fenster des Schlafzimmers gestaltet den Bettaufenthalt zu dem abschließenden Luftbad des Tages.

In der *Beurteilung der Kleidung* kommt es auf den Luftgehalt und die Benetzbarkeit, auf das Gewicht sowie die Farbe der Stoffe an. Entscheidend ist die Spinn- und Webart. Daher überragen die rauheren Fäden der Wolle und Baumwolle, welche die lockere Webart gewähren und festhalten. Die Luft als schlechtester Wärmeleiter ist in dem Porenvolumen der Wollstoffe lockerer Webart ausgiebig vertreten. Wolle ist gleichzeitig schlecht benetzbar. Dunkel gefärbt und in der Oberfläche durch Rauhigkeit vergrößert, hält sie die auftreffenden Wärmestrahlen zurück.

Selbst im Sommer dürfen wir die Wollstoffe beibehalten. Hier soll die Webart etwas fester und glatter, die Farbe hell sein. Das wirft die Strahlung zurück und kühlt wieder durch den hohen Luftgehalt der Wollkleidung.

Um das Luftbad zu sichern, muß die *Kleidung Luftdurchlaß* aufweisen.

Auch der Lichtdurchlaß der Kleidung sollte sporthygienische Berücksichtigung finden. Die Stoffe lassen je nach Material, Spinn- und Webart sowie Färbung die Strahlen der Farbenskala verschieden durch. Dabei sollen sie Rotlicht zurückhalten und wertvolles Blaulicht durchgehen lassen.

Da die Wolle aus tierischen Haaren besteht, und das Haar eine große Elastizität besitzt, so bleibt auch der Schutz gegen die äußerlichen Insulte bei Wolle am größten. Nur einen Nachteil hat auch die Wolle. Sie wäscht sich nicht so leicht und schrumpft dabei mehr ein als Leinen, Baumwolle und Seide.

Eine Gegenüberstellung unter dem Schema von 6 Kleidungsbedingungen verleiht *der Wolle für sportliche Zwecke das Übergewicht*.

In diesem Schema nimmt die *Baumwolle* eine gute *Mittelstellung* ein. *Leinen* hebt sich nur als *Sonnenschutz* und vom Standpunkte der *Waschbarkeit* heraus. *Seide* scheidet als Bekleidungsmittel eigentlich *aus*. Sie findet lediglich durch die Schönheit ihres Farbenglanzes Berechtigung. Da die *Unterkleidung* in reinem Zustande die Ausscheidungen der Haut leichter aufnimmt, so wird Leinen infolge der guten Waschbarkeit stets seinen Platz behaupten.

Zum *größeren Wärmeschutz* trägt man *mehrere Kleidungsstücke übereinander*. Die zwischen denselben ruhenden Luftschichten

Haut- und Körperpflege. 219

bilden eine verstärkte Warmhaltung. Darum werden auch hier die *locker gewebten* Woll- und Baumwollstoffe vorherrschen. Baumwolle darum, weil sie viel Luft als *großes Porenvolumen* enthält, und die Widerhaarigkeit ihrer Oberfläche kein zu enges Aneinanderlegen der Stoffe gestattet.

Tabelle 55. Beurteilungsschema für sportliche Bekleidung.

	Wolle	Baumwolle	Leinen	Seide
1. Luftdurchlaß . .	sehr gut	gut	mittel	schlecht
2. Warmhaltung . . (Porenvolumen)	,,	,,	schlecht	,,
3. Besonnungsschutz	mittel	,,	sehr gut	,,
4. Regenschutz. . . (Benetzbarkeit)	sehr gut	,,	schlecht	,,
5. Waschbarkeit . .	mittel	,,	sehr gut	mittel
6. Insultschutz. . .	sehr gut	,,	mittel	schlecht
	4 sehr gut 2 mittel	6 gut	2 sehr gut 2 mitel 2 schlecht	1 mittel 5 schlecht

Damit kommen wir zu dem *Gewicht der Kleidung*. Bei gleicher Stoffdicke muß stets der locker gewebte Stoff leichter sein. Die Hygieniker messen die Stoffdicken und vergleichen sie mit dem Gewicht der Kleidung. Schwere Kleidung drückt, belastet und hindert die Bewegung.

Gewicht und Bewegungshemmung hängt auch mit der *Benetzbarkeit* der Stoffe zusammen. Schlechte Benetzbarkeit läßt *Regenwasser ablaufen*, und die Wollstoffe leisten unter der Bedingung der Luftdurchlässigkeit hier am meisten. Gute Benetzbarkeit saugt zwar den Schweiß auf, aber auch das Porenvolumen voll Wasser. Die Kleidung klatscht dann an der Haut an, entwärmt zu stark und wird so zur Bewegungshemmung und Ursache der Erkältungen.

Auch die *Form und der Abschluß der Kleidung* nach oben und unten spielen eine Rolle. In der Praxis wird das durch die *Trainingsanzüge* erhärtet. Wer früher die während des Verlaufes der Wettkämpfe frierend herumsitzenden Leichtathleten sah, muß den Trainingsanzug als Schutz gegen Erkältung und als Förderung der Sportleistung begrüßen.

Der viermalige *Abschluß* an Hosen und Weste je *oben* und unten und die Weite (dicke Luftschicht) des Trainingsanzugs in Verbindung mit *Dunkelfärbung* und *rauhen Oberflächen* sichern ihm seine hohe Wärmehaltung. Von Baumwolle bleibt er billig. Aus Wolle wäre er noch besser und ist so auch als Skianzug beliebter. *Sofort ist er aus- oder angezogen.* Dabei beachte man, daß stets der Abschluß oben, für die Hosen also am Hüftgürtel und für die Weste am Hals der wärmetechnisch wichtigere Teil ist.

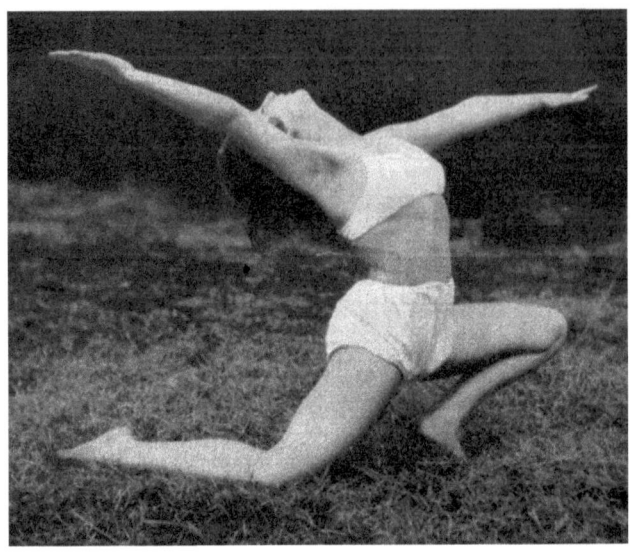

Abb. 11. Neuzeitliche hygienische Frauenkleidung für Gymnastik und Sport.

Im Sinne des Luftbades soll von unten die Luft einströmen, wenn nur das Abströmen der an den Hautflächen angewärmten Luft nach oben verhindert bleibt. Umgekehrt kühlt das obere Öffnen der Kleidung zweckmäßig ab.

Diese Absicht der Kleidung unterstützt auch das sportlich eingeführte *Wollhalstuch* der Pfadfinder. Offen getragen mit nach hinten wehenden Zipfeln verleiht es *fächelnde Kühlung*. *Geschlossen* muß es die *warme Luft am Körper festhalten*. Als Bauchbinde, und für die Verbände der *ersten Hilfe* leistet es seine Dienste.

Vom Standpunkte des Luftbades ist es zu begrüßen, daß die Schuljugend nur in einer *kurzen Trainigshose* turnt. Der Sport war auch hier der Bahnbrecher, denn heute finden wir in manchen

Landesteilen die Jugend sich auch außerhalb der Schule nur mit kurzer Sporthose bekleidet an heißen Tagen herumtummeln.

Von SCHNELL wurde eine neue Gymnastikkleidung für Mädchen und Frauen angegeben. Sie verbindet Schicklichkeit mit Hygiene. Abstoßende Übertreibungen sind zu vermeiden; sie rufen nur die Gegenreaktion auf den Plan. Eine gesunde Tönung der luftgebadeten Haut überzeugt am ehesten die sittlichen Gegner. Zumal die restlose Entblößung des Körpers hierfür nicht notwendig ist.

Kurz zusammengefaßt soll die Kleidung bieten:
1. Warmhaltung des Körpers.
2. Schutz vor zu starker Besonnung.
3. Reinhaltung vor Schmutz.
4. Trockenhaltung gegen den Regen.
5. Durchlaß für die Hautatmung.
6. Lichtdurchlaß (besonders Blaulicht).
7. Schutz gegen äußerliche Insulte.

Die Massage.

Die *Massage* besteht seit dem höheren Tierleben. Davon zeugen die abgewetzten Baumstämme des Waldes ebenso, wie es jedes Haustier angenehm empfindet, wenn man ihm streichend, knetend oder klopfend die Haut und den Körper bearbeitet.

Der Mensch hat die Massage systematisch als Körperpflege eingesetzt, verschieden nach der *historischen* Eigenart der Zeiten und Völker. Man denke an den Orientalenmasseur, der außer den Armen noch seine Beine für den größeren Massagedruck und zur Schonung der eigenen Armkräfte heranzieht. An unseren Augen ziehen ferner alle die vielen Massagebilder und Massageinstrumente, die Einreibungen, Puderungen und Hilfsmittel vorüber von den Methoden Roms bis herauf zur Nervendruckpunktmassage oder der elektrischen Vibration der Jetztzeit.

Die *Absicht der heutigen Massage* ist:
1. *Körperpflege* mit mehr oder weniger *Schönheitszwecken*.
2. *Krankenmassage*.
3. *Sportmassage* unter der Absicht der *Leistungshebung*.

Im Sport trennen wir:
1. Die *Vorbereitungsmassage*.

2. Die *Auffrischungsmassage*.
3. Die *Abschlußmassage*.
Und ferner scheiden sich von anderen Gesichtspunkten aus:
1. Die *Selbstmassage*.
2. Die *Fremdmassage*.

Die heutigen Sportformen haben die Einführung der Massage erzwungen. Mag das Stützen auf fremde Krücken nach Doping schmecken, bei der Selbstmassage fällt dieser Grund weg. Die Fremdmassage als Kräfteschonung ist für manche Sportleistungen notwendig.

Man hat dieselben Tiere im Tretrad mit und ohne Massage auf Dauerleistungen geprüft. Unter der Massagewirkung stieg die Leistung der Tiere um 25%. Derselbe *Sportler* konnte mit Hilfe der Massage wesentlich *höhere Leistungen* aufweisen. Beim Tiere fällt jede Autosuggestion fort. Aber auch der *Sechstagefahrer* würde nicht annähernd so (abgesehen von der geistigen Selbstbeeinflussung) durchhalten können, wenn er sich nicht in den Zwischenpausen immer wieder massieren ließe.

RUGE, RANCKEN und andere Physiologen konnten zeigen, daß *für die Muskeln mit Massage eine gründlichere Erholung* in der Ruhepause erzielt wird. Auch *fördert die Massage die Ausbildung der Muskelsubstanz* selbst und bleibt hierdurch für *Schwächliche* und für den *Kraftsport* wichtig. Sie wirkt *warmmachend* auf die Muskeln. Dadurch ist die *Muskelfaser dehnbarer*. Es kommt seltener zu Muskelrissen; die Überdehnungen und Zerrungen der Sehnen und Bänder werden in der Nähe der Gelenke weniger. Die Massage beschleunigt deren Ausheilung und schließt damit den Kreislauf.

Die *verschiedenen Techniksysteme der Massage* sind an Zahl fast so groß wie die der Gymnastik. Hier wie dort kommt es weniger auf das System als auf die systematische Durchführung an. Jeder Masseur wird sich schließlich seine Sondergriffe herausbilden, solche, die ihm gerade liegen. Falsch wird die Sache nur unter der Behauptung, daß andere Griffe falsch wären. Gerade in der Massage kommt es mehr auf das „Wie" als das „Was" an.

Daher sollen hier nur für die *Selbstmassage* einige Winke gegeben werden. Wir unterscheiden:

a) *Streichen*. c) *Klopfen*.
b) *Kneten und Rollen*. d) *Vibrieren*.

Haut- und Körperpflege.

Mit diesen 4 Massagegriffen kommen wir genügend an die Organe heran und werden dabei den örtlichen Eigentümlichkeiten des Körperbaus gerecht. Instrumente, auch Salben, Öle, Puder oder Wasser sind nicht nötig. Die zu massierenden Muskeln müssen locker und möglichst entspannt sein.

Das *Streichen* sucht die Haut und die Blutgefäße zu erfassen. Es soll stets nur in der Richtung auf das Herz zu erfolgen, um den venösen Rückfluß zu fördern und Freiplatz für den kapillaren Durchstrom zu schaffen. Die Hände liegen flächenhaft der Haut auf, um möglichst viel Hautfläche unter einen Strich zu bringen. Dabei arbeitet man Hand über Hand, d. h. soweit es möglich ist, läßt die erste Hand erst los, wenn die andere nachgefaßt hat, damit der unter der ersten Hand vorgeschobene Blutstrom nicht wieder in das Massagegebiet zurückfällt. Selbst die behaarte Haut wird die Streichwirkung nur angenehm empfinden. Das Auftreten eines unangenehmen Gefühls mit Reißen an den Haaren und dergleichen, sagt stets, daß die Massage falsch oder übertrieben durchgeführt wurde.

Das Streichen betrifft vor allem auch die Gelenke und die Sehnen. Ja es fällt auf, daß gerade an den Gelenken die Massage wohltuend empfunden wird.

Mit dem *Kneten* kommen wir mehr an die tieferen Teile der Muskeln. Man muß einfühlend beginnen. Je derber schließlich der Massagegriff ausfällt, um so mehr erreicht er.

Beim Kneten stehen sich entweder der Daumen mit den übrigen Fingern gegenüber, oder man knetet zwischen den beiden Händen, oder benutzt auch wirksam nur die Fingerspitzen bzw. Fingerknöchel. In solcher Form lassen sich die Fußsohlenmuskeln oder die Streckmuskeln des Fußes, die an der Außenkante des Schienbeins heraufführen, gut bearbeiten.

Das *Klopfen* wird mit der halbgeöffneten Hand und losen, etwas gebeugten Fingern durchgeführt, damit die Finger im Aufschlag aufeinanderprallen und hierdurch den Schlag abmildern. Für härtere Schläge schließt man die Finger. Am härtesten schlägt die Handkante. Diese Methode soll schon mehr die Muskeln treffen.

Man legt beim Klopfen der Waden oder des Oberschenkels eine Hand auf die eine Seite und klopft von der anderen. Das überzeugt von der Lockerung und verstärkt die Wirkung durch den

Gegenhalt, weil die Muskeln weniger dem Klopfschlag ausweiche(n) können. Bei Zeitmangel sollte von beiden Seiten geklopft un(d) die Schläge durch die Zwischenschaltung eines Handtuches a(b)geschwächt werden. Wer Boxerhandschuhe zur Verfügung ha(t) wird sich selbst mit ihnen abboxen. Es bleibt eine Pflegehandlun(g) des Boxens, daß es die Gegenseitigkeitsmassage enthält. W(ir) lernen die Methoden der Selbstverteidigung und werden no(ch) kostenlos massiert.

Auch die Klopfschläge müssen allmählich stärker werde(n). Der Boxer spricht von seiner Schlaghärte, unter der er die Au(f)nahmefähigkeit des Gewebes für die Schläge versteht. Dadurc(h) wird keineswegs die feinere Fühlung der sensiblen Nerven herab gesetzt, sondern die elastischen Fähigkeiten von Haut und Muskel sind erhöht.

Die *Vibration* wird durch schnelle Zitterbewegungen mit de(n) Fingerspitzen, gelegentlich auch Knöcheln oder Handfläche ausgeführt.

Wir kommen so in der Selbstmassage zu folgender Anordnun(g):

Schema für die sportliche Selbstmassage.

I. Haarboden: Vibrationsmassage durch Aufsetzen der Finge(r)spitzen, die energisch hin und her zittern; Reißen an de(n) Haaren.
II. Gesicht:
 1. Ohren: Streichen und Kneten.
 2. Augen: Umstreichen.
 3. Stirne: Streichen und Vibration.
 4. Wangen: Streichen, Klopfen, Zupfen, Vibration.
 5. Mund: Umstreichen.
 6. Kinn: Streichen und Kneten.
III. Hals: Hand über Hand vom Kinn abwärts zum Brustbei(n) streichen. Dabei liegen die Finger auf der einen, die Daume(n) auf der anderen Halsseite, streichen erst eng vorne nur de(n) Kehlkopf, dann sich allmählich öffnend tiefer vor dem Kop(f)nicker und die Blutgefäße und schließlich die Kehle weit um fassend auch die Muskeln.
IV. Nacken: Streichen und Kneten.
V. Arme:
 1. Finger: Einzeln ausstreichen, als ob man sich einen z(u) engen Glacéhandschuh überstreifen wollte. An den Finger(n) zupfen. Finger rückwärts abbiegen, auch Daumen übe(r)strecken.
 2. Hände: Beide Handkanten ausstreichen, Kneten.
 3. Handgelenke: Streichen und Kneten. Handgelenk fest um spannen, dabei das Handgelenk bewegen und Griff wechseln.
 4. Unterarm: Streichen, Kneten, Zupfen, Klopfen.

Haut- und Körperpflege.

5. Ellenbogen: Streichen, Kneten.
6. Oberarm: Streichen, Kneten, Zupfen, Klopfen.
7. Schulter: Streichen, Kneten, Klopfen.
VI. Brust: Streichen, Kneten, Klopfen, Vibration. Beim Kneten mit den Fingern in die Achselhöhle fassen und mit dem Daumen dagegen kneten, um so besonders den großen Brustmuskel durchzuarbeiten. Abstreichen des Rippenbogens mit eingezogenem Bauche.
VII. Bauch: Streichen, Kneten, Klopfen, Rollen, Vibration. Zum Kneten mit den Daumen auch im Rücken Gegenhalt und durch Umfassung der Flanken tiefer an die Därme zu kommen suchen. Beim Kneten die Bauchmuskeln ganz lose, beim Klopfen aber anspannen.
VIII. Rücken: Streichen von oben und unten eventuell auch mit dem Handrücken. Klopfen und auch hier von oben und unten möglichst zwischen die Schulterblätter kommen. Die Selbstmassage ist gleichzeitig eine gymnastische Übung. Nur der Rücken macht größere Schwierigkeiten. Die Rückenmassage ist durch die Frottierung mit dem langen Frottiertuch zu ersetzen.
IX. Gesäß: Kneten und Klopfen.
X. Beine:
  1. Oberschenkel: Streichen, Kneten, Klopfen, Umwalken. Kneten mit den Fäusten oder Daumen oben und Finger unten. Hand über Hand streichen.
  2. Kniegelenk: Streichen und Kneten. Kniescheibe bewegen. Tief mit den Fingern in die Kniekehle kneten.
  3. Unterschenkel: Streichen, Kneten, Rollen, Klopfen, Vibration. Die Vibration nur an den Fußstreckern außen am Schienbein herauf. Hierzu auch knetend die Fingerknöchel benutzen. Beim Klopfen der Wade mit der einen Hand gegenhalten.
  4. Fußgelenk: Umstreichen und mit beiden Händen das Gelenk umfassen, dann den Fuß stark nach allen Richtungen bewegen, ohne den Griff zu lockern. Unterschenkel umfassen und Fuß schütteln.
  5. Fuß: Streichen, Klopfen und Kneten. Hier gilt es besonders die Fußsohle zu bearbeiten und den Plattfuß zu bekämpfen.
  6. Zehen: Ausstreichen ähnlich wie die Fingermassage. An den einzelnen Zehen lockernd zupfen, sie hin und her bewegen, die Zehen mit beiden Händen auseinanderspreizen. Fußspitze fassen und stark auf- und abwärts bewegen.

Mit diesem Schema soll die Selbstmassage nicht erschöpft sein. Jeder kann sich seine besondere Massage ausdenken. Sie wird stets eines speziellen Ausbaus bedürfen. Dem einen fehlt es da, dem anderen dort. Man will seine Sportart berücksichtigen.

Das Lichtbad.

Die physiologischen Wirkungen des Lichts wurden zu Beginn des Kapitels bereits besprochen. Ihre *Anwendung* als Lichtbad nimmt heute in der *Heilung der Kranken* und in der *Körperpflege*, auch in der *spezifischen Sportvorbereitung* mit steigender Bedeutung zu.

Das ist nur neu in der Anwendungsart, vielleicht auch in mancher Absicht. Bereits die Ärzte des *Altertums* wie *Äskulap* und *Hippokrates* haben Heilung durch Lichtbäder erzielt. In Babylon, auch bei den Assyrern und zur Pharaonenzeit Ägyptens waren schon Sonnengärten für die Heilung von Krankheiten vorhanden. *Herodot* berichtet vor mehr als 2000 Jahren über die Bekämpfung der Skrofulose und Rachitis durch Sonnenbäder. Gerade auf diesem Gebiete hat die moderne Lichttherapie wieder eingesetzt. Sie ist heute so gefördert, daß jeder praktische Arzt eine Höhensonnenlampe anwendet.

Das Lichtbad wirkt im Sinne des Gesunden wie des Kranken. Schon in der *Ernährung* können wir ohne Licht nicht leben. Fehlt uns die Sonne, so muß sie wenigstens durch Vitamine ersetzt werden. Oder künstliche Lichtquellen sind zu erschließen, welche ähnliche Lichtwirkungen wie die Sonne ausüben. Eingekerkerte siechten jahrelang ohne Sonne dahin. Bei völligem Vitaminmangel der Nahrung stellt sich der Tod viel früher ein.

Namentlich für die Entwicklung der Kinder bleibt Blau- und Ultraviolettlicht unentbehrlich. Die Lichtabsperrung durch den Schulzwang verpflichtet zur Entschädigung des Kindes.

Darum müssen im *Sommer* die *Schulpausen* in ein *Lichtbad umgewandelt* werden. Zum Lichtbad gehört die Entkleidung. Es bleibt wichtiger, die Kinder bei genügend warmer Sonne ein Sonnenbad nehmen zu lassen, als sie durch das 10-Minuten-Turnen zu erhitzen. Im *Winter* wären *10 Minuten künstliche Höhensonne* zu verordnen.

Die Hautphysiologie sagt, wie mit Rücksicht auf die *Lichtempfindlichkeit* vorzugehen ist. Zunächst ist zu trennen in:

a) *hellen Typ = sehr lichtempfindlich.*
b) *Mischtyp = mäßig lichtempfindlich.*
c) *dunklen Typ = wenig lichtempfindlich.*

Zu dem ausgesprochenen hellen Typ gehören die Rothaarigen und Weißblonden. Sie sind vorsichtig-langsam an das Sonnenbaden zu gewöhnen.

Der 2. Punkt betrifft die *Lichtstärke der Sonnenblaustrahlung. Dünne Luft,* Hochstand der Sonne am Himmel, also *senkrechter Luftdurchgang* der Strahlen und die *Reflexion des* Lichts erhöhen

Haut- und Körperpflege.

die Gefahr des *Sonnenbrandes*. Er kann alle Stadien 1. von der leichten *Rötung der Haut*, 2. über die *schmerzhafte Hautentzündung* bis zur 3. *Blasenbildung und stark ödematösen Anschwellung* der Haut durchlaufen.

Darum gibt die Deutsche Hochschule für Leibesübungen *Vorschriften über das allmähliche Lichttraining der Haut* heraus. Sie beruhen darauf, mit Teilbädern zu beginnen und nach einem bestimmten Schema zu wechseln. Unter ihnen rötet sich zuerst die Haut als stärkere Durchblutung und später setzt die Pigmentbildung durch die Nebennieren unter erhöhtem Thyrosinverbrauch ein. Die Kinder lernen lichttrinken als Hautpflege mit Konstitutionsverbesserung ohne eigene körperliche und geistige Anstrengung. Auch solche Methoden gehören zum Turnen, und wäre es nur in der Absicht, den geistigen Unterricht anstatt zu stören zu fördern, bzw. das Kind nicht durch Turnen zur falschen Stunde oder in falscher Anordnung zu überanstrengen.

Tabelle 56. Schema für die Gewöhnung an das Sonnenbaden zwischen 10 bis 14 Uhr. Nach den drei Typen.

Zeit in Tagen	I. Typ Rot- und weißhaarig	II. Typ Blond bis brünett	III. Typ Schwarzhaarig
1. Tag	5 Minuten Gehen	10 Minuten Gehen	10 Minuten Gehen oder Liegen
2. ,,	10 ,, ,,	10 Minuten Gehen oder Liegen	2 × 10 Minuten Gehen od. Liegen
3. ,,	2 × 10 Min. ,,	2 × 10 Minuten Gehen od. Liegen	2 × 15 Minuten Gehen od. Liegen
4. ,,	2 × 15 ,, ,,	2 × 15 Minuten Gehen od. Liegen	2 × 20 Minuten Gehen od. Liegen
5. ,,	2 × 15 Minuten Gehen od. Liegen	2 × 20 Minuten Gehen od. Liegen	2 × 30 Minuten Gehen od. Liegen
6. ,,	2 × 20 Minuten Gehen od. Liegen	2 × 30 Minuten Gehen od. Liegen	2 × 40 Minuten Gehen od. Liegen
7. ,,	2 × 30 Minuten Gehen od. Liegen	2 × 40 Minuten Gehen od. Liegen	2 × 50 Minuten Gehen od. Liegen

Die *Bestrahlung im Liegen* ist durch den Einfallswinkel der Sonne ungleich stärker. *Im Gehen* wechseln die Bestrahlungsflächen der Haut. Schließlich erscheint es wertvoller, sofort die ganze Haut in schonenderer Weise an die Sonnenstrahlung zu gewöhnen als Teilgebiete derselben schärfer anzupacken.

Ein solches Schema hat außerdem nie Anspruch auf dogmatische Auslegung. Es kommt auf die *Pausen* an, die *zwischen den Besonnungen desselben Tages* und den *einzelnen Besonnungstagen* liegen. Wir sind in Deutschland nicht mit zu vielen Sonnentagen gesegnet. Demnach müssen wir ausnutzen. Sonst wäre es gut, namentlich für den lichtempfindlichen Typ, im Anfange einmal einen Besonnungstag ausfallen zu lassen und dafür die nächsten Besonnungen zu verlängern, weil das Erythem (Rötung der Haut) dann zurückgegangen ist und *die Keimschicht* eine Mehrbelastung gestattet.

Der Turnlehrer hat eine *Kontrolle* darin, daß die Haut nach den ersten Besonnungen am nächsten Tage *nicht zu stark gerötet*, erst recht nicht schmerz- und druckempfindlich sein darf.

Im Winter besitzen Sonnenbäder geringe Wirkung. Sie wären theoretisch im *Hause* an kühlen Sommertagen möglich, wenn das Fensterglas die genügende Durchlässigkeit für die Ultraviolettstrahlung besäße. Schulfenster aus Ultraglas sind zu erproben.

Darum war die Erfindung und Einführung der *künstlichen Höhensonne für die Jugend so bedeutungsvoll*. Mit ihrem von *Quecksilberdämpfen* in *Quarzhülle* gebildeten Blaulicht können wir im Winter die Sonne ersetzen. Im Sommer arbeitet die Sonne natürlicher und besser.

Wenn die Schule an die Stelle des sommerlichen Sonnenbades, bzw. des 10-Minuten-Turnens im Winter das tägliche *Höhensonnenbad* einführt, so wäre das ein volkshygienischer Fortschritt.

Voraussetzung bliebe, daß genügend Höhensonnen zur Verfügung stünden, daß für jeden lichtbadenden Schüler eine Schutzbrille vorhanden wäre, und daß der Lehrer die leicht zu erlernende Technik der Bestrahlung beherrschte. Da die Wirkung durch die Entfernung von der Lampe, durch die Zeit der Bestrahlung und durch den Stellungswechsel des Körpers nach Belieben abgestuft werden kann, so wäre jedem das Seine zu geben.

Es ist weniger wichtig, bei dem einzelnen eine Maximalleistung in der Bestrahlung zu erstreben. (Dieses Ziel schwebt eher vor, wenn die Lichtmengen der herbstlichen Sonnenbäder in den Winter hinübergerettet werden sollen.) Nein, es genügt, durch kleinere Mengen den *Lichthunger des wachsenden Körpers zu stillen*, und damit Appetitanregung, Ernährungsausnutzung und Förderung der körperlichen und geistigen Ausbildung zu erzielen.

Haut- und Körperpflege. 229

Hierdurch entstehen wohl neue Kosten. Da muß nachdrücklich betont werden, daß der Staat den Kindern die besten Lichtstunden für die Entwicklung entzieht, daß die geistige Entwicklung durch die Sonnenbäder gefördert wird, und daß schließlich diese Kosten gegenüber den Soziallasten des Fürsorge- und Krankenwesens fast verschwinden. Es wurde schon experimentell nachgewiesen, wie sich durch Bestrahlungen mit Höhensonne die sportliche Leistung erhöht. Das unterstützt auch die Forderung, *den breitesten Volksmassen, voran der wachsenden Jugend, die Höhensonne im Winter zugänglich zu machen.*

Zusammenfassend darf für das Lichtbad gesagt werden: Wir Menschen müssen in der Sitte, Gewohnheit und Kleidung unser Leben nach den Licht- und Sonnenstunden messen. Alle Sorgfalt ist daran zu wenden, daß die Kinder genügend Blaulicht (Sonne oder Höhensonne) erhalten.

In Leibesübungen sollen Sonnenmenschen führen. Nichts bleibt mehr berufen, nichts besser erwählt, die Großstadtkinder aus dunklen Gassen, aus engen feuchten Wohnungen zu frischem, freiem, frohem Spiel in die Sonne zu locken, wenn nicht der Sport. Seine Sonnenstunden entschädigen für die gedrückten Seelenstimmungen des grauen Alltags, denen niemand entrinnen kann.

Verlag von Julius Springer / Berlin

Arbeit und Sport. Mit Beiträgen von Gewerbemedizinalrat Dr. H. Gerbis, Berlin; Professor Dr. E. Klinge, Hannover; F. W. v. d. Linde, Berlin; Ministerialrat Dr. A. Mallwitz, Berlin; W. Maschke, Berlin; Dr. H. Sippel, Berlin. (Bildet Heft 21 der „Beihefte zum Zentralblatt für Gewerbehygiene und Unfallverhütung".) V, 73 Seiten. 1931. RM 4.40
Vorwort. Leibesübungen und Gewerbehygiene. Von H. Gerbis. Arbeit und Sport. Von A. Mallwitz. Arbeit und Sport. Ausgleichsarbeit und Sportpause. Von E. Klinge. Psychologische Ueberlegungen zur Frage der Sportpause. Von H. Sippel. Arbeitgeber und Leibesübungen. Von F. W. v. d. Linde. Arbeiter und Leibesübungen. Von W. Maschke. — Anhang.

Ergebnisse der sportärztlichen Untersuchungen bei den IX. Olympischen Spielen in Amsterdam 1928. Bearbeitet von A. Bethe und E. Fischer-Frankfurt a. M., C. Bramwell und R. Ellis-Manchester, M. und H. Bürger und P. F. Petersen-Osnabrück, F. Deutsch-Wien, J. Dybowska und W. Dybowski-Lwow, A. Fessard und H. Laugier-Paris, F. Heiss-Berlin, H. Herxheimer-Berlin, S. Hoogerwerf-Leiden, O. Huntemüller-Gießen, W. Kohlrausch-Berlin, R. E. Mark-Würzburg, P. Schenk und K. Craemer-Marburg, J. Snapper und A. Grünbaum-Amsterdam, W. Thörner-Bonn. Herausgegeben von F. J. J. Buytendijk, Groningen. Mit 91 Textabbildungen und 1 Titelbild. VII, 230 Seiten. 1929. RM 12.—

Hygienische Volksbelehrung, ihre Wege und Hilfsmittel. Von Dr. med. G. Frey, Direktor im Reichsgesundheitsamt. Zweite, erweiterte Auflage. 63 Seiten. 1931. RM 3.—

Hygienische Volksbildung. Von Dr. med. Martin Vogel, Wissenschaftlichem Direktor am Deutschen Hygienemuseum, Generalsekretär des Sächsischen Landesausschusses und vorm. Generalsekretär des Reichsausschusses für Hygienische Volksbelehrung. (Sonderausgabe des gleichnamigen Beitrages in dem I. Band des „Handbuches der sozialen Hygiene und Gesundheitsfürsorge".) Mit 6 Abbildungen. IV, 88 Seiten. 1925. RM 3.—

Gesundheit ist Lebensglück. Gedanken des Volksgesundheitslehrers Dr. Jakob Laurenz Sonderegger für Schule und Haus. Im Auftrage des Reichsausschusses für hygienische Volksbelehrung herausgegeben von Professor Dr. med. C. Adam, Generalsekretär des Reichsausschusses für hygienische Volksbelehrung und Rektor F. Lorentz, Mitglied des Reichsgesundheitsrats. VIII, 64 Seiten. 1930. RM 1.—
50 Expl. je RM —.90; 500 Expl. je RM —.75; 1000 Expl. je RM —.70

Verlag von Julius Springer / Berlin

Gesundheit und Schule. Aufgaben und Wege der praktischen Schulgesundheitspflege. Von Rektor Friedrich Lorentz, Berlin, Mitglied des Reichs- und des Landesgesundheitsrates in Preußen. Mit einem Geleitwort von Professor Dr. E. Dietrich, Wirkl. Geh. Ober-Medizinalrat, Ministerialdirektor im Ministerium für Volkswohlfahrt. Mit 5 Abbildungen im Text, 2 Tafeln und zahlreichen Tabellen. VI, 147 Seiten. 1924. Kartoniert RM 6.—

Die Tuberkulose und ihre Bekämpfung durch die Schule. Eine Anweisung für die Lehrerschaft von Dr. H. Braeuning, Chefarzt der Fürsorgestelle für Lungenkranke und Direktor des Städtischen Tuberkulose-Krankenhauses Stettin-Hohenkrug, und Friedrich Lorentz, Rektor in Berlin, Mitglied des Reichsgesundheitsrats und des Landesgesundheitsrats in Preußen. Dritte, verbesserte Auflage. Mit 3 Abbildungen. VI, 132 Seiten. 1926. RM 2.50

Die Lehre von den Epidemien. Von Professor Dr. med. Adolf Gottstein, Berlin. (Bildet Band 5 der Sammlung „Verständliche Wissenschaft".) Mit 23 Abbildungen. VII, 202 Seiten. 1929. Gebunden RM 4.80

Die Ernährung des Menschen mit besonderer Berücksichtigung der Ernährung bei Leibesübungen. Von Geheimem Obermedizinalrat Max Rubner, Professor an der Universität Berlin. III, 48 Seiten. 1925. RM 2.40

Die Ernährung des Menschen. Nahrungsbedarf, Erfordernisse der Nahrung, Nahrungsmittel, Kostberechnung. Von Dr. Otto Kestner, Professor, Direktor des Physiologischen Instituts an der Universität Hamburg, und Dr. H. W. Knipping, Privatdozent, früherem Assistenten des Physiologischen Instituts an der Universität Hamburg. Dritte Auflage. Mit zahlreichen Nahrungsmitteltabellen und 10 Abbildungen. VI, 136 Seiten. 1928. RM 5.60

Der Vitamingehalt der deutschen Nahrungsmittel. Von Dr. Arthur Scheunert, o. ö. Professor und Direktor des Tierphysiologischen Instituts der Universität Leipzig. (Bildet Heft 8 der Sammlung „Die Volksernährung".)
Erster Teil: Obst und Gemüse. Zweite, ergänzte Auflage. Mit 3 Abbildungen. IV, 40 Seiten. 1930. RM 2.40
Zweiter Teil: Mehl und Brot. Mit 8 Abbildungen. III, 25 Seiten. 1930. RM 1.80

Deutschlands Volksernährung. Zeitgemäße Betrachtungen. Von Geheimem Obermedizinalrat Max Rubner, Professor an der Universität Berlin. (Bildet Heft 9 der Sammlung „Die Volksernährung".) 63 Seiten. 1930. RM 1.50

MIX
Papier aus verantwortungsvollen Quellen
Paper from responsible sources
FSC® C105338

If you have any concerns about our products,
you can contact us on
ProductSafety@springernature.com

In case Publisher is established outside the EU,
the EU authorized representative is:
Springer Nature Customer Service Center GmbH
Europaplatz 3, 69115 Heidelberg, Germany

Printed by Libri Plureos GmbH
in Hamburg, Germany